# 《盲人按摩师职业技能提高丛书》编委会

# 《现代名家按摩技法总结与研究》编委会

# 出版说明

为了满足广大盲人按摩师提高职业技能、强化能力建设的需要，在国家出版基金的大力支持下，我们组织编写了这套《盲人按摩师职业技能提高丛书》。

近几十年来，随着经济社会发展和人们康复保健意识的不断提高，社会对保健、医疗按摩人员的需求不断增长，数以百万计的健全人进入按摩行业，使得该领域的竞争日趋激烈，盲人按摩师面临越来越严峻的挑战。为了帮助盲人按摩师更好地适应日益升级的市场竞争，本丛书着眼于强化盲人按摩师的综合能力建设，旨在充实盲人按摩医疗知识储备、丰富盲人按摩手法和技法，以便帮助广大盲人按摩师更好地提高理论水平和实践技能，推进盲人按摩事业科学健康发展。

本套丛书共计 23 种，内容包括以下 5 个方面：第一，总结盲人按摩专家特色技法经验，挖掘与整理我国近 50 年来较具代表性的百位盲人按摩专家的特色技法，为盲人按摩师提供宝贵借鉴，如《百位盲人按摩师特色技法全书》；第二，着眼于提高临床按摩技能，深化盲人按摩师临床技能培训，如《颈肩腰腿病名家按摩技法要旨》、《内科按摩名家技法要旨》、《妇科按摩名家技法要旨》、《儿科按摩名家技法要旨》及《医疗按摩误诊误治病案总结与分析》；第三，挖掘与整理古今按摩学理论与实践经验，夯实盲人按摩师专业功底，如《古代经典按摩文献荟萃》、《中国按摩流派技法精粹》、《名家推拿医案集锦》及《现代名家按摩技法总结与研究》；第四，强化盲人按摩师综合能力建设，消除盲人按摩师与患者的沟通障碍，如《盲人怎样使用计算机》、《盲人按摩师综合素质培养》及《盲人按摩师与患者沟通技巧》；第五，拓宽盲人按摩师视野，为盲人按摩师掌握相关知识和技能提供帮助，如《实用康复疗法手册》、《美容与减肥按摩技法要旨》、《美式整脊疗法》、《亚洲各国按摩技法精髓》与《欧式按摩技法精髓》。

本丛书编撰过程中，得到中国盲人按摩指导中心、中国盲人按摩协会、中国中医科学院、中国康复研究中心、北京中医药大学、长春中医药大学、辽宁中医药大学、黑龙江中医药大学、天津中医药大学、中山大学、北京按摩医院等专业机构相关专家的指导和帮助，编委会成员、各分册主编和编者为本丛书的编撰付出了辛勤的劳动，在此谨致谢意。

鉴于本丛书集古今中外按摩学知识之大成，信息量大，专业性强，又是首次对全国数百位盲人按摩专家的经验进行系统挖掘和整理，在编写过程中难免存在不足甚或错漏之处，衷心希望各位读者在使用中给予指正，并提出宝贵意见，以便今后进一步修订、完善，更好地为盲人按摩师职业技能提高提供切实帮助。

《盲人按摩师职业技能提高丛书》编委会
2012年8月

# 前 言

推拿（按摩）学是以推拿手法防治疾病的一门临床学科。推拿手法的运用历史悠久、流派众多、名家辈出、各具特长，内容丰富多彩，在临床各科应用广泛。推拿手法的技术特性，强调其自身必须具有严格的技术规范，不同的手法动作形式及其技能的优劣，决定了手法特异作用的性质与疗效的水平，而手法技术的功力与质量，会直接影响临床疗效。推拿手法操作只有按照规定的技术要求和规范的操作持续应用，保持动作和力量的连贯性，并维持一定的时间，才能使手法刺激足够积累到能产生良好的治疗效果，而推拿手法技术的规范很大程度上来源于推拿名家的经验。

纵观推拿发展史，现代推拿疗法在古代推拿成就的基础上得到了长足的进步，现代推拿名家很好地继承和发扬了历代推拿名家的技法，为更好地汲取和总结推拿名家的宝贵经验，荟萃现代名家推拿技法，促进中医推拿事业发展，弘扬中医推拿文化，我们编撰了此书。

本书在遴选收录推拿名家时，除征求有关专家意见外，几经斟酌，制定了以下选择标准：

第一，所收录的推拿名家应是对现代推拿事业发展具有一定的推动和促进作用，在推拿领域具有较大的影响力或对推拿有特殊贡献，开创或继承发扬了原有推拿技法，且该技法具有很好的临床应用价值，容易被推拿工作者学习掌握，即具有实效性和可重复性。

第二，所收录的推拿名家应具备较高的学术资历和地位，除推拿界公认的老一辈推拿名家外，对于当代推拿名家的遴选尚需要考虑其年龄、学历、工作经历、职称、技法特长、学术贡献以及学术地位等。具体来讲，要求年龄应在 50 周岁以上，学历要求本科以上，具备多年推拿工作经历和临床经验，公开发表过体现其独特技法或学术思想的论著，包括各大院校知名推拿教授及各大医院推拿科主任或推拿学科带头人等。

第三，考虑到推拿名家的地区分布不均衡状况，我们尽量做到选择的全面性，即各个省、自治区、直辖市及港澳台地区均选择至少一名有代表性的推拿名家（遗憾的是在本书成稿时，西藏、青海、宁夏、内蒙古及澳门等省区暂无人选，只能忍痛付梓），并结合实际情况，将本次未被入选的各地部分知名推拿专家，在相应名家的传人中加以介绍。

本书在编写过程中，依据以上标准，精选出现代推拿名家80位，按照国务院行政区域划分，以华北地区、东北地区、华东地区、中南地区、西南地区、西北地区、香港特别行政区、台湾省的顺序分章排列，各地区推拿名家以其出生日期的先后为序独自成篇，分别从名家简介、学术思想与贡献、特色推拿技法、临床经验及传人等方面进行介绍。

在编写此书过程中，由于篇幅所限，时间仓促，未能汇编更多推拿专家的资料，被选入的名家也仅是在我们所收集的有关资料前提下，择其精华而载录。因此，可能存在名家及传人收集不全的现象。另外，由于时间及条件所限，也未能将各个手法配以图示；诸多遗憾，只能待再版时补充完善。

我们本着实事求是的编写原则，为确保本书所写内容与推拿名家本人经历和实际情况一致，在介绍推拿名家学术思想与贡献、技法和临床经验时，参考了大量名家本人的论著，并引用了许多公开发表的介绍名家经验等文献资料的相关内容，同时还得到了各地推拿界同仁的大力支持，提供了很多名家第一手材料，在此不一一列举。本书的顺利出版，离不开中国盲文出版社领导的重视以及戴皓宁编辑的大力支持，在此，谨向原文献作者和支持我们工作的同志一并深表敬意和谢意。

由于我们水平有限，书中难免存在不足和欠妥之处，敬请同道批评指正，也希望广大读者提出宝贵意见，以便修订提高。

王　军

2012年8月

# 目 录

# 第一章　华北地区推拿名家技法介绍

## 第一节　王雅儒技法总结

### 【王雅儒简介】

王雅儒，男，为河北王文（约 1840～1930）单传弟子。王雅儒拜师学艺的过程颇具传奇。约 1910 年间，王雅儒患气结胸症，呕吐不食，气喘胸闷，关格不通，针药无效，历时 7 日。遂请王文老医师诊治，王文诊后曰："病虽笃，尚可救。"经用推按腹背督、任诸经穴，连续施治 3 次，乃胸开食进，诸症悉退，调养月余，恢复健康。王雅儒因思己病垂危，针药所不能救，而推按数小时，即获痊愈，敬服王文的医术之妙，而立拜师求学之志。经岁余努力，终获王文首肯。王雅儒随王文学艺十数年，得窥推按之堂奥，并以脏腑推按疗法济世救人，行医 40 余年，治愈病例无数。

### 【学术思想及贡献】

王雅儒先生在继承其先师王文先生的脏腑推按疗法精要的基础上，结合自身的临床实践经验，总结整理，著书立说；于 1962 年由王雅儒医师口述，其子王振国笔录，濮卿和先生系统整理、编辑，经河北省中医研究院审阅，正式出版了推按疗法专著——《脏腑图点穴法》。脏腑图点穴法是按摩推拿疗法的一种，此种疗法是根据经络穴位和脏腑部位，用点穴方法，从脏腑着手，调理脏腑气分，恢复脏腑机能，故其书名为《脏腑图点穴法》。它既可治疗五脏六腑的疾病，也可治疗四肢和头面部的疾病；对妇科和小儿科，也有其适应证。脏腑图点穴法的特点是：既无药饵疗法之偏胜，也无外科手术之痛苦，并能与药物疗法相结合。在临床实践方面，不仅对许多疾病有显著疗效，更有其他疗法不能及的治疗效果。脏腑推按学派在我国推拿界有着重要的地位。

**【技法研究】**

王雅儒先生的脏腑图点穴法独树一帜，与众不同，在临床有显著的疗效。现将具体操作技法介绍如下：

（一）腰背部及督脉点穴法

（1）用两手食指和中指扣住患者的两肩井穴，右手大指缓推风府、哑门穴10余次。

（2）两手食指和中指仍扣住两肩井穴，用右手大指按住百劳穴，左手大指加按右大指上，两手食指和中指往里扣，大指往下按，至患者有酸胀感觉时为止。

（3）用左手大指和中指，扣住两风门穴的大筋（如钳形），顺其筋脉向下缓缓往里拨弄至两膏肓穴扣住不动，随即用左手大指和中指扣住两脾俞穴的大筋，右手仍扣住两膏肓穴的大筋，顺其筋脉向下缓缓推至两脾俞穴为止。

（4）两手食指和中指仍扣两肩井穴，两手大指捺住两风门穴缓缓顶按。

（5）用右手中指按百劳穴，左手大指、食指和中指扣住肾俞穴捏按之。

（6）两手大指扣住两风门穴，两手食指和中指再扣两肩井穴，向上提按数次。

（7）用两手大指扣住两肩头，两手食指和中指扣住两腋前面的筋，分拨数次。

（8）两手食指和中指按住两肩头，两手大指从背后插向腋下，用大指提拨腋下后面的筋3～5次，随即顺其筋脉缓缓拨送至两肘，如是3次。

（9）用两手食指和中指插向两胁，扣住不动。两大指扣住两膏肓穴，用大指端扣拨两膏肓穴的大筋，往里合按，患者胸部感觉轻松即止。

（10）用两手食指和中指扣两胁，两大指扣住两膏肓穴的大筋，两手均呈半圆形，顺其胁缝，缓缓左右往下分推至两肾俞穴，或两大肠俞穴为止；如泄泻，则至肾俞为止，不可至大肠俞穴。

（11）两手握拳，按挤背脊两大筋，自风门穴起，顺其筋脉徐徐向下按至两肾俞穴，或大肠俞穴为止。如泄泻，则至肾俞穴，不可至大肠俞穴。

（12）右手食指和中指扣住右肩井穴，用左手掌按住大椎向下推送至尾闾部位3～5次为止。随即用左掌从左肩起，向下推至左肾俞穴3次；再从右肩起，推至右肾俞穴3～5次即止。

（13）“散风”。用右手大指及食、中指并按住两风池穴，捏按数十次。

（14）治肺俞。用两手食指和中指扣住两肩井部位，两大指端扣住两肺俞穴的筋，扣拨3～5次。

（15）治心俞。用右手中指按住百劳穴，左手大指和中指扣住心俞穴，往里扣拨两心俞穴的筋。治膈俞、肝俞、胆俞、胃俞等，亦适用本手法。

（16）治命门。用右手中指按百劳穴，左手大指及食指和中指反扣两肾俞穴。扣拨后，再用左手大指在命门穴按2～3次。

（17）治大、小肠俞。两手大指按住两大肠俞穴，两手食指和中指扣在少腹后面胯上，用大指端往里向下扣按，以患者少腹感觉舒适即止。治小肠俞手法，与治大肠俞同。

### （二）治疗头痛手法

1．正头痛

（1）患者坐起，施术者用左手大指，按住患者右耳上率谷穴，中指按住百会穴，再用右大、中指指端拨弄两攒竹穴的筋十数次。

（2）随即用两手中指按住两太阳穴，同时用两手大指，由印堂穴向上推送至发际之天庭穴3次。

（3）两手中指不动，再用两大指，由攒竹穴缓缓按过两眉际至太阳穴，大指微按太阳穴。

（4）大指由太阳穴继续推至耳窍。

（5）两手中指按住两太阳穴，用两大指指端拨弄两攒竹穴的筋。随后两大指由印堂穴向上推送至发际内天庭穴3次。

（6）接着用两手食指和中指向患者项后推按两风池穴

至肩井穴十数次。

（7）再用两手大指按两肩井穴，食、中指扣两风门穴，捏按3～5次。

如头痛在百会部位，名为“头顶心痛”，必须用大指顶按两足心涌泉穴，气即下达，头痛可止。

2. 偏头痛

患者仰卧屈膝，施术者用一手的食、中指扣住患者膝下外侧阳陵泉穴部位的筋，拨 3～5 次。如左侧偏头痛，治左腿阳陵泉。如右侧偏头痛，治右腿阳陵泉。

### （三）治牙痛法

（1）用大指指端拨患者大迎穴的筋，中指按太阳穴，食指按颊车穴。

（2）再用一手扣患者手腕，一手大指指端拨合谷穴的筋。

（3）再用一手拇、食两指扣住患者的足后跟太溪、昆仑两穴的筋，患者有感觉即止，如患者左侧牙痛，即施治上列各式左侧各穴；如右侧牙痛，即施治右侧各穴。如满口牙痛，或两侧牙均痛，即治两侧各穴。

### （四）治口眼歪斜法

（1）患者坐起，施术者站其对面，以两手食指扣患者两太阳穴，两中指扣两颊车穴，两无名指扣两大迎穴，用左手大指端顶住承浆，右手大指端顶住人中穴，两手大指端同时分拨人中、承浆两穴的筋。

（2）两手的食指、中指和无名指仍照第一式穴道扣住不动，如口眼歪斜向左边者，右手大指指端捺住左眼下承泣穴的筋不动，用左手大指端捺住右眼下四白穴，分拨其筋。再将右大指端捺住左四白穴不动，用左手大指端捺住右眼下承泣穴，分拨其筋。

（3）用两大指拨弄眉际两攒竹穴的筋十数次。

（4）用两中指按住两太阳穴，同时用两大指由印堂穴向上推送至发际的天庭穴 3 次。

（5）用两大指由两攒竹穴缓缓按过两眉际至太阳穴，微按太阳穴。

（6）由两太阳穴推至两耳窍。

（7）用两手大指和食指上提两耳轮，以食、中指按耳后，大指和食指由耳窍下至两耳垂。

（8）用两中指扳开两耳门，随即用两手大指封闭两耳门。

（五）儿科点穴法

（1）右手握住病儿手掌，右手大指拨按病儿合谷穴的筋，同时左手大指和食指扣住病儿食指，用左手大指指端拨病儿食指的二、三间两穴的筋，来回分拨 3 次后，再用大指来回摩按病儿二、三间两穴 3 次。

（2）用两手食指分捺住病儿合谷穴及合谷相对处，两手大指顶住病儿大指指甲内外侧面各一分，即少商穴相对处顶捺之。

（3）随即用一手食指捺住病儿合谷穴，一手食指按病儿食指和中指岐骨间，同时用两手大指端顶捺住病儿食指指甲内外侧各一分，即商阳穴及商阳穴相对处顶捺之。

（4）一手握住病儿手掌，一手用大指由其掌心劳宫穴往上推至腕上 3 寸为止。推左手劳宫穴，由左手小指后而还。推右手劳宫穴，由大指后而还。左右各推 3～5 次。

（5）两手捏住病儿手腕，用两大指捏手腕正面，两食指缓缓分拨其手腕背面的筋。

（6）一手握住病儿手腕，一手各指分拨病儿肘后的筋3～5次。再将肩头前面的筋分拨3～5次。

## 【传人】

王振国，男，王雅儒之子，擅长用点穴方法，从脏腑治疗着手，调理脏腑气机，恢复脏腑机能。

## 【临床经验】

王雅儒临床验案一例：

北京张某，年40余岁。1945年秋季，突来余所，其面色发暗，精神萎靡，说话气力不佳，时带喘息。余知此系猝发之症，问其得病几日，患者告以数日前忧郁所致，已三日不能进饮食。余知此系结胸，病急，其危险，嘱其暂时回家，候余来其家诊治。下午余往诊，先将阑门泄通，再泄建里，调气海，放带脉，再泄章门、梁门、石关、巨阙，再泄调上脘、中脘、建里，再将气海兼用调法，并用引气归原法，再治督脉之百会、两肩井。按膏肓时，其胸部堵闷顿开，再按脾俞、肾俞。治毕，患者感觉堵闷已开，令其进食，以续胃气。食后，再将腹部及任脉各穴，施治一次，轻调重泄，唯气海用调，精神见复，共治三日，痊愈。

## 第二节 曹锡珍技法总结

**【曹锡珍简介】**

曹锡珍（1898～1978），字聘忱，男，河北省昌黎县人。1916～1924 年在昌黎拜前清御医孙仲选为师，学习中医理论、推拿按摩手法。1925～1927 年在天津师从吴卫尔学习西医。后悬壶于京津两地，为民疗疾。1934～1938 年，应施今墨之邀出任华北国医学院董事、按摩教授。1954 年，参加北京医院按摩科筹建工作，次年调入北京平安医院从事中医按摩工作。1958 年调入北京宣武医院按摩科工作。

**【学术思想及贡献】**

曹锡珍老先生在继承前人经验的基础上，经过 60 余年临证，逐渐形成了以“经穴按摩”为代表的“曹氏按摩学派体系”。曹氏“经穴按摩”以脏腑经络学说为指导，在总结古代按摩八法、治筋八法、整形八法、运动八法的基础上，融汇了脏腑、经络、卫气营血、八纲等辨证方法，结合临床内外各科疾病的临床表现，通过望、闻、问、切、点压（摸）经穴五诊，对症状进行归纳分析，明确辨证，从而创立中医脏腑经络的治疗方法。这种治疗方法，采用补、泻、和三大法则，按其经络起始、终止走行的顺逆予以规范循经。操作中常以“推经络、点穴位为法”，并强调“治疗以治经为主，宁失穴勿失经”。临证强调顺经推按为补，逆经推按为泻，轻柔推按为平补平泻。对阴经之病多补少泻，阳经之病多泻少补；对虚证多以补法，对实证多以泻法；在手法操作上，以轻力为补，重力为泻。

为配合新中国体育事业的发展，曹锡珍率先在全国举办国家运动队推拿医生学习班，为国家队和各省市运动队培养了一大批运动医学推拿医生。而今，许多当年的培训班学员都已成为运动医学领域的专家教授，如北京体育学院杨锡让教授，国家体委陆启贵、张家栋等。在20世纪60年代，他还多次在京举办按摩讲习班，为北京各大医院、工矿、部队、学校乃至外省市培训了大量专业技术人才。他一生收徒四人，至今均已成为各单位的骨干。著有《外伤中医按摩疗法》、《防治按摩》、《中医按摩疗法》等书籍。

### 【技法研究】

#### （一）整形八法

整形八法包括：升、降、搽、摇、牵、卡、挤、靠。

（1）升法：此法近似于提法。例如，腿或臂因受挫伤而关节处缩陷时，医者即可用两手紧握伤肢反复向上提，由轻至重，不可粗暴，借此法使其还原。

（2）降法：多用向下拉和压的手法，与升法正相反。例如，在治耸肩外伤时，一般患者立在高处，医者二人，一人立于下面向下拉患者手臂，另一人与患者齐立，从上向下压肩部，用力要由轻至重，不可粗暴。

（3）搽法：两手夹着伤处，前后搓动，使伤处在两手之间滚动摇转；也可用两手齐压在伤处，前后滚动，如擀面条。此外，还可依受伤部位而改变姿势。

（4）摇法：依部位而不同，试举例加以说明。

闪腰岔气：出现挺腰（不能俯身）或出现驼背俯身（不能伸直）时，有两种疗法。第一种是背法，即医者与患者背靠背，将患者背起来，左右摇晃三下，再俯仰摇动三下，即可见好转。第二种是坐晃法，即患者坐在凳子上，医者二人，一人在前按住患者两膝，另一人在后用一侧膝盖顶住患者腰部，并用两臂抱住患者上身，上下左右摇晃十几下，也可见效。此外，也可用下蹲法进行治疗。

（5）牵法：一手或两手握住患者伤肢持久牵引不放，使之恢复正常。

（6）卡法：一手手腕或前臂垫在关节处，另一手握住患者脚或手，然后屈曲关节压挤，多用于四肢。常用的手法有俯卡和仰卡。

（7）挤法：有四种手法。第一种是单挤：用一手挤。第二种是双挤：两手合挤。第三种是大挤：用肩膊肘臂用力挤。第四种是小挤：用手掌或手指挤。在实际运用时，四种挤法可配合运用，也可依受伤部位而选择应用。

（8）靠法：本法和挤法手法相似，不同的是挤法只是医者单方面用力，而靠法患者也合作用力；如背靠背、肩靠肩等。可调整气血运行。

（二）运动八法

运动八法包括：高、下、疾、徐、轻、重、开、合。

（1）高法：可用各种手法使之升高，但必须用力徐缓轻微，反复进行，不得粗暴。

（2）下法：可用各种手法使之下降，但用力要由轻至重，徐缓持久，反复进行。做时患者也要协助用力。

（3）疾法：医者可用各种手法使患肢迅速运转。

（4）徐法：本法与疾法相反。

（5）轻法：本法是用极其轻微的手法使严重虚弱的患者进行运动的手法。

（6）重法：本法与轻法相反。

（7）开法：可用各种手法使之展开。例如，肘弯屈不能伸直时，即可反复向外拉开，而患者自己则对抗地用力向内拉。

（8）合法：用牵、卡、挤、靠等整形手法，使之拢聚合并。使强直、离散的部分归合原状。

### （三）治脱臼八法

提、端、挪、正、屈、挺、扣、捏为治脱臼八法，是治疗脱臼闪错复位的对症手法。

（1）提法：本法与整形八法中的升法相似，应用范围很广，例如颈项缩陷，肩、膝、肘、腕等关节脱臼等，均须用此法。

（2）端法：依部位而定。例如，肩关节未全脱位，只是偏斜时，医者即可用一臂或一手插在患者腋窝用力向上端。再如，胸肋骨偏斜者，则可用手指从外向内端。

（3）挪法：用两手或一手稳妥地挪移，就如同挪东西一样。

（4）正法：用于整复之后，即在用提、端、挪等手法治疗之后，再对照着察看左右两侧是否对称。

（5）屈法（攀法）：与卡法相似，不同的是卡法要用手垫着，而屈法不用垫。

（6）挺法（挺直法）：用一手或两手先徐缓地摇转，然后逐渐使之挺直。摇转手法与整形八法的摇法相似。

（7）扣法（压法）：用全手掌和手指扣在患处，上下、前后、左右地移动着扣压，或固定地压在一处不动。用力要适中，有时压出响声，这表示扣压成功，这是治疗外伤常用的手法之一。

（8）捏法：多用于整复之后，即在用上述手法治疗以后，再用此法反复揉捏，以达到舒筋活血、止痛消肿的目的。

（四）治筋八法

绰、拔、撚、捋、归、合、顺、散为治筋八法，是治疗伤筋的对症手法。

（1）绰法：在较大部位（如背部），两手掌先按在伤处，然后掌侧（小指侧）用力迅速滑起，如掀东西一样，与捧法相似。在较小部位（如臀部），先用五指捏，捏后急速滑开，如揪提东西一样。旋转四肢，然后抡开，也属于绰法范围。

（2）拔法：在小部位用两指，在大部位用双手满指拔之。

（3）撚（nian）法：在较大部位，数指撚一块肌肉，如捻绳一样；在较小部位（如指或趾）则用两手捻压其整体。

（4）捋法：治四肢筋伤时，可用两手全手掌整个握住肢体，然后一松一握，缓缓向下捋顺。捋时，每隔一段捏一下或不捏均可。

在较大部位（背部），则可用五个指头，特别是拇指捋。本法可与揉捏、推擦手法结合运用，只要达到捋筋的目的即可。

（5）归法：用手掌或手指用力交叉推擦或用手指拨弄，使其复原。

（6）合法（合筋法）：可用卡法、挤法或压法等各种手法，使伤筋合拢。

（7）顺法：与捋法相似，只是多在拇指点揉下进行。

（8）散法（散筋法）：离心地向伤处四周揉、按、推、擦。

## 【传人】

（1）李连生，从医近40年，师承曹锡珍先生，学习中医经穴手法治疗伤科疾病，为曹氏医道传人。

（2）庞承泽，国家职业技能鉴定专家委员会保健按摩专业委员会委员，为曹锡珍的嫡传弟子。

## 【临床经验】

曹锡珍老先生将古代按摩八法、治筋八法、整形八法、运动八法灵活地运用于临床，治疗各种软组织损伤疾病，收到较好的临床疗效。

现介绍其典型病例如下：

刘某，男，21岁，工人。于1976年11月20日在建筑工地劳动中从2米高处往下跳，自觉颈部向前扭闪，当即感双上肢麻胀，颈部肌肉僵直，颈部不能扭转，头不能俯仰，活动受限。

检查：患者呈痛苦面容，颈项部向右侧倾斜，颈肌僵硬，$C_5$、$C_6$ 压痛明显，叩击上肢，腱反射亢进。

X 线片显示：颈椎生理曲度消失，$C_4$、$C_5$ 后突成角。

诊断：外伤性颈病。

治疗：根据中医病在上者治其下的理论，施行伤科经穴按摩基础手法，点揉穴位，患者感觉气血畅通，项部肌肉松软；然后让患者坐起，点揉风池、天柱、大椎、缺盆，再施行项部肌肉舒松按摩及牵拉手法。

经上述治疗后患者症状当即减轻，颈部活动良好，手已不麻。3 日后复诊，患者感颈部活动自如。X 线片显示也基本正常，但患者仍感颈部酸沉。为调理善后，继续在颈项部施行舒筋按摩手法，共治 9 次痊愈。半年后随访，颈部活动自如。

## 第三节　罗有明技法总结

### 【罗有明简介】

罗有明（1904～2008），女，清光绪三十年出生于河南省夏邑县罗楼村。罗家是个中医正骨世家，罗有明从小跟在三世单传的祖母陈氏身边长大，成为已有 200 多年历史的罗氏正骨第五代传人。她习医重于中医正骨（创伤科）和罗氏中医药。祖母卒后就继随堂伯父罗心柱学习针灸方药，以期能以医术济世。新中国成立后，罗有明随解放军某部二分院进驻北京东郊双桥迟家窑，从此在双桥行医。因其治疗效果明显，20 世纪 50 年代就名扬京都，被患者誉为“双桥老太太骨科”、“双桥老太太骨科圣手”等。“罗氏正骨法”以诊断准、手法轻、见效快而远近闻名，治好了数以万计的骨伤患者，遐迩闻名。人民日报、北京日报、中央电视台、河南电视台及海外电视台均有报道，在国内外享有很高的声誉。

## 【学术思想及贡献】

罗氏随祖母陈氏学习研究伤科数十年，临证中细加校勘，融汇现代医学见解，发展特色医技，成就卓著。

罗氏认为在特色伤科（正骨法）临床实践中，要熟悉基本诊断手法、治疗手法要领及功用，同时配合稳、准、轻、快和两轻一重、三定点的技能，才能达到治疗的目的。手法诊断时，要通过拇指检查，根据指力的敏感度，判断出患病部位的增生、钝厚、变硬、挛缩、弹性变差、条索样物、异常响声、温觉、凸凹、生理曲线畸形等情况。在治疗手法上，视其损失的部位和程度，选用不同的治疗手法，基本手法除传统的正骨八法外，还有拉、顶、蹬、扳、拔、捏、点压、捧拢、复贴、旋转等，而复贴复位手法始终贯穿于整个治疗手法之中，这是罗氏诊疗手法的特点。

罗氏治学的特点：一是尊崇四部经典并神农本草，阐发精研于伤科；二是求实际不骛高远；三是祖国传统医学与现代科学技术相结合。

罗氏正骨法诊疗要诀讲究“天人相应”、“阴阳相合”。其正骨手法核心是“五言三十七字令”（摸接端提拉，扳拨按摩压；顶挤蹬揉捏，松解点穴“法”；捧拢复贴

“用”，旋转“与”推拿；摇摆挂牵引，分离叩击打；“诊疗则选手”，“患者幸福家”）及22个触诊手法（摸法、单拇指触诊法、双拇指触诊法、三指触诊法、中指无名指触诊法、立指检查法、全指掌触诊法、指掌背部触诊法、挤压法、叩击法、旋转法、屈伸法、扳压触诊法、拇指食指二指检查法、触摸疼痛、触摸畸形、触摸中断、触摸棱骨、触摸尖突、触摸异常活动、触摸骨擦音、三定点检查法）。其正骨手法特点是稳、准、轻、快，讲究一法多用和多法共用。

【技法研究】

现将罗氏治疗软组织损伤的技法简单介绍如下：

（一）复贴复位法

此手法贯穿于软组织及骨关节损伤治疗的整个过程，是促进损伤的软组织快速愈合的有效手法。复贴复位法有单拇指、掌根部轻压复贴、顺压复贴、顶压复贴等手法，适用于脊柱、四肢及关节周围，能使机体组织更接近生理解剖关系，有改善血液循环、止痛消肿、增强功能等作用。

（二）软组织粘连分离法

主要用于治疗损伤后期出现的粘连、增生等。能触及的部位可用拇指甲拨动分开，不能摸到的部位，可用人体生理特点和手法来调整，以达到治疗的目的。

（三）推拿活血法

主要用于瘫痪、半身不遂和陈旧性软组织损伤，如肌肉萎缩、发凉、怕冷、无力等。用双手从肢体近端向远端推、捏、拿、提，改善血液循环。

（四）解痉法

主要用于闭合性软组织损伤后产生的痉挛性疼痛、肌肉发紧及邻近组织受累等。用手掌在伤处作旋转性的按摩，或由近向远端按摩，是骨关节脱位、腰部急性扭伤、腰椎间盘脱出症在复位前后解除痉挛必不可少的手法。解痉后不仅使组织便于复位，而且也可减少患者的痛苦，缩短恢复期。

（五）点穴法

主要用于陈旧性软组织损伤、深部软组织损伤的恢复。因软组织损伤整复后，对于活动度较大的关节及邻近组织，在恢复期，往往因疼痛和经络不适，产生功能障碍而延长恢复时间，对此除了用药外，点穴法是必用的辅助手法之一。本法对风、寒、湿引起的各种关节酸痛也有明显疗效，使用得法，有手到病除之功。

（六）颈椎牵引加压复位法

患者俯卧于床上，助手两人，一助手用双手固定患者的双肩，另一助手左手托住患者的下颌，右手托住枕骨部。两助手用适当的力量作对抗性的牵引。术者用双手摸准移位的椎体或偏歪的棘突，用适当的力量向椎体脱位相反的方向推压，使其复位。

（七）胸腰椎复位法

患者俯卧于床上，助手两人，一助手两手握住患者的双踝或双髋骨上部，另一助手扶住患者的左右腋下，同时用适当的力量作相反方向牵拉。术者摸准脱位偏歪的棘突，用双手拇指或一手大鱼际拨正棘突，使其复位。

### （八）颈椎旋转复位法

主要适用于棘突偏歪及颈椎小关节错位。施用手法时患者取坐位，术者站在患者背后，一手摸准偏歪的棘突，另一手托住患者的下颌，并轻轻地端提患者的头部，在端提的同时拇指用力拨正复平棘突；或一手扶住头部，另一手置于摸准畸形的棘突旁，在旋转的同时，用力推顶偏歪错位的椎体，使其复位。

## 【传人】

罗有明是“罗氏正骨法”的第五代传人，也是这一代唯一的传人。罗有明膝下无子嗣，她将6个月丧母的大侄子罗金殿收为儿子。

罗有明自20世纪40年代起，将“罗氏正骨法”传于她的第六代传人罗金殿和司桂珍，罗金殿及其第七代即罗金殿的子女们，除掌握祖传正骨法外，又经过高等医学院校的深造，将现代科技知识融入到“罗氏正骨法”中。第七代传承人有：罗素兰、罗伟、罗勇、罗素霞，后继不乏其人。同时罗有明对罗家的子侄罗金印、罗金官等也传承了“罗氏正骨法”。

## 【临床经验】

### 1. 治疗腰椎间盘突出症的方法

对腰椎间盘突出症的治疗，“罗氏正骨法”主要是通过手法整复，使突出的髓核予以还纳，调整椎间隙的平衡。

（1）侧扳复位法：患者俯卧位，全身放松。医者站于患侧，一手放在健侧肩部，另一手放在棘突旁，用掌根部或拇指紧紧顶住棘突向健侧推的同时，放在健侧肩部的手向相对方向推扳。脊柱不伴后凸畸形者，患者上身不要回旋，以患者的耐受力为度，一般均稍过度矫正。扳住稳定一分钟，如手感腰部滑动及“咕咚”声响，即已还纳。如一次没有成功，还原后再扳一次，病程长者可连续施法3～4次。

（2）手肘按压法：患者俯卧位，全身放松。医者站于患侧，用前臂近鹰嘴处，放患处两椎体之间下压，由轻到重，以患者能忍耐为度，每次重压1分钟，即松解1次患部周围的组织，重者可连续施法3次。也可在一助手握患者双踝向下牵引的同时施行腰部加压，此法能加大椎间隙，使纤维环产生一种弹性回旋力，即可使髓核还纳，纤维环复原；适用于陈旧性腰椎间盘突出症。

（3）旋转复位法：患者坐在特制的“梯形治疗固定座”上。医生一手从患者患侧的腋下穿过，经过后颈部，用手把住健侧的肩部，此时嘱患者向健侧方弯腰，放松肌筋。医生的另一手拇指或掌根部，推在偏歪的棘突上。此时医生放在肩部的手，在椎体边沿呈相对位时大回环旋转，同时放在棘突的手用力推偏歪的棘突，进行拨正。旋转至患侧后方时，医生的两手呈对抗性的推扳，形成后伸位即算1次，视病情可连续施法3次。推棘突的手，如有滑动感或听到“咕喽”声响时，即达治疗目的。注意只能向患侧旋转，否则只能事倍功半。

（4）坐位屈伸法：患者坐在治疗床上，两腿伸直，双腿并拢，足尖等齐，双手向前略伸。嘱患者放松肌筋，医者站在患者背后，双手扶持患者双肩部，向前推动上身并来回晃动3～4次。也可令一助手牵拉患者双手和医者动作协调，但不能用力过猛，应缓慢用力。

2. 典型病例

夏某，男，34岁，北京市某工厂工人。

1989年3月抬物扭伤腰部，腰腿痛2个月，不能直腰，走路困难，不能入睡。1989年5月11日来本院治疗。

触诊：腰部生理曲线反弓，棘上韧带有剥离感，$L_4$、$L_5$棘突旁压痛明显，伴有向下肢放射性酸胀麻痛感。

X线片示：$L_{4\sim5}$椎间隙变窄，棘突偏歪，$L_4$、$L_5$骨质增生。直腿抬高试验右35°、左50°，屈颈试验（+），Babinski征（－）。

诊断：$L_{4\sim5}$椎间盘突出症伴骨质增生。

经点压、侧扳等法治疗，于1989年6月3日功能恢复，症状基本消失而出院。1991年6月12日随访，康复后无复发。

## 第四节 叶希贤技法总结

【叶希贤简介】

叶希贤（1904～1979），男，字楚樵，出生于北京，祖籍江西。1936年考取了行医执照，专治骨伤科疾患。1963年晋升为骨伤科主任医师。叶希贤先后担任天津中医学会理事及骨伤科分会主任理事、全国中华医学会总会常务理事、第四届天津市政协委员等职。

## 【学术思想及贡献】

叶希贤致力于正骨按摩事业，对医术精益求精，在传统医学的基础上不断创新，疗效突出。其论治方法独具特色，形成自己的风格，在骨伤科方面有一定的影响。其学术思想主要体现在以下几方面：

（1）手法与练功相结合。叶希贤强调伤科医生必须加强基本功的训练，只有长期坚持苦练软功、轻功、硬功，才能产生臂、腕、指的弹力、拉力、推力，使三力达到轻而不浮、重而不滞、刚柔相济，不致强拉硬扯使用暴力。只有长期训练，才能增加耐力，在临床施法中，全神贯注，一气呵成，相互佐使，相得益彰。

（2）伤筋治疗重在顺理。叶希贤在继承传统八法的基础上，有所创新，善于治疗伤科软组织疾患。其法以轻巧见长，不采用暴力。特别是治疗伤筋一证，运用各种不同手法，达到开通气血、疏通经脉、顺理经筋的目的。

叶希贤在临床实践中总结了伤科十问歌诀：一问损因二问便，三问饮食四问伤（受伤部位），五问周身六问时（受伤时间），七问医治（治疗过程和后果），八问病（肿胀、疼痛、功能情况），九问寒热孰轻重（受伤后周身有否发热、恶寒），十问家族全知情。这首歌诀成为骨伤科医师临床问诊的要诀。

## 【技法研究】

叶氏在临床实践中有两个特色技法十分突出，现介绍如下：

### （一）叶氏九步手法治疗肩周炎

1. 摇臂

患者取坐位，术者站于患者患侧，以与患肢同侧手扶患者肩部，以与患肢对侧手扶患者手腕摇环形圆，使患者肩关节左、右旋转，其旋转范围由小渐大，反复各 3～5 次。

2. 扣揉

患者取坐位，术者站在患者的前外侧，约呈 45°，术者以与患肢对侧的脚蹬在患者所坐之凳的外侧边缘上，将患者前臂放置在术者大腿之上，然后双手掌上、下、左、右扣揉患者上肢肌肉，自肩部顺揉至肘部，反复 2～3 次。然后术者站在患者的后外侧，与患者呈 45°斜对位，换与患肢同侧的脚蹬在患者所坐之凳的外侧边缘上，将患者前臂仍放于术者大腿上，施行扣揉法，自患者的后肩胛窝沿上臂顺揉至肘部，反复 2～3 次。

3. 捏拿

术者与患者治疗姿势同“扣揉法”的第一式。

（1）术者将双肩关节放松，拇指在前，余四指在后，双手自患者肩部沿上臂顺序交替捏拿至肘部 2～3 次。

（2）术者站在患者后外侧，术者将与患者患肢同侧脚放在木凳上，将患肢放在术者支架起来的腿上，以两手拇指沿着患者肩胛骨内侧缘进行捏拿 2～3 次，然后以两手拇指在冈下窝处作环形按压 2～3 次，然后术者以右掌按揉冈下肌 3～5 次，再自患者肩头沿上臂捏拿到肘部，反复 2～5 次。

（3）术者用双手对患者肘部至腕部的筋脉进行分理，

然后用双手挤压腕部，反复作旋转动作 3～5 次。

4. 运肩

患者取坐位，术者站在前外侧将与患者患侧同侧的手放在患者肩上部，将患肢肘部放在术者肘窝上部。术者的另一只手也放在患者肩上部，然后两手交叉相合扣揉病损肩胛部，前后旋转 3～5 次，以活动肩关节。然后将患者上肢向上提起尽量呈垂直状使肩关节向后展，用拇指按压肩贞穴和腋窝各 3～5 次，并加指揉或掌揉法治疗。

5. 大旋

患者取坐位，术者站在患者前外侧。

（1）术者与患者患侧对侧的手掌尺侧（掌外侧）推动患者前臂向后做环形转动，在患肢上举即将呈垂直位时，术者用与患者患肢同侧手按压患者肩头，并颤压一下，此手法动作重复做 2～5 次。

（2）然后术者以与患者对侧手托扶住患者患肢腕部，术者在原位上，以与患肢对侧之足向患侧近身一步，以与患侧同侧手握住患者之拇指，或术者用双手握住患者腕关节，同时用力，呈垂直式，将患肢上提过顶，进行牵引。

6. 活肘

患者取坐位，术者站在患者后侧，以与患者患肢对侧之手握住患肢手腕，与患肢同侧之手握住患者肘关节，将患肢向患者后面进行伸拉，使肘关节伸直、屈曲各 3～5 次。

7. 舒筋

患者坐位，术者站在患者前外侧，术者以与患者患肢同侧之手握住患肢拇指大鱼际或腕部，另一手握住患肢肘外侧，使其肩肘关节约呈90°前屈位。术者双手同时相对用力，使患者上臂外旋2～3次。然后术者将与患者患肢同侧之足放在木凳之外侧缘，并用膝关节顶住患者腋窝下部，双手握住患者患肢的腕关节，使其腕关节呈背伸位，同时将患侧上肢向外侧平举用力牵拉2～3次，然后伸直患肩做轻微抖动3～5次。

8. 双牵

患者坐位，术者站在患者背侧，用双手分别握住患者两手尺侧三指，同时向上推其前臂，使其肘关节屈位，自上而下抻拉2～3次，反复2～3次。术者将患者两臂交叉在胸前，右臂在上，左臂在下，术者左手握住患者右手腕，右手握住患者左手腕，左右手对抗用力牵拉2～3次。然后让患者左臂在上、右臂在下交叉，同上再做牵拉2～3次。

9. 活络

患者取坐位，两手放松，双臂自然下垂。术者站在患者正前方，用双手分别握住患者两手尺侧三指，使患者两臂向上向外牵拉2～3次。然后术者向前进身将患者双臂折回，以两肘尖点压患者两侧肩上部，并同时向外展方向上提双上肢2～3次。最后术者双手分别握住患者两手尺侧三指，将患者双上肢伸直后做轻微抖动3～5次。

## （二）叶氏十步手法治疗腰椎间盘突出症

1. 揉背

患者俯卧位，全身舒直，头向左或向右侧旋转，放松全身肌肉。术者以右或左手手掌根部（大鱼际），自脊柱右侧骶脊肌上端开始顺序缓揉而下，直至腰骶部。

2. 封腰

患者俯卧位，术者在两侧腰三角处用两手拇指或中指端徐徐用力按压，患者多数感觉酸痛舒适。但术者常常于脊柱侧弯的腰三角处摸到梭形结节（如橄榄核状），压之锐痛，术者须用拇指或中指顺结节边缘渐向核中部轻缓按揉之。

3. 疏通

患者俯卧位，术者自腰骶部开始按第一步揉背法衔接而下，先至臀沟（相当于坐骨结节处）反复3次。后自臀沟沿坐骨神经走行方向至足跟后部顺揉而下，亦反复3次。在臀沟中线以两大拇指交替按压少顷，移至膝窝中部仍以两大拇指交替按压少顷，再移至小腿后部相当腓肠肌腹与肌腱合部按压少顷。然后向下按压至跟腱外侧，在外踝后部按压少顷。

4. 扳按

方法有二：

（1）患者俯卧，术者右手托住患者右股骨前下端，左手按住腰骶关节斜形扳按。有时可听到下腰椎部关节作响。同法施行于左侧。

（2）患者俯卧，术者左手扳住患者右肩前部，右手按住患者腰骶关节斜形扳按。同法施行于左肩部。

5. 牵抖

患者俯卧位，以双手攀扣床缘，术者以两手握住患者足踝部，拉直患者躯干向下牵引，然后放松。此时松松地握住两足摇摆使两膝左右旋转。待患者周身松弛，持紧足部突然抖颤，然后两手向下牵引，以一手锁按两足踝后部，用另一手按其下腰部。注意抖颤时要使躯干呈波浪式活动，但不可用力过猛，以免发生意外损伤。

6. 斜扳

施腰部斜扳法。

7. 揼压

患者仰卧位，术者自大腿根部向下顺揉至小腿踝部，反复3次。然后自上而下揼揉，再以两大指叠压至内踝后窝，压迫少顷。

8. 宣泄

患者仰卧位，屈曲双侧膝髋。术者以双手握患者双膝做左右摇摆动作，各反复7～8次。然后术者以左手推按患者左膝之左侧向右侧极度斜倒，右手按住左肩前部作对抗，两手同时按压。

9. 压牵

患者仰卧位，并以两手紧握两侧床沿。术者以双手握住患者两踝将患者两膝屈曲接近腹壁，再用力向下稳健抻拉。

10. 起伏

患者坐起，屈曲双膝并以两手指交叉锁住。术者左手扶持患者两小腿胫骨中部，右手扶持患者颈后部，使患者仰面向后倒下，术者两手前后交替扶接，使患者起伏如不倒翁状，最后趁其倒下时，嘱患者松开自己两手，术者握住患者足踝部再次向下稳健抻拉。

**【传人】**

王平，男，主任医师，硕士研究生导师。兼任中华中医药学会脊柱专业委员会理事、天津医学会骨科专业委员会副主任委员。

**【临床经验】**

叶希贤治疗腰椎间盘突出症临床验案一例：

张某，男，30 岁，工人。

主诉：着凉后腰痛 2 年余，加重并向右下肢放射 2 个月。既往反复腰痛病史多年，均 2～3 天自愈。

查体：脊柱明显向右侧弯，生理前凸消失，后伸受限，弯曲时感觉病侧下肢疼痛麻木。直腿抬高试验右 40°、左 75°。右膝腱反射减弱，$L_4$、$L_5$ 棘突旁右侧有明显压痛，并向右下肢放射。X 线显示生理前凸减小，脊柱向右侧弯。$L_4$、$L_5$ 间隙左右宽窄不等。

诊断：腰椎间盘突出症。

治疗：施叶氏十步正骨手法。前后共治疗 4 次，症状完全消失，2 周后恢复工作。

## 第五节 黄乐山技法总结

**【黄乐山简介】**

黄乐山（1916～1983），男，北京人，主任医师。师承王雅儒和佟绍武两位名老中医。1958 年到积水潭医院工作。曾任北京中医学会理事、北京正骨按摩学会副主任委员等职。

【学术思想及贡献】

黄乐山老先生在继承前人经验的基础上，在治疗骨伤科疾病方面形成了自己的特色，即局部与整体相结合，以局部为主；手法与药物相结合，以手法为主；中医与西医相结合，以中医为主。其正骨手法刚柔相济、重点突出、简捷有效、别具一格。治病过程中多采用中医辨证论治，尤其擅长使用手法治疗各种骨科疾病，再配合中药内服外用，疗效显著。在临床上注重中西医结合，能很好地应用X线检查等现代诊疗技术，不仅弥补了中医诊疗技术上的不足，也为后世的骨伤科发展起到了良好的促进作用。著有《黄乐山骨科经验集》等书籍。

黄乐山对于正骨手法的施用，强调三个注意：一要注意手法的精炼性，不要把动作搞得过于复杂，华而不实，使人眼花缭乱，无从学起；二要注意手法的适应证，认为手法能治百病的观点是不正确的。手法既然是一种医疗方法，就和其他医疗方法一样，有其一定的适用性和局限性。如果施之对症，用之得法，则手到病除，否则无效；三是运用手法贵在辨证和灵活，讲求实效。

黄乐山结合自己的临床经验，将正骨八法诠释为：手摸心会、离拽分骨、旋转捺正、交错捏合、推拉提按、屈伸折顶、抖颤扣挤、理肢顺筋。对推拿手法更有独到的见解，认为推拿手法是一套完整连续的动作，不能割裂。其弟子将其手法归纳为捏、弹、按、压、揉、点、推、疏、摇、牵、扳、盘等十二法。

动静结合是中医骨伤科治疗的原则之一。黄乐山认为动静结合的关键在于掌握时机，如治疗腰椎间盘突出症时，推拿牵引、功能锻炼是动，卧硬板床休息为静，临床应根据患者病情采取动静结合的方法，当动则动，当静则静，把握好时机才能取得满意的疗效。他还强调“不治已病治未病”，对于筋伤要以预防为主，平时注意避风寒，匀用力，未病先防。一旦患病，药物、手法、手术治疗固然重要，但后期恢复的关键还在于功能锻炼。对于冻结肩的治疗，他的经验是：“早期防在先，后期治宜缓，恢复功在练，手法摇与弹”，强调了早期预防与后期功能锻炼的重要性。

【技法研究】

颈部结构复杂，病证很多，对其治疗手法更因不同推拿流派而众说不一。黄乐山流派的传人对黄氏手法进行研究和探讨，针对颈椎病的不同类型、不同兼证及病程的不同发展阶段，整理出一套较系统、有效的颈椎病治疗手法，简称为治颈五法。同时提出因型用法、辨证施治的具体观点。现介绍如下：

（一）治颈五法

（1）松：即运用捏、揉、按、弹等手法松解颈、背部较大肌肉的紧张或痉挛，以缓解或解除其对颈部神经血管的直接或间接的不良刺激，促进局部血液循环，有利于局部炎性反应物的吸收。

（2）点：即运用点压、点颤、点揉的手法对头、颈部及上肢某些穴位适度刺激。用点叩手法，对头部按经络分布均匀适度叩击，用点弹手法对头部及颈部深层的小肌肉、韧带适度弹拨，可调节神经、肌肉紧张度，改善颈、头部和病灶局部的血运。

（3）牵：即根据病情的需要，可在前屈、后伸或旋转等角度，向上牵引头部，并做轻度颤抖，用以缓解和解除由于椎间盘退变、椎间隙变窄、小关节紊乱及肌肉紧张等因素对神经血管的压迫和刺激。

（4）扳：即根据病情需要，参考X线平片或CT检查，在牵引的基础上，做前屈位或后伸位旋转扳及侧扳，以恢复颈椎关节的正常位置，解除骨关节致病的直接作用。

（5）疏：指运用揉、捏、推、抖等轻手法，施于颈部及背部、四肢，疏通有关经脉，使全身经脉气血通畅调和。

（二）因型用法

（1）颈型颈椎病以松、牵为主，点、扳辅之。本型多由于长期低头工作，造成颈肌劳损，或颈部受寒冷刺激，造成颈部肌肉紧张、压痛明显，并伴有后头痛、偏头痛、后背痛及颈椎活动不便。X线片可见颈椎序列改变，CT检查可见椎间盘轻度病变。本型以30～45岁中年人多见，如得不到及时治疗，可发展为其他型颈椎病。本型以肌肉或筋膜病变为主，关节病变为辅。手法治疗以松肌肉、点穴位为主，缓解肌肉痉挛，疏通经脉，改善肌肉血液循环，配合“牵”、“扳”手法纠正轻度颈椎序列异常，阻断病证的恶性循环，避免其进一步发展。可根据病情配合理疗和热敷。

（2）神经根型颈椎病以牵、点为主，松、扳、疏辅之。本型因椎间盘突出或小关节增生，压迫或刺激神经根所致。手法宜以牵法缓解其对神经根的直接压迫，以点穴来缓解肌肉痉挛，使病变部位减压，以达到缓解病痛的目的。辅以"松"、"疏"法以活络通脉，待进入缓解期，当牵法不能完全解除对神经根的压迫时，可适当选用扳法。本型急性期因疼痛剧烈应配合中、西药物及理疗等治疗，以舒筋活络、消炎止痛。

（3）椎动脉型颈椎病以点、牵、扳为主，松、疏辅之。本型是由于颈椎间盘退变，关节失稳、增生，韧带变性，肌肉紧张或因急、慢性炎性反应挤压椎动脉造成脑部供血障碍所致。以头晕、头痛为主要症状，可伴有恶心、呕吐、耳鸣、耳聋等，症状与颈椎方位性活动有关。手法治疗时，以点法为主，点风池、百会、天柱、率谷、颈百劳、太阳等穴，松解深层肌肉紧张，缓解对椎动脉的刺激。以牵引及扳法来解除关节错缝等因素对椎动脉的直接压迫，辅以松解颈、头部肌肉，疏通血脉，以消炎去痛止晕而标本兼治。可适度配合中药治疗。

（4）交感神经型颈椎病以松、点为主，牵、扳、疏辅之。本型由于颈段硬脊膜、后纵韧带、小关节、颈神经根、椎动脉等组织发生病变，或受到压迫，或出现创伤性、反应性炎症，反射性地刺激交感神经而出现头、颈、咽部、心脏、上眼睑平滑肌、内耳等的症状。手法宜用捏、揉、按、弹、点等松解浅、深层肌肉紧张，改善血运，消除炎症。配以牵法松动小关节，疏法疏通颈、头、肢体经脉，必要时可用扳法。如炎症明显可用颈托固定并配合中药治疗。

（5）脊髓型颈椎病以点、松为主，牵、疏辅之。本型主要是由于椎间盘突出、椎体后缘骨质增生、关节软骨退化、关节失稳、黄韧带肥厚等因素，使脊髓受压而血运障碍，或者由于交感神经受到刺激，导致脊髓血管痉挛，使脊髓供血不足。如得不到及时治疗，脊髓会进一步变性、坏死，并引起肢体功能障碍等一系列证候。本型虽仅占颈椎病的10％左右，但症状重，预后差，应早期确诊，根据其致病因素及病变程度，选择合理的治疗方案。

## 【传人】

吕泽，毕业于北京中医药大学，在北京积水潭医院工作至今。擅长脊柱疾病、骨关节疾病、软组织损伤的中西医结合治疗。1991年被北京市中医药管理局选定为本市名老中医黄乐山流派临床经验和学术思想继承人。

## 【临床经验】

临床中，黄老不仅擅长治疗陈旧性骨折、关节脱位等骨科疾病，而且擅长治疗腰椎间盘突出症等软组织损伤性疾病。他将腰椎间盘突出症的临床表现总结为以下三组症状：

（1）青壮年患腰腿痛，沿坐骨神经干呈放射样疼痛或发生突然性、渐进性或时轻时重的持续性疼痛。

（2）腰椎畸形，下腰局限性压痛并伴有下肢放射痛。

（3）坐骨神经根的压迫症状和下肢局部的感觉障碍，肌力和腱反射的改变。

黄老将腰椎间盘突出症的腰部表现分为侧弯型、前屈型、后伸型、平腰侧弯型、中间型、灵活可变型及正常型7个类型。根据具体情况，采用按、压、揉、推、摇、牵、扳、盘等手法配合局部贴药、热敷、牵引等，最终使病证痊愈或得到极大的缓解。现介绍其典型病例如下：

杨某，男，35岁，社员。患者4个月前在劳动中不慎扭伤腰部，当即活动受限，咳嗽及打喷嚏时腰痛增剧并向左下肢放射，经某医院中西各法治疗均无显效，病情逐渐加重，行走时腰腿疼痛难忍，于1978年4月18日来我院门诊进行治疗。

检查：脊柱侧弯畸形，前屈时腰部疼痛，后仰、侧弯、旋转等动作不能自如，$L_4$、$L_5$ 棘突旁压痛明显，直腿抬高试验左40°、右15°。

X线片显示：$L_{4\sim5}$ 椎间隙变窄，$L_3$、$L_4$、$L_5$ 骨质增生，腰椎轻度向右侧弯。

诊断：腰椎间盘突出症。

治疗：①先行伤科经穴按摩基础手法，点按各穴，再加点按揉委中（跪而取穴）、殷门、承扶、肾俞、八髎等穴，然后令患者侧卧，点按居髎、环跳、风市、阳陵泉，点按穴位完毕后施行整形手法。②令患者侧卧于床边行左右侧扳法、盘腿后仰法，在腰部施用拨筋法、拿法、揉捏法。经施行伤科经穴按摩基础法及整体手法20次（10次为一疗程），症状消失，脊柱侧弯已矫正。

复查：X线片显示椎间隙变宽，棘突排列整齐。

腰部活动自如，1年后随访腰痛无复发。

## 第六节　葛长海技法总结

【葛长海简介】

葛长海，男，1927 年出生，主任医师。出生于锦州中医骨科世家，为第三代传人，在继承家传医术的基础上又学习了相关的西医学知识，形成了一套独特而完整的中医骨伤科治疗方法。曾被聘为中国中医科学院骨伤科研究所客座教授、新加坡同济医药研究院客座教授、香港法住学会客座教授。兼任中国传统医学手法研究会副理事长。

【学术思想及贡献】

葛长海在多年的临床实践中，对捏筋拍打疗法有深入的研究。捏筋是捏揉某些特定部位（脉位）的筋腱，使之舒展畅通，从而达到治愈疾病的目的，所以定名为“捏筋”。这里所讲的“筋”是指广义的筋，它包括筋腱经络（肌腱、筋膜、神经、血管等等）。十二经筋是十二经脉之气结、聚、散、络于诸关节的体系。按摩师所捏揉的部位，正是这些经筋之气聚集、转输、散布、维络的枢纽之处。如躯干部的颈、项、背、腰、骶；上肢部的肩、腋、臂、肘、腕；下肢部的髀、臀、股、膝、腘、踝等处的脉位，这些脉位大多都在经筋的交叉汇合处。经筋是联系人体四肢百骸、维系周身皮肉筋骨的一个体系。在正常情况下，这些经筋舒展通畅，经气输布正常，故能令四肢百骸屈伸便利，转动灵活，运用自如，使人体有力量。若一旦遭受损伤，经筋肿胀或挛缩，甚至僵硬或断裂，则经气阻滞凝结，必然会出现疼痛麻木，屈伸不利，甚至偏废、痿不得伸的症状。故古人有“不通则痛，痛则不通”之说。葛老通过各种不同的捏揉手法，使肿胀者肿消瘀散，挛缩者舒解伸展，僵硬者疏松柔软，断裂者重新修复。总之是促使经筋舒展畅通，使经气得以正常输布运行，这就是捏筋疗法治疗软组织损伤取得较好效果的基本原理。

经脉与经筋在人体内的分布，是相互并行、相互为用的。经脉内运行的是“血”，经筋内运行的是“气”，故古人有“血行脉内，气行脉外”之说。同时又有“气行则血行，气滞则血凝”之说。这就说明在经气阻滞的情况下，“血”必然会凝结在经脉之内，造成经脉阻塞不通。应用捏揉手法，不但能促使经筋复通，经气得以正常运行，同时也促使经脉畅通，使“血”流旺盛。经筋经脉畅通，气血运行旺盛，则痛消肿散。

拍打疗法与经络系统的关系：

（1）拍打疗法从表面上看，只是作用在表皮，实际上也会通过皮肉作用于经筋、经脉和络脉。

（2）拍打时，首先作用于经络系统的最表层——十二皮部。十二皮部是十二经脉和十二经筋之气血经过脉络而散布在人体最表层的部位，它以十二经筋为纲纪，是人身机体卫外的屏障。在病理变化时，外邪侵入人体，首先侵犯皮部，再通过经络传导至内脏，如风寒侵袭，首先侵入皮部，再通过经络传导至肺，而令人咳嗽。内脏有病，也可以通过经络反应到皮部上来，如肝胆病所出现的黄疸。

（3）拍打疗法可以促使皮部的气血循行旺盛，同时也使经络的气血循行畅通而传递到内脏，还可使经脉和经筋受到震动和颤抖而使痉挛缓解、阻滞消散、壅塞复通。

所以说拍打疗法也具有疏通经络、调和气血的作用，它能促使整个经络系统畅通无阻地加速运行而达到祛除病邪、防病治病的目的。

## 【技法研究】

### （一）捏筋疗法

#### 1. 捏筋手法

捏筋的手法很多，故有“若尽其所传，不下千余式”之称。现将比较常用的基本手法归纳为 24 种，并编成 24 字诀：

捏揉抠拿，点拨刮划，搓压擦掐，

推扳抖抓，摇摆挤夹，引拔折打。

这 24 种基本手法，在实际临床运用时，又可相互配合而演变出许多种复合手法，其常用者约 100 多种。

#### 2. 捏筋部位

（1）头面颈项部脉位

颅顶脉：在前后发际连线与两耳尖连线的中央交叉点上。

天庭脉：两眉之间向上 5 分处。

人中脉：鼻唇沟的中上段。

地阁脉：下颌中央略下方。

颈间脉：颈椎第四、五棘突之间。

颈后上脉：胸锁乳突肌的上端。

颈后中脉：第五颈椎旁开 1.5 寸。

颈后下脉：第七颈椎旁开2寸。

眉头脉：在眉头眶上切迹处。

眉上脉：在眉弓中央略上方。

太阳脉：在眉梢外侧两横指。

鼻侧脉：在鼻翼两旁。

颧下脉：在颧骨中央内下缘。

下颌脉：在下颌角前上方。

前耳脉：在耳屏略前方。

耳后脉：在耳后完骨前下方。

耳下脉：在耳垂下，下颌后缘中央。

人迎脉：在平于结喉两侧的动脉应手处。

（2）躯干部脉位

前膀肾脉：在缺盆中动脉应手处。

后膀肾脉：第三、四胸椎棘突旁开2寸。

欢跳脉：前胸外上角，腋纹头内1寸。

剑突脉：在胸骨剑突略下方。

乳侧脉：在乳突水平线向外旁开四横指。

肩胛暗脉：肩胛部腋纹头向内四横指。

平心脉：在肩胛内缘中央。

肩胛角脉：在肩胛下角外缘。

脊柱暗脉：在第七、八胸椎棘突之间。

止胃痛四点脉：在第七胸椎两旁找压痛点，并以此点取等距离构成正方形的四个角。

前肾脉：在胁下十一肋端。

后肾脉：在胁下十二肋端。

腰眼脉：第二、三腰椎旁开2寸。

骶侧上脉：在第五腰椎横突外下方。

骶侧下脉：在骶骨第二对骶后孔上。

尾肾脉：在第一、二腰椎棘突之间。

尾中脉：在第四、五腰椎棘突之间。

尾根脉：在尾骨尖略前方。

（3）上肢部脉位

肩井脉：在肩上挑担处。

肩头脉：肩头正中略前方，肩峰略下方。

肩贞脉：在肩后腋纹头上方1寸处。

抬举脉：在锁骨外下方。

血海根脉：在腋窝正中动脉应手处。

血海脉：在上臂内侧中上1/3连接处。

肘中脉：在肘横纹中央动脉应手处。

肘尺三脉：在肱骨内上髁略前方，及其上下各1寸处。

肘桡三脉：在肱骨外上髁略前方，及其上下各1寸处。

内四指脉：掌侧腕横纹上四横指，前臂内侧两骨间。

外四指脉：背侧腕横纹上四横指，前臂外侧两骨间。

腕侧双脉：在尺、桡骨茎突下方各一脉。

虎口脉：第二掌骨中央内侧。

（4）下肢部脉位

止尿脉：在腹股沟上段，髂前上棘下方。

髂侧上脉：在髂骨嵴、股骨大转子连线与髂前、髂后上棘连线的交叉点上。

髂侧下脉：在髂侧上脉与股骨大转子连线中央。

臀侧脉：在股骨大转子与尾骶骨连线的中外 1/3 连接处。

臀下脉：在臀下横纹中央。

股根脉：在腹股沟中段动脉应手处。

股内上脉：在大腿内侧中上 1/3 连接处。

股内中脉：在大腿内侧中下 1/3 连接处。

股内下脉：在大腿内侧股骨内侧髁下端。

股前脉：在大腿前侧中央。

股后脉：在臀横纹与腘横纹连线的中央。

股外上脉：在大腿外侧中央。

股外下脉：在大腿外侧股骨外侧髁上。

髌周八点脉：在髌骨内、外、上、下及内上、内下、外上、外下八个位置上。

腘脉：在腘窝中央动脉应手处。

腘侧双脉：在腘横纹两端。

胫侧双脉：在胫骨内侧髁下缘及腓骨小头前下方。

腓内脉：在胫骨内侧髁下 2 寸许。

风门脉：在腓肠肌肌腹交叉处。

踝前脉：在足背与小腿交界处两筋间。

踝侧双脉：在两踝骨前下缘。

跟腱双脉：在双踝骨后缘与跟腱之间。

脚脉：在第一、二跖骨基底结合部。

（二）拍打疗法

拍打疗法是医生用“拍子”在患者的某些特定部位上进行有节奏的拍打，它作用在十二经筋和十二皮部上，可使各种软组织得到充分的震动，促使经络畅通、肌肉放松、毛细血管扩张、微循环改善、气血运行加速，从而达到治疗疾病的目的。

拍打用具最初选用木槌、振梃、石袋、沙袋或五谷袋等，现在改进为“钢丝拍子”，即用 14# ～18# 钢丝先折成一头大一头小、长而扁圆、长约 35cm 的骨架，用一两多棉花包扎结实，再用绷带包扎缠绕牢固，外表用胶布包扎粘牢，即可使用。

拍打的顺序：进行全身拍打时，一般是先拍打背部正中线，再拍打两旁的夹脊侧线；然后拍打上肢，其后拍打下肢；先拍打前侧面，再拍打后侧面，然后拍打内侧面，最后拍打外侧面。一般从近端拍向远端，双侧患病者，先拍打左侧，再拍打右侧。每个侧面反复拍打 3～5 遍，并在该侧面的重点脉位上要重点拍打 3～5 下。一般只可顺拍，不可逆拍。

## 【传人】

葛凤麟，葛氏推拿传人，从事中医正骨推拿 30 余年。现为北京医师协会会员，中医传统医学手法研究会会员，新加坡同济医药学院客座讲师。

## 【临床经验】

葛长海槌击拍打疗法治愈足跟疼痛临床验案一例：

冯某，男，54 岁。

病史：1979 年 8 月 22 日来诊。右足跟疼痛，逐渐加重已 1 年余，每于晨起下床站立或行走时疼痛加剧，活动后略有好转，不能走远路，若踩在硬物上或被石子、瓦片硌垫足跟时疼痛难忍。

检查：右足跟骨基底结节处略有隆起，压痛明显，可触及一豆粒大囊状结节；X线片显示右足跟骨基底结节处有一粗糙刺状突起。

诊断：右跟骨骨刺、跟骨结节下滑囊炎。

治疗：施槌击拍打疗法。在足跟部压痛点处，用槌子槌击3～5次，要求用力适当、动作准确，以皮下结节状物散开为度；然后轻轻拍打四周，并反复捏揉跟腱及小腿肚，以缓解腓肠肌的痉挛和疼痛。每周治疗1次。治疗3次，疼痛消失，站立、行走、跑跳均自如，原囊状物消失，局部无压痛，无叩击痛，随访2年未复发。

## 第七节　王中衡技法总结

### 【王中衡简介】

王中衡（1929～2002），男，1952年师承卢英华大师，1956年在卢英华的支持和帮助下，组织成立了北京中医按摩研究所，1958年应山西省副省长郑林之邀到山西工作。曾任中华中医药学会推拿分会委员、山西省推拿专业委员会主任委员、山西省中医药研究院气功按摩科主任。

### 【学术思想及贡献】

王中衡老先生在长期临床实践基础上，结合推拿实际，创立了独具特色的推拿手法——通督正脊术（又称通督复位法或脊柱矫正术）。通督正脊术以督脉（脊柱）为中心，以中医学的基本理论为出发点，用整复脊柱关节错动手法，使督脉的气血条达、经络通畅、阴阳调和，进而达到消除病痛的目的。实践证明，该手法是行之有效的一种推拿疗法。在理论上以经络学说及脏腑经络与脊椎具体部位的相关性为基础，通过经络辨证和脏腑辨证，应用通督正脊推拿手法对脊椎错动的关节加以整复。换言之，就是通过扳法、推法、按法等手段，循督脉（脊椎）辨证施治，调理其错动、歪斜的关节，进而鼓动或调和腹内气机（即丹田中的元气），以通其经络、振奋阳气、安内攘外，从而达到恢复脏腑、经络本来机能的目的，最终使人体阴阳平衡、各司其职。

王中衡认为，脊柱歪斜则督脉运行不畅、气血瘀滞不通，必然直接或间接地影响内外、上下、前后、脏腑、五官、四肢和百骸的功能，追本溯源，气血瘀滞是不通的关键，而脊柱关节的错动、歪斜和偏离正常解剖位置是气滞血瘀形成的原因。无论是内科或外科，诊治疾病都应首先触摸脊柱错动、歪斜与否，再予以各种相应手法进行整复，从而通其经络、调其气血、振奋阳气，这就是所谓的治病求本、正本清源的治疗方法。王中衡在治疗小儿麻痹后遗症时发现，整复腰椎关节的错动可以使患儿下肢功能明显改善，并在反复地实践过程中得以验证；进而又发现，通过整复胸椎和颈椎关节的错动，能够使患儿上肢的功能活动得到改善。但在病邪较甚之时，尚需在腹部重点施以点法、按法、揉法等，以调动腹内气机，使腹中之气血通畅，从而使肢体的功能活动得到明显改善。后来，将此法试用于成人，又发现整复腰椎某些关节的错动，不但能医治阳痿、痛经，还能够治疗膝、踝关节的软组织损伤。推而广之，在内科、外科、妇科、儿科等的多种疾病中，通过应用整复脊椎错动的部位和调整腹内气机的手法治疗，均获得了令人满意的疗效。在20世纪90年代中期，王中衡编著出版了《通督按摩法》一书，建立了通督按摩法的理论框架。

王中衡擅长内科杂病的治疗，尤其擅长治疗脾胃病、阳痿、早泄、中风等，在颈椎病、腰椎间盘突出症等病证的推拿治疗方面也有独到的见解。

## 【技法研究】

### （一）通督正脊术推拿法的脊柱分区

通督正脊术推拿法把脊柱划分为9个区：

（1）脑风区定位：为第1、2颈椎。第1颈椎为寰椎，第2颈椎为枢椎，枢椎棘突在枕骨大孔后可触摸到定位点，两侧乳突的内侧缘可触摸到寰椎的横突。

（2）风府区定位：为第3颈椎至第1胸椎。以枢椎的棘突和第7颈椎棘突为参照，自上而下依次为第3至第6颈椎的棘突，第7颈椎之下为第1胸椎的棘突。

（3）肺区定位：为第2、3胸椎。肩胛骨内上角平第3胸椎棘突，向上触摸则为第2胸椎棘突。

（4）心区定位：为第4至第6胸椎。肩胛下角平第7胸椎，心区定位为第7胸椎和第3胸椎之间的棘突。

（5）膈胰区定位：为第7、8胸椎。以第7胸椎棘突为参照。

（6）肝胆区定位：为第9、10胸椎。以第7胸椎棘突为参照。

（7）脾胃区定位：为第11、12胸椎。沿第12肋骨触摸到的棘突为第11胸椎棘突，其下为第12胸椎棘突。

（8）肾区定位：第1至第5腰椎。髂后上棘连线与第4腰椎棘突相平为参照定位。

（9）膀胱水液区定位：腰椎下方的骶椎部分。

### （二）通督正脊术常用推拿手法

通督正脊术推拿手法可分为脊柱整复法和辅助手法两大部分。其中脊柱整复法是核心手法，属于“通法”范畴，有通调督脉气血之义。它可以祛除督脉气血中的病邪壅滞现象，使督脉气血通达，具有准确、轻巧、无痛、安全和有效的特点。脊柱分区不同，整复手法不同，如肾区常用手法有：

（1）腰椎定位摇正法：即腰椎旋转扳法。其关键是使患者在放松时腰部前倾，当旋转到一定幅度，即旋转腰椎的力度传达至医者左拇指抵压棘突的位置时，医者再加速用力，同时另一拇指用力推动偏歪棘突，拇指下多有棘突的跳动感、滑动感或弹响声出现。

（2）腰椎斜扳法：其关键是医者双臂推扳患者躯干至阻力明显的位置之后，停顿片刻，以待其放松，或嘱患者缓慢地深呼气，至将要结束的时候，随即双臂快速推扳，增大腰椎的扭转幅度，从而使错动之关节得以整复，此时多有弹响声出现。

（3）肘部推正法：患者俯卧位，腹下方垫一个枕头。医者站立于一侧，用肘部推动、按压偏歪的棘突。

（4）腰椎后伸推压法：即腰椎后伸扳法。关键在于医者要仔细体会手掌根部的感觉，当感到被动活动腰椎的力度传达至医者抵压的棘突时，随即放下，再徐徐托起，如此 2～3 遍，待患者腰部能够松弛和适应后，再行扳法。

（5）牵引肘推法：多用于难以整复的腰椎棘突偏歪者。患者俯卧于高枕上，枕头宜垫于下腹处。两助手分别固定患者两腋下和两踝，平行牵引腰椎。医者站在患者棘突偏歪一侧的床边，以左手的拇指面抵在偏歪棘突，右手掌根或肘尖辅助抵压，在助手大力牵引腰椎的同时，嘱患者咳嗽，并快速用力向对侧推动棘突。

（6）背抖法：即背法，随着腰臀的摆动，使患者精神和身体的紧张解除后，医者用力振动患者腰部 2～3 次。

（7）辅助手法：即捏脊法、指压穴位法、点压法、调胃法、温肾法等。

（三）脊柱 9 区的主治和正脊手法

（1）脑风区主治：颈椎病、头痛、头晕、面瘫、视物模糊等。操作：抬头摇正法或低头摇正法等。

（2）风府区主治：颈椎病、落枕、鼻炎、咽炎、牙周炎、肩周炎、肩背肌劳损及肩和上肢部位的疼痛等。操作：坐位颈椎推正法、低头摇正法等。

（3）肺区主治：咳嗽、气喘、胸闷、胸憋、气管炎、颈肩痛及上肢的肺经、大肠经走行部位的病证。操作：坐位推正法。

（4）心区主治：心慌、心悸、胸胁胀痛不适、冠心病、失眠、健忘、盗汗、岔气、胁痛以及上肢除肺经与大肠经走行区域外的病证等。操作：掌指推正法、坐位推正法等。

（5）膈胰区主治：呕吐、嗝逆、气喘、咳嗽、潮热、盗汗、糖尿病、背痛等。操作：掌指推正法、腰椎定位摇正法。

（6）肝胆区主治：胁痛、腰背肌劳损、腹痛、腹胀、消化不良、呕吐、腹泻等。操作：掌指推正法、腰椎定位摇正法。

（7）脾胃区主治：胃脘痛、消化系统疾病、小腹痛、脘腹胀痛等。操作：腰椎定位摇正法、斜扳法等。

（8）肾区主治：腰扭伤、腰肌劳损、腰椎间盘突出症、遗尿、遗精、阳痿、痛经、月经不调、便秘、泄泻及下肢的病证等。操作：腰椎定位摇正法、斜扳法等。

（9）膀胱水液区主治：前列腺炎、小便不利、遗尿、遗精、带下、腰肌劳损、月经不调等。操作：腰椎定位摇正法、斜扳法、摇按骨盆法等。

## 【传人】

李建仲，男，主任医师，山西省中医院推拿科主任。他继承和发扬了推拿界老前辈王中衡老先生的推拿按摩手法，形成了自己独特的风格。

## 【临床经验】

王中衡老先生临床经验十分丰富，尤其善于运用推拿手法辨证分型治疗胃脘痛等常见内科病及软组织损伤等疾病，收到显著效果。现介绍其典型病例如下：

杨某，女，45岁，工人，1985年5月初诊。

胃脘痛20余年，近1年痛胀加剧，食后尤甚，不思饮食，小便正常，大便三日1次，但不干，全身浮肿，朝轻暮重，舌淡苔腻微黄，脉细弦，伴有第2腰椎偏右、第3、4腰椎偏左。

证属脾肾虚寒，宣通失司，水湿盈溢，故见腹胀，体重浮肿等症。

治则：健脾利湿，温肾散寒。

施以相应的手法兼发放外气于公孙、内关穴，共20余次而痊愈。

## 第八节　杨清山技法总结

**【杨清山简介】**

杨清山（1914～1986），男，山西榆县人。自幼家贫无钱上学，师从沈阳一位很有名气的按摩大师学习按摩技术，后认真钻研祖国医学，特别是中医导引、按摩等古籍，形成了行之有效且独具特色的按摩手法，为许多患者解除了病痛，赢得了广大患者的信赖。1955～1986年，他为党和国家领导人进行了30余年的医疗保健，疗效卓著。

**【学术思想及贡献】**

杨清山医师及其门人弟子从1959年开始，历经25年的努力，共同完成了《杨清山按摩经验集》，并于1984年12月由山西人民出版社出版，此书集中反映了杨清山学术思想及临床经验，现总结其特点如下：

（1）向心性操作：杨清山按摩手法结合人体解剖结构及生理功能，在具体操作上主要是按照发病区域的不同和人体解剖生理结构特点，由肢体远端向心脏的方向操作。集中表现为：对于四肢疾患及全身保健按摩，均从肢体远端（指端或趾端）开始，进行由远及近、由外及内（手背至手掌，足背外侧至足背内侧）、由病患四周至病变局部的操作步骤。究其机理乃由于按摩肢体远端，可加速静脉血液和淋巴液的回流，增强毛细血管的通透性，使血液流速加快，流量加大，从而给组织以良好的营养供给；又能通过刺激末梢神经，使之传入中枢，从而调整整个机体。

（2）揉压手法为主：杨清山医师以揉、压手法为基本手法，他认为揉法是手法中最重要的一种手法，是以指腹、指掌、手掌或前臂沿着病区或病区周围从浅到深反复揉动的一种方法。揉动时施术部位要紧贴病区，作弧形连续往返移动，用力要达到深部。揉法可分指揉、掌揉和前臂揉 3 种，具有消肿止痛、祛风散热、帮助消化等作用。压法是用指峰、掌后缘和肘关节后面之突起用力向下深压的一种方法，为按摩手法中用力最重的一种，可分为指压、掌压和肘压法 3 种，具有镇静、止痛、舒筋、增强肌肉收缩力、抑制神经兴奋等作用。

（3）根据辨证选用轻、中、重手法：杨清山按摩手法的轻重是依据患者的体质强弱、年龄大小、病程长短等确立。具体地说，以医生手的握力为标准，握力最大为 25kg，故 5kg 为轻、15kg 为中、25kg 为重。以疾病而言，急性病、热性病（实证）和局部扭挫伤以中、重度手法为主（如踝关节扭伤）；久病体衰（虚证）以轻手法和大面积或全身按摩为主。

（4）结合呼吸用气：杨清山按摩手法结合了祖国传统的导引功法，故在具体操作中常结合呼吸用气。杨清山医师常说："按摩时呼吸吐纳用气必须均匀，如手法操作不结合呼吸，则疗效不大。"具体表现为向下、向前按摩时呼气，力量逐渐由浅入深，使气从手掌劳宫穴和指端十宣穴达到病所；手法回收时放松，慢慢吸气。

《杨清山按摩经验集》一书于1987年在日本进行学术交流时引起极大的反响，日本东洋医疗健康中心的医生们对杨清山医师独特的新型中国按摩手法特别感兴趣，并且全本翻译出版。该书完整地总结了杨清山医师的诊疗经验，展现了中国按摩疗法的特色，是祖国医学宝贵遗产的一部分，应当大力继承和发扬。

**【技法研究】**

（1）腰部疾病：急性腰扭伤、腰肌劳损、腰椎间盘突出症、第三腰椎横突综合征等病，检查时可见腰部组织有突起，压痛明显。治疗时，除掌摩外，重点用深部揉压法或前臂揉法，每次治疗15分钟，每日1次。约3～5次后，局部组织可基本恢复正常，随之症状消失。

（2）更年期综合征：此病常出现头痛、失眠，检查可见百会穴明显压痛。手法治疗先用指摩、指压百会穴，后用双手手指揉压局部，时间15～20分钟，每日治疗1次。约7～10次后，头痛和睡眠将明显改善，但巩固治疗还需1疗程（1疗程为15～20次）。

（3）颈部按摩：颈椎病合并有高血压，颈部和肩胛上缘或内侧缘会同时出现压痛点，治疗部位应在颈部和肩部，重点多在痛点周围用指揉、指掌揉法，每次15分钟，每日1次。一般7次左右，压痛点基本消失，血压会不同程度地下降。但如果病程长，则见效慢；病程短，则见效快。

（4）颈椎骨质增生患者，常伴有上肢症状，治疗除在颈椎局部用指揉压外，同时配合上肢手法治疗，效果将比单纯颈部按摩明显。

（5）小儿支气管炎、发烧、咳嗽、厌食、呕吐者，治疗方法为：捏脊，配合指揉捏大椎穴及双侧风门穴，揉捏7～9次，使皮下有轻微瘀血为止。大椎穴可以退热，双侧风门穴可以止咳、利痰，捏脊可以止呕吐、助消化，一般1～3次即可获效。

（6）腰椎间盘突出症

1）检查

治疗前手摸检查脊柱，可有几种情况：

①前突：脊椎椎间隙增大，手摸有凹陷感，约一横指。

②后突：棘突突出于其他棘突。

③侧突：在棘突两侧用食指、中指从胸椎至腰椎从上向下滑摸，有横突向左或向右偏移者。

2）治疗

部位：腰部或患肢或双下肢。

体位：患者俯卧，腹部下垫以棉垫，全身肌肉放松。

3）手法：手法治疗从患肢足趾开始向上经小腿、大腿、臀部至腰部。常用的手法如下：

①指掌摩法。

②指掌揉、前臂揉、掌横揉。

③指压、肘压。

肘压有三种：

A. 肘平压：鹰嘴突和肱骨内外髁三点连一面为肘平压。B. 肘前压：鹰嘴突。C. 肘后压：肱骨内外髁。

④弹法：用拇指根部或掌部操作，适用于脊柱前突者。

⑤撬法：用拇指操作，撬时要有弹性，适用于脊柱侧弯者。

⑥剥法：用拇指剥，比撬法作用深，多用于腰椎骨质增生，有时和撬法同时应用。

⑦拉法：用于腰部叫托拉，用于下肢分为转拉、屈拉；此法可缓解肌肉紧张，使其放松。

以上后四种手法为矫形或整形手法，适用于骨关节病变。

常用手法是指压、弹、撬和剥法等，可根据病情选择应用。如果小腿后侧、足外侧、足底麻木、酸、胀等合并肌肉松弛或萎缩，多用轻手法指掌揉，可以提高肌肉张力和运动神经兴奋性。

病程长者则使用手法多，治疗时间和疗程宜长；病程短则使用手法少，治疗时间和疗程宜短。

4）操作注意事项：先治疗病灶之四周组织，再治疗局部病灶；手法从四肢末梢开始呈向心性方向；治疗结束时可使用掌摩法或拉法放松肌肉。

5）治疗时间：每次 20～25 分钟，隔日治疗 1 次。20

次为1疗程。

## 【传人】

（1）李荣华，山西医学院解剖教研室教授。

（2）张秀瑞，山西医学院第二附属医院副主任医师。

## 【临床经验】

### 1. 治疗腰痛临床验案

患者胡某，女，35岁，干部。1962年11月无明显诱因出现腰背酸痛，并向右下肢放射，向前弯腰症状明显。4个月出现有下肢麻木，逐渐活动受限。查$L_{2\sim5}$棘突右侧有压痛，以$L_{4、5}$椎旁右侧压痛最明显。站立时右膝屈曲，右足跟不能着地。下肢直腿抬高试验：左90°，右30°。X光片示：腰椎生理前曲消失，$L_{4\sim5}$椎间隙变窄。诊断：腰椎间盘突出症。治疗：按摩治疗，中度手法，以指掌揉法从中趾开始至腰背部为治疗区，隔日1次，每次30分钟，配合俯位屈拉法。共治疗9次，患者疼痛减轻，活动能力好转。从第10次治疗开始，加重指揉和掌揉力量，改为双下肢交替治疗，共治疗20余次，症状基本消失。

### 2. 治疗肩周炎临床验案

曹某，男，57岁，干部。1974年11月突感右肩关节疼痛，活动受限。查体：患臂前屈60°，后伸15°，内收10°，外展10°，上举受限，肩前压痛（++），冈下窝压痛（+++）。诊断：肩关节周围炎。1975年3月3日第1次治疗时用轻手法，治疗后症状变化不明显。后改用中度手法，以揉法为主，适当配合转法。共治疗7次，压痛减轻，肩部活动度增大。第8次至第17次，仍用中度手法，加大揉法力量和转法幅度，又加指压法，指压时配合医生深呼气，放松时配合医生吸气。共治疗17次，患肩痛点全部消失，功能基本恢复正常。

## 第九节 李墨林技法总结

### 【李墨林简介】

李墨林，男，河北高邑人。自幼学习祖传正骨按摩术，后又受业于少林支派，随师学习8年之久，功底深厚。早年服务于乡里，备受称颂。1949年后，迁至石家庄市，继续行医，历任石家庄市交通局医务室医师，石家庄市第三医院按摩科主任、副院长，中华全国中医学会常务理事，河北省按摩学会名誉理事长。

### 【学术思想及贡献】

李墨林老先生在治疗各种骨伤科疾病（如颈椎病、腰椎间盘突出症、软组织损伤等）方面，具有独到之处，形成“李氏正骨按摩”学术流派。李氏的正骨按摩手法，是按照经络穴位以“指针、弹拨、牵引、正骨”为主，辅以其他手法。其按摩技术，经穴与手法相结合，稳准娴熟，刚柔并济；其所治患者，皆奏效显著；不少抬来就医的患者，一经按摩，即能步行离去。一些外国朋友，慕名前来就诊，皆受其惠，目睹其高超技艺，无不连连赞许，并广为宣传。李墨林老先生为人忠厚，待人诚恳，不但技术超群，而且医德高尚，勤勤恳恳，曾给周恩来和柬埔寨西哈努克亲王会诊，在日本、美国等地亦甚享其名，还多次在石家庄、天津、阳泉等地开办按摩学习班，传授按摩经验，并常年随身带徒弟 4～5 名，积极培养按摩人才，行医 60 余年，门生近千名。李墨林老先生还进行了大量临床研究工作，如总结按摩疗法适应证、探讨按摩治疗机理、制定疾病的疗效标准、改进按摩手法等。著有《李墨林按摩疗法》一书。

**【技法研究】**

李氏按摩手法以中医经络学说为基础，根据病情、发病部位选用不同的手法。其手法可归纳为三种：即准备手法、治疗手法、结束手法。又根据全身的部位分别制定了头部、背腰部、上肢与下肢的准备手法，按不同的部位选用不同的治疗手法。中医认为“肢体损于外，则气血伤于内”，根据软组织损伤的病理变化，治法上宜疏通经络、调和气血治其本，活血散瘀、剥离粘连治其标。李墨林老先生的准备手法以点按穴位为主，点按穴位可镇静止痛、行气活血，使患处紧张的肌肉放松，是施用治疗手法的前提，是治疗手法成功与否的关键。

准备手法分为上肢准备手法和下肢准备手法，取穴原则为循经取穴、周围取穴和局部取穴相结合，以取手足阳明、太阳、少阳经穴为主。上肢准备手法，按压的穴位为：合谷、阳溪、曲池、小海、天鼎、缺盆、中府、肩井、极泉、附分、魄户、膏肓、神堂、谚谑、天宗等穴。下肢的准备手法，按压的穴位为：太溪、解溪、足三里、风市、冲门，并且提拉股四头肌联合腱。治疗手法则根据患病的部位和病情的需要分别使用牵、摇、弹拨、拔伸、抖、揉、理等手法。施法要求是“辨证施治，操作精细，动静结合，刚柔相济，伤有轻重，法有所宜，轻重缓急，量病而力，稳、准、巧、快，中病为宜”。李氏认为治疗手法必须结合患者具体情况，用力不能过分，但也不能不足，手法所施恰到好处，达到治疗效果为宜，切忌治旧病增新伤之弊。

【传人】

（1）封丽华，河北省石家庄市第三医院针灸科医师。

（2）贾进辉，河北省鹿泉市中医院内科医师。

【临床经验】

（一）肩周炎的治疗

以右侧为患侧进行分解讲述：

（1）准备手法。按摩经络，以通瘀痹之气。术者依次点按患侧合谷、阳溪、阳谷、曲池、小海等穴，以右手拇指点按中府穴，其余四指点按肩井穴部位，力度由轻到重，每穴点按 1 分钟。

（2）点按患侧天鼎、缺盆穴。术者将患者头向患侧偏斜 45°，使患侧颈部肌肉放松，以左手拇指点按在天鼎穴，余四指搭在肩部，将中指点按在肩井穴，点按力量由轻渐重，柔中有刚，持续约 1 分钟，然后放松。再点按缺盆穴，点按时，患者会感觉患侧肩臂外侧、肩背部及胸锁乳突肌等部位有沉、胀、酸、麻、木等感觉。

（3）点按肩背部穴位。术者将患肢背屈至最大限度，用左手握住患肢适当向后向上牵拉，右手四指自然搭在患者肩背部，拇指分别顺次点按附分、魄户、膏肓、神堂等背俞穴及肩井穴，每穴1分钟。

（4）打开肩关节。术者右手将患肢向上向外平举至最大限度，左前臂插入患者腋下，抵住患者腋部适当向上用力，动作要缓慢，同时内旋前臂至手心向上。

（5）点按极泉穴。在上一步操作的基础上，仍提住上肢不放松，在外展高举位，改由左手握住患腕，术者由患者身后绕至其右斜前方，将前臂外旋至手心向上，右手搭在患肩前部，拇指点住极泉穴，同时左手握住患肢腕部，使患肢在外展状态下，由高向下落至与身体成30°，逐渐用力点按1分钟，患肢手掌会逐渐变苍白色，点毕放松，患肢手掌充血，呈紫红色，患肢有热流穿过。

（6）最大限度活动肩关节。术者站在患者背后，右手托住患肢肘部或抓住腕部，以肩关节为中心做摇法，最大限度活动肩关节。同时左手拇指及其余四指分别拿捏肩关节周围的肌肉、韧带，操作时间视情况可长可短。接上式，以单手或双手握住患肢腕部，向侧斜上方沿轴线向不同方向做牵拉、放松的交替动作，接着再做屈曲状的抖动、拉伸动作，以患者能耐受为度，进一步牵拉、分解肩关节周围粘连的软组织。

（7）被动牵拉粘连部位。术者站立患者侧后方，用左手抓住患肢手腕，将患肢背屈，右手抵住其上臂，向左肩胛方向牵拉患肢；再将患肢经过胸前拉向左肩至最大限度；最后将患手从左侧搭于颈部至最大限度，同时术者将其肘稍向上抬。以上手法均能最大限度牵拉粘连部位，以患者能耐受为度。

（8）弹拨肱二头肌肌腱长、短头及冈上肌肌腱。将患肢外展，术者左前臂插入患者腋下，右手先将患者的前臂抵于术者躯干部以打开上肢，再以右手拇指弹拨患肢肱二头肌肌腱长、短头及冈上肌肌腱，以患者能耐受为度。

（9）放松手法弹拨结束后，术者双手掌搭在患肩，以掌揉法放松肩部，接着揉搓上臂，结束治疗。

注：以上除（6）、（7）外，术者均站于患者对面。

现介绍典型案例如下：

韩某，女，52 岁，河北省平山县农民，于 1988 年 4 月 8 日就诊。

主诉：半年前与人打闹时被对方猛击右肩一拳后，右肩关节疼痛并逐渐加重，经在当地多方治疗不见好转。近来疼痛严重，整夜不能入睡，梳头洗脸均困难，经人介绍来我院就诊。

查体：右肩关节活动严重受限，上举不能平肩，后背不能过髋，动则剧痛不能忍受。

诊断：肩关节周围炎（外伤性）。

治疗：用上肢准备手法加摇、拔伸、弹拨、揉、理等手法治疗，每日 2 次，共治疗半月，右肩关节活动自如，疼痛解除，经随访至今未复发。

### （二）头痛的治疗

治疗方法：通过短时间指法按摩作用于皮肤，温经通络、活血止痛，将紧张或痉挛组织松解，从而达到治疗目的。

（1）主要穴位：合谷、阳溪、阳谷、曲池、缺盆、印堂、头维、阳白、睛明、太阳、风池、风府、百会、大椎等穴。

（2）操作步骤：①患者取坐位。医者首先采用准备手法，用拇指点穴法按压患者合谷、阳溪、阳谷、曲池、缺盆穴等，目的是使患者放松，起到镇静、止痛的作用。②治疗手法：嘱患者轻轻闭目，医者用拇指推按患者头部印堂穴，再由此穴分别推至头维穴数次，按压阳白穴，然后由睛明穴沿眉弓向两侧眉梢处推至太阳穴，揉太阳穴数次，再由太阳穴向耳后高骨及风池穴推压数次。然后医者在患者背面，用拇指顶压风池穴，以患者头部发胀为宜。然后用两手拇指同时对压大椎穴 0.5 分钟，再按压肩井穴，最后按压风府穴并徐徐上按至百会穴，反复数次。③结束手法：医者一手的五指放置患者前额部，另一手的五指放置患者枕后部，双手同时向头顶部按压、搓擦数次。每次按摩 15～20 分钟，每日 1 次，10 次为 1 疗程。

现介绍典型案例如下：

何某，女性，36 岁。主诉：头痛 2 天，呈重压绷紧性疼痛，常位于枕部后面或眼眶上部，两侧太阳穴部位跳痛。头痛严重时彻夜难以入眠。初步诊断为紧张性头痛。经药物治疗未能完全解除头痛之苦，经点穴按摩 2 次后持续性头痛减轻，整个头部绷紧性痛感消失。后经连续 2 个疗程治疗，睡眠明显好转，头痛症状完全消失。

## 第十节　臧福科技法总结

### 【臧福科简介】

臧福科，男，1937年3月出生，山东烟台人，主任医师，教授。1963年毕业于北京中医学院医疗系。历任北京中医学院推拿教研室主任、北京东直门医院按摩科主任、全国推拿学会委员兼副秘书长、中医养生康复医疗专业委员会顾问组顾问。

### 【学术思想及贡献】

臧福科师从北京中医学院骨科专家刘寿山教授，深得刘老真传，他不仅继承了刘老关于正骨、治筋的一整套理论、方药和技法，而且在实践中不断研究、探索和改进，丰富和发展了刘氏推拿技法，并创立了“大成推拿”学派。此学派主张从整体观点出发，以中医理论为指导，以古今推拿术为手段，强调手法在临床中，要辨证施法，各得其用，不可拘泥于一法一派之医技，而应博取百家之所长。其意在继承古人之大法，发扬今人之所长，综合各派临床有验之法，称之为大成。

臧福科教授从事医疗、教学和临床科研工作近30年，发表论文数十篇，主编和协编专著多部，著有《伤科按摩学》、《推拿简编》、《百病防治按摩学》、《百病防治推拿学》等。擅长用推拿手法治疗内外科疾病，如糖尿病、胃炎、消化道溃疡、慢性腹泻、盆腔炎、痛经及骨关节病变、坐骨神经痛、颈椎病等。

【技法研究】

振法又称颤法、振颤法，是推拿按摩手法之一。

（一）振法介绍

震动对任何生物都是很强的刺激，震动有高频、中频、低频三种，不同生物对震动的敏感性不同，人仅对低频震动敏感，对高、中频震动没有反应。人工操作的振法，恰恰在低频震动范围内。前人进行振法操作时，主张前臂与手静止性用力而产生震动。此种操作，医生甚感疲劳，故被同道们视为小手法，较少采用。近代臧福科、戴俭国和毕永升，对传统振法进行了改革，共同创立“松振法”；即上肢在完全放松的情况下，通过腕痉挛释放出来的振法。臧福科将松振法运用在腹部，称之为“振腹疗法”。

（1）手法分类：从振源角度来看，振法有三。

肩振法：震动来自胸大肌不自主的抽动，上肢产生水平位的震动。

肘振法：即肘关节快速屈伸运动而产生的震动。

腕振法：当代书籍中多记述为静止性用力产生的震动，我们称之为“用力振法”。臧福科、戴俭国和毕永升即在此基础上共同创立了“松振法”。

以上三个振源产生的震动，通过手指、手掌或掌根传递给患者，即为通常所说的指振法、掌振法、掌根振法。

（2）具体操作：患者仰卧，医者立于患者一侧，以掌心“劳宫穴”对准患者肚脐（神阙穴），中指尖按在任脉的中脘穴，掌根按在关元穴，食指、无名指按在肾经上，拇指、小指按在胃经上。医者上肢充分放松，将前臂自然放置于患者腹部。医者在充分放松的情况下，全掌、掌根、指端变换着力，把腕痉挛释放出来。此种震动，与患者腹部产生共振时为本法的最佳状态。

（3）频率：400～600次/分钟。

（4）练法：①少林易筋韦驮献杵每一势；②太极拳“云手”；③医者在患者腹部做快拍皮球的动作，注意手掌不要离开患者的腹壁。以上3法练习时，均应在精神完全放松的情况下，才能将腕痉挛诱导出来。

（二）振法适应证

（1）乳腺增生（囊性）。

（2）性冷淡（包括女性、男性两方面）。

（3）消化系统疾病，如腹胀、便秘。

（4）肝胆系统疾病，如胆绞痛。

（5）糖尿病（振腹只是一种辅助疗法）。

（6）闭经。

（7）痛经。

（8）更年期综合征。

（9）颈椎病。

（10）腰椎间盘突出症。

（三）振法禁忌证

（1）高血压症患者。

（2）孕妇。

（3）女性行经期间月经量多者。

## 【传人】

王红星，“大成推拿学派”入室弟子，历任国家职业技能鉴定专家委员会保健按摩专业委员会委员、河北省中医药学会推拿专业委员会副主任委员、保定市中医药学会推拿专业委员会主任委员、保定市第一中医院按摩推拿科主任。

## 【临床经验】

臧福科教授治疗头痛临床经验如下：

### （一）辨证分型

1. 外感头痛

（1）风寒头痛：头痛而紧，甚如紧箍，重则痛及颈、肩，或周身酸痛，恶风寒，无汗，流清涕。苔薄白，脉浮紧。

（2）风热头痛：头痛而胀，甚则若裂，伴头晕眼花，额面红赤，口渴欲饮，溲赤。舌红苔薄黄，脉浮数。

（3）暑湿头痛：头痛如裹，沉重昏蒙，伴肢体沉重，脘腹满闷，不思饮食，心烦多汗。苔腻，脉滑。

2. 内伤头痛

（1）肝阳上亢头痛：头痛而眩，左侧为重或右侧偏甚，易怒，夜卧不宁，兼见胁痛，面红口苦。舌红苔薄白，脉弦。

（2）痰浊中阻头痛：头痛昏蒙，脘腹满闷，不思饮食，呕吐痰涎。苔白腻，脉弦滑。

（3）气血虚弱头痛：头痛绵绵，过劳尤甚，伴心悸，体倦无力，食欲不振。舌淡苔薄或舌红少苔，脉细无力。

（4）肾阴不足头痛：头痛而空，眩晕耳鸣，腰膝酸软，夜寐多梦，遗精带下。舌红，脉沉细。

（二）治疗

1. 治疗原则

（1）外感头痛：疏经、通络、止痛。

（2）内伤头痛：理气、活血、止痛。

2. 治疗手法

（1）基本手法

1）双侧颈肩部㨰法，3～6分钟，手法由轻渐重。

2）颈部一指禅推法、拿法，3～6分钟，解除颈部肌肉痉挛。

3）头面部推拿，3～6分钟，手法宜轻柔和缓，不疾不徐，以改善头面部血液循环。

4）头顶毛发区掐法、叩击法，3～6分钟，改善头顶毛发区血液循环，手法轻重以患者能耐受为宜。

（2）辨证配穴

1）风寒头痛：拿双侧肩井，点双侧风池，擦背部督脉。

2）风热头痛：拿双侧肩井，点肺俞、曲池、合谷、膻中，掐十宣，刮大椎。

3）暑湿头痛：背部揉法、摩法，摩腹，点中脘、天枢、足三里。

4）肝阳上亢头痛：推角孙、桥弓，点太冲、外关，分腹阴阳，拿捏腹部。

5）痰浊中阻头痛：摩腹，一指禅推中脘，揉脾俞、胃俞，点足三里。

6）气血虚弱头痛：推按百会、大椎、心俞，一指禅推中脘，点天枢、足三里。

7）肾阴不足头痛：点肾俞，按腰骶督脉。

现介绍典型病例如下：

陈某，女，39岁，1999年8月来诊。

自述前额及眉棱骨处疼痛，颈项酸胀痛，常伴头昏，病程长达3年之久，近来出现精神疲倦，午后症状更甚，常每日发作1次，偶尔隔日发作1次，疼痛持续3～4小时。经CT检查，头部无异常病变。

中医辨证诊断为气血虚弱头痛。

治疗：①双侧颈肩部㨰法，3～6分钟，手法由轻渐重，使紧张的颈肩部肌肉完全放松。②颈部一指禅推法、拿法，3～6分钟，解除颈部肌肉痉挛。③头面部推拿3～6分钟，手法宜轻柔和缓，不疾不徐，目的在改善头面部血液循环。④头顶毛发区掐法、叩击法，3～6分钟，手法轻重以患者能耐受为宜，目的在改善头顶毛发区血液循环。⑤推按百会、大椎、心俞，一指禅推中脘，点天枢、足三里。

经推拿治疗1个疗程后，患者症状明显减轻。经2个疗程治疗后，基本恢复正常，再作1个疗程的巩固治疗后，症状完全消失。随访1年，未见复发。

## 第十一节　李鸿江技法总结

### 【李鸿江简介】

李鸿江，男，1939 年出生，主任医师，北京铁路总医院中医骨伤科主任医师，兼任中国肩周炎学术研讨会理事、中国腰椎间盘突出症学术研讨会副理事长、中国按摩与导引学术研究会秘书长、中国气功武术名家联谊会荣誉会长。

### 【学术思想及贡献】

李鸿江自 20 世纪 50 年代师承北京著名四代祖传中医“金针李”，并一直从事中医临床工作。他从医几十年，治愈各种疑难病证无数，被患者赞誉为“国医神手”；对防治颈椎病、肩周炎、腰椎间盘突出症、寰枢椎半脱位等中老年常见病和多发病颇有研究，并编著出版《中华手法医学（推拿按摩）大全》、《捏筋拍打疗法》、《中医正骨手法》、《捏筋拍打正骨疗法》、《中国推拿妙法荟萃》、《华夏医学论文集》、《现代临床医学研究与实践》和《中西医结合治疗腰椎间盘突出症》等书。1993 年，他应邀去俄罗斯讲学，为俄罗斯人治愈不少疑难病证，被俄罗斯人赞誉为“一双金手”。他曾多次参加全国性和国际性学术会议，并被收入《中国大百科专家人物传记》和《世界名人录》。

## 【技法研究】

### （一）颈椎病的防治导引功法

第一式：攫肩缩颈

左足向左跨出半步，两足平行，与肩同宽，双手叉腰（拇指向后），挺胸收腹，自然而立。目视前方，安心静虑，均匀呼吸，是为中立位。然后，双肩徐徐提起，并向下缩颈，同时徐徐呼气，以意行气下沉至下丹田之气海穴，稍停片刻，再向外徐徐呼气，同时双肩徐徐放下放松，头颈也自然伸出，还原至中立位。如此反复7～9遍。

第二式：头与颈争

接上式中立位，头颈徐徐向上拔伸，两肩徐徐下沉，同时缓缓吸气扩胸，使气充于上丹田之膻中穴，稍停片刻，再徐徐呼气，随之头、肩、胸也还原至中立位。如此反复7～9遍。

第三式：前俯后仰

接上式中立位，徐仰头后伸，同时缓缓吸气在胸。然后徐徐回中立位后再继续向前低头，同时缓缓呼气至尽，并使下颈抵于前胸，再仰头吸气，低头呼气，如此反复7～9遍，抬头至中立位。

第四式：苍龙摇头

接上式中立位，头徐徐歪向左侧，同时慢慢吸气，至左耳贴左肩后，头再慢慢回至中立位，同时缓缓呼气至尽。然后，头再慢慢歪向右侧，同时吸气，至右耳贴右肩后，头再慢慢回至中立位。如此反复7～9遍。

第五式：依栏观莲

接上式中立位，头慢慢转向左下方，同时徐徐吸气，目光注视左下方，势如依栏观莲状。头再慢慢回至中立位，同时缓缓呼气。然后，头再转向右下方，同时吸气，目光注视右下方。头再慢慢回至中立位，同时呼气。如此反复7～9遍。

第六式：犀牛望月

接上式中立位，头慢慢转向左上方，同时缓缓吸气，目视左上方，势如犀牛回首望月之状。再慢慢回至中立位，同时呼气。然后，头慢慢转向右上方，同时吸气，目视右上方。头再回至中立位，同时呼气。如此反复7～9遍。

第七式：抱头屈颈

接上式中立位，双手十指交叉，放于脑后，先吸气，再呼气。随着呼气，抱头屈颈慢慢低头，使下颏贴胸。再随着吸气，将头慢慢抬起至中立位。如此反复7～9遍。

第八式：抗阻仰头

接上式中立位，双手十指仍交叉，放于脑后，慢慢向后仰头，同时吸气扩胸。头部慢慢回至中立位，同时呼气。如此反复7～9遍。

以上八式，动作缓慢进行，不可过急，不可勉强用力，均匀呼吸，随呼吸而动作尤为重要。切忌颈部大幅度迅速旋转活动，以免发生头晕等不良后果。

### （二）按摩手法的辨证施术规律

按摩手法的配伍、手法套路的组合，主要依据辨证。按摩常用的辨证方法，主要有“阴阳八纲辨证”、“脏腑经络辨证”、“皮脉肌筋骨辨证”等。现分别讨论如下：

1. 阴阳八纲辨证施术方法

是依据阴阳八纲（即阴阳、表里、寒热、虚实）的辨证结果，来选用与其性质相对应的按摩手法进行配伍，组合成相应的手法套路，从而达到治愈该证的目的。

（1）阴阳辨证施术方法：依据病证的阴阳偏盛偏衰，选用与其相对应的按摩手法，配合适当的治疗部位或穴位，组合成手法套路来调节阴阳盛衰，以期达到阴阳平衡。如阴盛阳虚者，多选用阳刚性按摩手法，以助其阳而抑其阴；对阳盛阴虚者，则应多选用阴柔性按摩手法，以制其阳而济其阴。《黄帝内经》云：“谨调阴阳，以平为期。”调节阴阳以达到相对的平衡状态，是指导临床辨证治疗的总纲。

（2）表里辨证施术方法：依据其病之在表或在里，选用或升提或抑按，或宣浮或沉降的按摩手法，配合不同的治疗部位或穴位，组合成手法套路来治疗在表或在里的疾病。

（3）寒热辨证施术方法：依据“寒者热之，热者寒之”的治疗原则，对于“寒证”选用能产生温暖发热感的按摩手法，对于“热证”则选用具有镇静、泻火清热作用的按摩手法，分别 配合适当的治疗部位或穴位，组合成手法套路。如“烧山火，透天凉”的按摩手法，即是“寒者热之，热者寒之”治则的实用典范，可用于治疗寒热性质不同的疾病。

（4）虚实辨证施术方法：依据“补虚泻实，补不足，损有余”的治疗原则，选用适当的按摩手法，配合特定的治疗部位或穴位，组合成手法套路，治疗虚实性质不同的病证。对“虚证”多选用一些具有补益作用的按摩手法，对“实证”则多选用具有清热泻火、镇静祛邪作用的按摩手法。

2. 脏腑经络辨证施术方法

是依据病在何脏何腑，通向哪条经络，选用某些与脏腑或经络相关的穴位作为施术部位，并依据病之阴阳寒热虚实，选用与其相适应的按摩手法，组合成手法套路，进行有针对性的施术治疗。要求达到“三应”，即：按摩手法与病机相应；手法套路与施术部位相应；施术力度与脏腑经络相应。肾阳虚者搓命门以温其肾阳，肾阴虚者揉肾俞以养其肾精。按摩手法和施术部位不同，其疗效迥异。当然，脏腑经络配合五行生克制化，也是脏腑经络辨证施术的主要内容，如用培土生金法，用强健脾胃的按摩手法，来治疗肺虚子病。

3. 皮脉肌筋骨辨证施术方法

（1）皮毛：在人体之表，轻度用力即可触及皮毛，故皮毛之病，可用轻度按摩手法来治疗。又因肺主皮毛，故作用于皮毛的按摩手法，也可有宣通肺气、引邪外出的作用，可治疗肺之病证。

（2）血脉：居于皮里肉外，宜用轻、中度用力的按摩手法，心主血脉，故作用于血脉的按摩手法，也有调理心脏功能的作用，可以治疗心之病证。

（3）肌肉：居中，中度用力即可触及肌肉，宜用中度的按摩手法进行治疗。脾主肌肉，故作用于肌肉的按摩手法，也有调理脾脏功能的作用，可治疗脾胃之病证。

（4）筋：指筋膜、筋腱，附于骨肉之间，劲而韧，其居较深，需要重度用力之手法，才能作用于筋。肝主筋，喜条达，故作用于筋的手法，也具有调节肝脏功能的作用，可治疗肝之病证。

（5）骨：骨居最里层，内含骨髓，需特重用力的按摩手法，才可作用于骨髓，如骨之错缝、关节脱位、骨体移位，均需特重用力的手法才可整复。肾主骨生髓，故特重用力的按摩手法，也有调节肾脏功能的作用。

皮脉肌筋骨辨证，在某种意义上，也可属于五行五脏辨证方法，因五行分属五脏，五脏所主五体。根据五行生克关系，可调理五脏之功能。

【临床经验】

李鸿江教授治疗腰椎间盘突出症验案一例：

王某，男，48岁，河北省石家庄市工人。

现病史：1986年在工作中从高处摔下，经抢救性命无忧，但1年多来右下肢酸胀麻痛，近2个月症状加重，走路困难，卧床不起。1987年9月5日来我院治疗。

触诊：腰肌僵硬，腰椎生理曲度消失，$L_5$、$S_1$ 压痛明显，伴有下肢放射性麻痛。

辅助检查：X线片示腰椎向左侧弯曲，$L_{3\sim5}$ 椎间隙变窄，$L_5$ 棘突偏歪，$L_{3\sim5}$ 骨质增生。CT片示 $L_5 \sim S_1$ 椎间盘突出。

查体：直腿抬高试验（+），屈颈试验（+），Babinski征（+）。

诊断：$L_5 \sim S_1$ 椎间盘突出症伴腰椎骨质增生。

经侧扳等手法治疗一疗程后功能恢复，症状消失后出院。后经随访，康复后无复发。

## 第十二节　冯天有技法总结

**【冯天有简介】**

冯天有，男，1941年出生，天津人，主任医师，教授，1966年毕业于第四军医大学。历任空军第一高等技术专科学校校长、空军总医院外科副主任和副院长、中国中医科学院骨伤科研究所副所长、全国中医学会常务理事等职。

**【学术思想及贡献】**

冯天有教授从事中西医结合临床（骨伤科）工作近40年，在中西医结合治疗退变性脊柱疾病、四肢关节和腰臀部软组织损伤等疾病方面造诣颇深，是我国软组织损伤临床研究的创始者之一。自1969年开始，他运用现代医学理论和方法研究中国传统的正骨疗法，阐述了脊柱和软组织损伤性疾病的发生机理及诊治原则，改进了传统的正骨手法。著有《中西医结合治疗软组织损伤》、《中西医结合治疗软组织损伤的临床研究》等书籍。

**【技法研究】**

冯天有教授创立了以“棘突四条线”触诊法为主的脊柱物理诊断法，以及脊柱（定点）旋转复位法。现介绍如下：

（一）双拇指触诊法（“八”字触诊法）

双手四指微屈，拇指轻度背伸外展成“八”字式，用双拇指指腹桡侧在患处与脊柱纵轴方向按序依次左右分拨，检查有无肌肉和韧带剥离、钝厚、挛缩、弹性变差，以及棘突位置、棘间隙大小有无变化等。

（二）单拇指触诊法

用一手拇指指腹桡侧在患处与脊柱纵轴方向垂直按序依次左右分拨，检查有无软组织损伤、解剖位置异常等。

（三）脊柱的触诊检查法

脊柱的触诊检查法主要是确定棘突有无偏歪，以及偏歪棘突的位置和方向，一般通过下述四条线综合判定：

中心轴线：为通过各棘突的连线。

棘突侧线：为通过各棘突侧线的连线。

棘突顶线：即每个棘突上、下角的连线。一般棘突顶线的连线重叠于或平行于中心轴线（在中心轴线的矢状面内）。

棘突尖线：为上一棘突下角尖与下一棘突上角尖的连线。

一般情况下，两棘突侧线均应与中心轴线平行，棘突顶线和尖端应与中心轴线重合（或平行）。当棘突偏歪时，其顶线偏离中心轴线，侧线在此处成角形成一曲线，尖线则呈斜形方向与中心轴线相交。个别棘突形态有先天变异者，是以曲线为主，可与中心轴线相比较。

（1）双拇指触诊脊柱法：通过双拇指划八字连续轨迹，可触知棘突顶线、尖线是否为一条直线；通过触摸棘上韧带和棘间韧带的情况，综合比较四条直线，可判定偏歪棘突及其他病变。

（2）单拇指触诊脊柱法：通过单拇指划八字连续轨迹，可触知棘突顶线、尖线是否为一条直线；当在可疑患处触及棘突侧线，另一手主动使脊柱过伸、过屈、左后旋、右后旋，通过比较四条直线，判定是否有偏歪棘突。

（3）三指（食、中、无名三指）触诊脊柱法：中指在棘突顶上，食、无名二指分别放在棘突旁，沿脊柱滑下，判定生理曲线（存在、消失、反张、成角、后凸、内凹、畸形等）及棘上韧带情况和棘突偏歪等。

### （四）分筋手法

用双拇指或单拇指在患处与肌纤维垂直方向左右弹拨，可起到分离粘连、疏通经络、促进局部血液循环的作用。此法常用于慢性损伤等疾病。

### （五）理筋手法

用双拇指或单拇指将移位的软组织（韧带、肌腱、肌纤维、神经等）扶正，再顺肌纤维方向按压、复位，使软组织复原到原位置，恢复生理功能。此法常用于急性损伤性疾病。

### （六）镇痛手法

在使用分筋、理筋手法使肌肉恢复正常后，再用单拇指（或辅以其他手指）在患处按压10～20秒，可起到解痉、镇痛等作用。

### （七）脊柱旋转复位法

术者一手拇指顶住偏歪的棘突向健侧推，另一手推动患者使脊柱向棘突偏歪侧顺时针或逆时针旋转，两手协同将偏歪的棘突拨正，同时使相邻椎体复原，恢复脊柱的内外平衡。

脊柱旋转复位法要领：

（1）前屈侧弯旋转脊柱，拇指顶贴复位患椎棘突时，所用角度要适宜。

（2）拇指复位时放置的位置可根据脊柱前屈、侧弯、旋转的角度而确定，可放置于棘突上、棘突旁、关节突上。

（3）拇指复位时拨正方向为外方或外上方。

（4）复位时患者主动前屈、侧弯，医者扶持颈部之上为向内后方旋转时的主动力量。

（5）脊柱旋转复位姿势准备好后，拇指复位时要瞬间用力，其余时间均为扶持（不用力）。要求复位手法稳准轻巧，复位时两手协同施力。

（6）脊柱旋转复位向一侧旋转角度过大时，应停止手法，转向另一侧推顶同一棘突的上角或下角；两个椎体变位可以试顶上（或下）位椎体，但不用力，让变位椎体自行归位。

（7）当患椎后仰旋转时，屈曲旋转拨正，使偏歪棘突复位；腰（颈）曲反张时，伸直旋转拨正，使偏歪棘突复位。

**【传人】**

（1）冯伟，男，1970 年生，1993 年毕业于华西医科大学，副主任医师，2000 年完成国家级师承制研究生学习，是冯天有教授的第一位师承制研究生。

（2）冯宇，男，1970 年生，1994 年毕业于第四军医大学，副主任医师。

（3）柳小林，男，1960年生，毕业于第三军医大学，主任医师。

【临床经验】

冯天有教授治疗腰椎间盘突出症的临床经验介绍如下：

（一）治疗

手法复位：复位是位移过程的反过程，要根据受伤机理、临床体征与分型，应用与受伤机理相反方向的力使患椎复位，即左旋型者采用右旋手法进行复位，右旋型患者采用左旋手法进行复位。

1. 坐位复位法

患者体位：端坐于方凳上（无靠背），两脚分开与肩等宽。

医生正坐患者身后，以左旋型棘突向右偏歪为例讲解。首先用双拇指触诊法诊断出偏歪的棘突，然后右手自患者右腋下仰向前，掌部压于颈后，拇指向下，余四指扶持左颈部（患者稍低头），同时嘱患者双脚踏地，臀部正坐不准移动。助手面对患者站立，两腿夹住患者左大腿，双手压住左大腿根部，维持患者正坐姿势。医者左手拇指扣住偏向右侧之棘突，然后右手拉患者颈部使身体前屈60°～70°（或略小），继续向右侧弯（尽量大于45°），在最大侧弯位使患者躯干向后内侧旋转，同时左手拇指顺向向左上顶推棘突（根据棘突间隙不同，拇指可稍向上或向下），医者立即可觉察指下椎体轻微错动，常常伴随“喀啪”一声。

然后，医者双手拇指从上至下将棘上韧带理顺，同时松缓腰肌。最后，医者用拇指从上至下顺次压棘突，检查偏歪棘突是否已拨正，上下棘间隙是否已等宽。

右旋型棘突向左偏歪者，医生持患者肢体和牵引方向与左旋型棘突向右偏歪者相反，其他相同。

2. 俯卧位复位法

急性严重的髓核突出常使患者因异常疼痛而不能卧床，并且站立不安，此时可取俯卧位或趁患者暂时安静之时及时复位。

患者体位：俯卧位，两腿稍分开。

医生双拇指触诊腰部，摸清偏歪的棘突。以下以左旋型棘突向右偏歪者为例讲解。医者站在患者的右侧，左臂从患者右（或左）大腿下面伸进，将右（或左）腿抱起过伸膝、髋，并以患椎为支点旋转大腿。医者右手拇指借大腿摇转牵引之力，将歪向右侧的棘突拨正。棘突向左偏歪，则方向相反。其他治疗同端坐复位法。

现介绍典型病例如下：

吴某，男，47 岁，干部，1975 年 8 月 7 日就诊。

腰部伴右腿痛 5 年。1970 年秋因打乒乓球闪腰，此后一直腰痛，且逐渐加重，累及髋部、大腿、小腿及足部。就诊时步行 50 步即感右下肢麻木，久行知觉消失，有时大小便失禁。5 年内曾先后经过 13 个医疗单位治疗，疑为“椎管狭窄症”、“马尾神经瘤”、“骨质增生”、“腰椎间盘突出症”、“坐骨神经痛”。经过理疗、针灸、按摩等法治疗无显效。于 1975 年 5 月椎管碘油造影确诊为腰椎间盘突出症（中央型），拟手术治疗，术前来就诊。

检查：腰曲变平，活动受限，仰卧挺腹试验（+），直腿抬高试验：右60°、左60°，$L_4$棘突偏右，腰椎棘间隙上窄下宽，棘突旁压痛并向右下肢放射，双侧梨状肌肿胀并有压痛。

诊断：腰椎间盘突出症（中央型）。

治疗：第1次手法复位后，患者当即可自行登上3层楼，弯腰、直腿抬高接近正常。4天后经第2次手法整复，患者能步行1700步，仰卧挺腹试验（-），双直腿抬高85°。第5次手法治疗后，可快步行走10余里，腰部活动不受限，下肢麻木基本消失，小便恢复正常，可做双杠、游泳、投掷篮球、仰卧位拱桥式腰背肌功能锻炼等活动。3个月后恢复工作。

## 第十三节　王福根技法总结

### 【王福根简介】

王福根，男，1942年11月出生，主任医师。1966年毕业于第四军医大学医疗系，历任解放军总医院康复医学科主任、中华医学会疼痛学分会主任委员、中国中医药研究促进会软组织疼痛分会理事长、全军康复医学专业委员会副主任委员。

### 【学术思想及贡献】

人体疼痛性疾病大多是由腰椎管内外软组织损害所致。这两种损害可以单独或混合存在，临床依据病史特点可进行区分，这对临床治疗方法的选择至关重要。

病史特点：

（1）静息痛与运动痛。腰椎管外软组织损害是由于肌痉挛、肌挛缩变性粘连的病理性改变。若人体长期处于某种体位，尤其是静卧状态，势必加重缺血性损害，最终导致病损处软组织无菌性炎症的加剧。这种情况下，躯体只要进行适当的活动或行走，使腰部软组织的血供获得改善，疼痛就可以逐渐缓解。而腰椎管内硬膜囊外和神经根鞘膜外脂肪结缔组织的炎症反应，只有采取制动的卧姿（脊柱无纵向压力）时，才能使炎症得到控制或消退。任何直立状态下的活动只能使神经鞘膜外软组织无菌性炎症加剧。

（2）腹压增高对疼痛的影响。椎管内病变由于脑脊液压力的增高而对神经根或硬脊膜产生直接加压作用，当神经处于激惹状态时，自然会因用力排便、咳嗽、喷嚏等加剧疼痛。此时如果佩戴腰围减轻腰脊柱轴向压力则会抵消部分增高的腹压，从而缓解由此引起的疼痛。椎管外软组织损害所致的疼痛则较少受到腹压变化的影响。

（3）疼痛与时间和姿势有关。晨起腰腿痛明显，甚至凌晨因疼痛而不能平卧，须起身活动后方能缓解，但白天一般性工作或活动时无妨碍。这是腰椎管外软组织损害性疼痛的特点。而腰椎管内病变患者在晨起时腰腿感觉较好，无痛或轻微疼痛，但下床活动后、下午、晚上疼痛最为明显，坐位姿势也使疼痛加重。

（4）下肢疼痛的特点。下肢疼痛（广义的坐骨神经痛）无论是牵涉痛或是放射痛，均可由椎管内椎窦神经所支配的硬脊膜、后纵韧带、黄韧带区域受刺激引起，或神经根受累导致，或椎管外肌肉、韧带损害神经干支引起放射痛及损害区域引起牵涉痛。但对下肢放射痛而言，因椎管收缩，可使椎体静脉丛内静脉压升高，从而增加了受累的硬脊膜与神经根的压力而加剧腰背痛和下肢痛，所以相当多的患者叙述因腰部负重会引起疼痛发作，而且不易自行缓解。椎管外软组织损害虽然也难以持重，但影响程度要小，一般经休息制动后，疼痛可自然消失。

（5）病程演变特点。椎管外组织损害性疼痛可以突然发作，但一般在短期内即可缓解，且间歇期（症状缓解）长，勿需特殊处理。椎管内病变引起的腰腿痛突发次数频繁，间歇期随发作次数增多而逐渐变短，发作期长，一般需2～6周专门治疗方能缓解。

（6）马尾神经损害是椎管内病变的特点。腰椎管狭窄、椎间盘巨大突出或椎管内肿瘤均可导致马尾神经压迫性损害。发病初起为缺血性局限性蛛网膜炎，临床表现为非典型的下肢麻刺感或沉胀痛感，几乎所有患者均出现间歇性跛行。

（7）牵涉性腰背痛。原发性腹腔或盆腔脏器的病变，可表现为腰背部或腰骶部一处或多处浅表疼痛，同时又因存在节段性腰部反射性肌肉痉挛，有的患者表现为深部疼痛。有的牵涉性腰背痛患者，常常被当成原发性腰背痛而误诊误治，应引起警觉。

王福根医师依据上述基本理论，对腰腿痛等疼痛性疾病，进行了大量临床和实验研究工作，并创立“王福根脊柱关节整复手法”，治疗颈、腰椎间盘突出症及慢性软组织损伤。

## 【技法研究】

### （一）推拿手法

此类手法轻巧柔和，应力主要作用在肌肉筋膜或关节周围韧带、肌腱上，适用部位比较浅在，可作为整复手法治疗的准备手法，亦可作为疾病后期的康复治疗手法，临床上可与整复手法交替应用。

（1）指压法：又称点穴法或指针法，即以指代针，对经穴或深部压痛点（含激痛点）进行按压点揉，由轻至重，持续片刻。熟练者可由点到线，沿经络走行点、揉、按、压。此法可用于人体任何部位，尤其对神经分支行经的部位，具有良好的解痉镇痛作用。在治疗疼痛性疾病时，常与其他手法联合应用，亦可单独应用。

（2）弹拨法：又称分筋法或拨筋法，即用拇指或食指循肌肉、肌腱走行往返拨动。此法多用于颈背肩胛部或肢体长条形肌肉或肌腱，如前、中、后斜角肌、肱二头肌长腱与短腱、肩胛提肌等，具有松解组织粘连、减轻肌肉挛缩的作用。此法通常用于治疗慢性软组织性疾病，也可作为脊柱整复手法的先行准备手法。急性损伤或疼痛发作期切忌应用。

（3）提捏法：又称拿法，即以拇指与其余四指对掌呈钳形，形成合力，将人体浅层部位之扁形肌肉，如斜方肌、腹内斜肌、股内收肌等，反复捏拿提起，一紧一松，达到松解肌肉痉挛之目的。此法可用单手或双手操作，作用范围较大，临床上常与指压法或整复手法联合应用。

（4）摇晃法：又称摇法，即用一手握住关节近端，另一手握其关节远端，以关节为轴心做旋转运动。手法的要领是，逐渐加大关节的环转运动范围，速度要稳而慢，连续数十次，使肩、髋、肘、膝、腕、踝关节周围组织获得松解。临床用于软组织粘连，如肩关节周围软组织粘连、股骨头缺血坏死引起的髋关节周围软组织痉挛、舟状骨半脱位、跗骨半脱位等。慢性损伤者应先用中药热敷或熏洗，然后用该手法治疗。

（5）捋顺法：又称理筋法或顺筋法，即在单（双）拇指、四指近端指间关节或腕掌按压的同时，沿着肌肉、肌腱的走行，推捋顺滑，一般从肌肉的起点走向止点，反复数遍。常用于肩胛部、腰背部、臀部及下肢后部等深层的肌肉。

（二）整复手法

此类手法强劲有力，可以产生两种或三种应力，主要用于较深的组织。通过力的作用，使脊柱小关节深层肌肉痉挛得以松解，达到整复脊柱关节及序列的目的。临床应用时要因人、因病和因部位而异，发力稳准而迅速，恰到好处。一般需要助手配合，少有重复施用。

（1）推扳法：又称扳法，用于颈椎或腰椎小关节移位导致深部软组织痉挛的治疗。医者用双手分别按住脊椎两侧，运用大小相等而方向相反的剪切应力或扭转应力，使腰椎或颈椎关节产生松动。传统推扳手法，如侧卧位腰椎推臀扳肩法，作用在腰椎上的剪力由于缺少支点，所以应力不能集中。倘若在病损部位增加一个支点，变为侧卧位腰椎定点推扳法，则会收到事半功倍之效。又如坐位颈椎定点牵扳法、俯卧位腰椎定点牵扳法皆从推扳手法演变而来，借此可在治疗部位产生拉伸、扭转与剪切三种应力，临床上应用广泛，疗效确切。

（2）牵伸法：又称拔法，即在脊椎节段，医者用单手或双手手指按压为支点，助手渐渐用稳力牵引脊柱、肩关节或髋关节，待拉伸应力传到医者手指之时，迅速瞬间发力拔伸，然后松手还原，从而使关节离合复位。此手法是在牵引的基础上变化而来的，用于治疗颈椎、胸椎或腰椎、肩关节或髋关节部位的肌肉及肌腱的痉挛。此种顺势快速的拉伸应力，具有很强的肌肉、肌腱松解作用，临床上用颈椎定点牵伸法、腰椎定点牵压法、肩关节定点牵伸法与髋关节回旋牵伸法等分别治疗颈椎病、腰椎间盘突出症、肩痛、上肢痛、髋痛及下肢痛，疗效十分显著。

（3）回旋法：又称旋法，主要治疗颈椎寰枢关节移位、骶髂关节错位和髋关节周围软组织损害引起的股骨头转位，可显著改善上述关节及周围软组织损伤后的功能障碍。治疗寰枢关节旋转移位，医者以一手从患者后方托起枕部将颈椎伸引，并用拇指按住枢椎之棘突，另一手从患者前方托住下颌。嘱患者头前倾约 15°，然后医者用两手向棘突偏移方向瞬间用力回旋，即可达到整复之目的。又如治疗骶髂关节错位，医者一手向下按压患者骨盆前方之髂前上棘，另一手扶住患侧下肢膝部做屈髋屈膝动作，两手同时向后向下用力按压，使髂骨与坐骨产生反向运动，以整复骶髂关节。

（4）顿拉法：又称顿法，在患者侧卧位姿势下，医者做患侧上肢或下肢由屈曲到伸直的双关节运动，产生沿患者躯干与肢体长轴的瞬间拉伸力，从而使腰方肌及筋膜或臀中、小肌及筋膜获得松解。主要用于腰方肌及腰背筋膜损害、臀肌筋膜损害、下后锯肌损害引起的腰痛或腰臀痛。此手法的成功，必须依靠局部的点受力，医者要用双手拇指按压作为支点，才能做到应力集中而达到整复目的。松解髋关节前方的髂腰肌或内收肌群时，可采用仰卧位髋关节回旋顿拉手法来达到整复目的。

（5）归挤法：又称合法，医者将手掌或双手拇指呈半握拳姿势，瞬间发力归拢，连续数次，使关节整复，以利软组织修复与关节稳定。此法用于脊柱小关节、舟状骨半脱位、距骨半脱位等。

【临床经验】

王福根治疗腰椎间盘突出症验案一例：

刘某，男，45岁，汽车维修厂技师。

主诉：1年前工作时因闪腰而发生腰痛，1周后稍有缓解，但始终有隐痛，遇冷和劳累腰痛明显，近半个月腰臀疼痛加重并发展为右下肢麻木，遂来院诊治。

查体：腰脊柱侧弯，腰部垫枕试验阳性，直腿抬高试验阳性，$L_5$～$S_1$节段皮肤感觉减退。

诊断：腰椎间盘突出症。

治疗：①腰椎牵引。②按摩手法治疗腰臀部及腿部，继而在病变处的腰椎施以整复手法（牵扳手法）。③治疗后以宽腰带支持并制动，卧硬板床休息1周。1周后重复以上治法，共治疗3次，腰痛痊愈。

# 第二章　东北地区推拿名家技法介绍

## 第一节　王选章技法总结

### 【王选章简介】

王选章，男，1937 年出生，教授，主任医师，黑龙江省名中医，硕士研究生导师。历任黑龙江中医学院附属医院南岗门诊部推拿科主任、黑龙江中医学院附属第二医院副院长、黑龙江中医学院针推系副主任、黑龙江中医药学会推拿专业委员会主任委员、中华中医药学会推拿分会委员。20 世纪 90 年代，曾先后出访前苏联、日本、美国，进行学术交流和医疗活动。

### 【学术思想及贡献】

王选章教授认为，中西医的差别是由于对人体的认识角度差异而造成的。中医学认为人是自然界的一部分，人体的生理与病理变化都与自然有密切关联，并符合自然变化的道理，即中国古代思想家老子所说的“道”。而西方医学从微观角度出发，以实验的方法来研究医学，其探索的是人体内在联系与变化方式。从中医的观点看，其研究的是大道之下演化出的路径，也就是“理”的研究，由于

“理”的可验证性，导致其方法更直观，更便于重复，因此更易于被接受，从而研究得更深入。但忽略了“道”的探索，只局限于人体内部的研究则始终不能发现生命健康的真谛，也限制了“理”的发展。

王选章从中医学的角度看待人体、疾病与自然的关系，并以中医理论指导中医推拿实践，提出了具有推拿专业特色的辨证法。

（一）形气辨证法

中医治病“必求其本”，“本”就是阴阳。阴为体，阳为用，阴阳即是形气。王选章教授认为，伤科的病因是“力”，在力的作用下，产生了机械性损伤，因此其治疗方法，如果抛开内科因素，则一为固定，一为活动（包括活血、逐瘀）。因此伤科的阴阳分属无非动静二字。伤科疾病的阴阳，只能是形、气，病因则为力的作用。力的强度或轻或重，轻则伤及气，重则伤及形，凡伤形者必然及气，单伤气者未必及形。形与气，实为一体，形可分皮肤、血脉、肌肉、筋腱、骨骼、脏腑、关窍等。气贯入每个部分，表现出各部的运动功能。因此形是有形状、触而可知、视而可见、有物可查的，而气是看不见、摸不到的。气在形体中运动，需要在感觉中辨其证候。凡痛、痒、麻、木、冷、热、有力、无力、紧张、松弛等都是气变的表现；而肿胀、凹陷、突出、短缩、青紫、瘀血等都是形变的标志。

（二）五部辨证法

皮、脉、肌、筋、骨称为五部，是中医学对人体构造的基本认识。王选章将五部与拿、推、摩、按、动五法逐一对应，并认为这种对应符合金、火、土、木、水的五行对应关系，可以按照五行生克的法则施以手法治疗。

具体临证时，在脏腑、八纲辨证的基础上，结合五部辨证和形气辨证法可以完成对疾病的诊断并制定出推拿方案，不仅能治疗软组织损伤、脱臼、关节病，也可以治疗脏腑病，如真心痛急救、癫痫发作、过敏性痒疹等部分变态反应性疾病。但在临床中，治疗较多的还是颈肩腰腿痛与关节软组织损伤。

【技法研究】

王选章在推拿教学中注重推拿手法基本功训练，其推拿技法融合了上海一指禅学派与北方脏腑点穴法的诸多要点。要求在练功的基础上，充分运用躯体的力量，自然流畅发力。手法应厚重、渗透、有力。

王选章教授认为，手法是推拿医生治疗伤病的主要手段。手法实质是向不同方向施加不同形式、不同力度、不同速度、不同作用点的力量，所以它是以生物力学为基础的治疗方法。各家各派的各种手法无不是用力，但规定手法名称的要素不应是力的大小（力度）、也不是运动速度，更不是作用点。因为力的大小、速度，可用刚、柔两个字代表，它是决定补泻的关键，每种手法都有这个内容。对于作用点，在祖国医学中有腧穴、经络、皮、脉、肌、筋、骨、脏腑等学说，因此也不是手法命名的要点。

王选章教授指出，无论南派北派，手法命名不应仅针对技术动作形式，而是应抓住手法的共性，根据中医理论，将不同形式的手法进行分类。可先根据手法的作用和参照物的位置关系，分为两类：动法、静法，即一阴一阳；在此基础上，再根据手法用力方向进行分类。手法用力方向包括：向上为拿，向下为按，直行为推，环行为摩，沿轴线运动为转动，呈波形运动为振动（后两者合称为动）。手法动静分属阴阳，用力方向合于五行。以力引气，随手法动作调理患者气机；以 5 个方向，调其升降浮沉；做到开达抑遏，理筋正骨，这就是手法作用的根本。

总而言之，手法的共性，是符合阴阳、五行理论的，手法动作形式的共性符合物质运动的 3 种形式（即平动、转动和振动），手法的方向具有上、下、直、环等共性。

王选章教授对手法按阴阳五行分类的构想为其后来五部辨证法和形气辨证法指导推拿治疗打下了基础。

## 【传人】

王先滨，男，1973 年出生，主治医师，医学博士。1992 年考入黑龙江中医学院中医系中医本科专业，毕业后随父王选章出诊学习。1999 年攻读硕士研究生，2006 年攻读黑龙江中医药大学医史文献专业博士，进行中国古代推拿按摩史研究，2009 年毕业，获得中医学博士学位，现工作于黑龙江中医药大学附属第一医院推拿科，从事中医推拿临床工作。

## 【临床经验】

1. 典型案例一

1996 年，美国加利福尼亚州，南加州医师公会蔡逢达针灸诊所中，一老年白人男性突发心脏骤停，当时予心脏按压、人工呼吸。适逢王选章先生在加州讲学，蔡医生请教中医按摩是否有急救措施，王选章先生建议以拇指深度按压弹拨左侧腋窝极泉穴。10 余秒后，该患面色转红，心跳恢复。救护车 5 分钟后到达时患者已恢复自如，嘱其平卧、制动，到医院进一步检查。

王选章教授的治疗理念源于《灵枢·九针十二原第一》："五脏之气已绝于内，而用针者反实其外，是谓重竭。重竭必死，其死也静。治之者辄反其气，取腋与膺。"虽然《黄帝内经》中对治疗方式及针刺部位细节的描述并不清晰，但提示了腋下穴位与重症急救的关联性。王选章教授发现按压弹拨左侧腋下动脉对心绞痛、心脏骤停急救有较好的疗效，其原理还有待进一步研究，可能与主动脉搏出量减少，心脏灌流增加有关。从此病例的治疗看，古代中医进行了大量的临床实践，可以有效地丰富现代医学治疗手段，这些宝贵的民族遗产还有待进一步继承和开发。

2. 典型案例二

1989 年冬，哈尔滨市，患者女性，刘某，21 岁。全身大片红色疹块、起鳞屑 3 月余。诊断为牛皮癣。未予药物治疗，取哑门、至阳、中脘等穴，以点按为主，配合腹部摩法，每日 1 次。治疗 3 个月，皮疹全部消退，随访 5 年未复发。

此间以王选章为课题负责人的课题组申报了"点穴治疗银屑病的临床研究"，此课题开创了黑龙江省变态反应性疾病推拿治疗研究的先河。推拿科医生自此开始运用点穴疗法配合针灸治疗急性荨麻疹、牛皮癣、过敏性痒疹、红斑狼疮等，在临床上取得了较好的疗效。在中医外科中，通过针刺治疗疮疡疖肿古已有之，所取穴位以背部督脉为主，临床疗效颇佳。王选章及其课题组的研究并不是对古代疗法的复制与验证，而是研究疗效标准，通过对银屑病患者脉象的观察发现，这类患者有相似的脉位脉象表现，治疗强度、穴位的选取、治疗手段的变化与脉位脉象的变化有紧密的相关性，而脉象的变化也预示着疾病的转归。王选章对此进行了长期的观察，并总结出一套点穴调脉的方法用以治疗推拿科的常见疾病，往往能取得很好的效果。

## 第二节　顾加乐技法总结

### 【顾加乐简介】

顾加乐，男，1945 年出生，主任医师，教授。历任黑龙江中医药大学附属第一医院推拿科主任、黑龙江中医药大学临床医学院推拿教研室主任、黑龙江中医药学会推拿专业委员会主任委员、中华中医药学会推拿分会委员。曾被德国凯撒斯劳滕生物物理研究所聘为客座教授。主编了全国高等中医药院校成人教育教材《推拿学》和高等医药院校教材《实用中医推拿学》。

### 【学术思想及贡献】

其学术思想的中心是：强调辨病与辨证的重要意义；强调腰痛应辨病辨证；治疗重视经络腧穴，以痛为腧。

### （一）腰痛的辨证

腰痛的病因很多，根据腰痛的病因病机及推拿临床实践，可把腰痛分为以下几型：

1. 痹证腰痛

（1）证候：感受风寒湿邪引起的腰痛，腰部冷痛重着，俯仰屈伸作痛，转侧不利，不能久坐久立，得热则痛减，气候变化则疼痛加剧。

（2）推拿治疗：可考虑在腰背部用提拿手法，令患者微微汗出，使风寒之邪得以散除。手法治疗后可在腰部用火罐治疗，以加强祛风胜湿散寒的作用。

2. 外伤腰痛

（1）证候：由外伤原因引起的腰痛。其外伤可能很重，也可能很轻微，腰肌、筋膜、韧带受损而致气血运行不畅，气滞血瘀，不通则痛。临床可分为闪腰、扭腰、挫腰。表现为腰痛如刺、痛有定处、屈伸不能、转侧不利，行走、呼吸、咳嗽，均引起疼痛加剧。

（2）推拿治疗：以点按病变部位的腧穴和阿是穴为主，辅以放松局部紧张的肌肉，使气血通畅，疼痛消除。

3. 腰肌劳损

（1）证候：由于长期从事过重的体力劳动，或劳动姿势不正确（如经常弯腰工作），或反复的急性扭伤而形成慢性劳损；或腰部结构异常，如水平骶椎、腰椎骶化、腰骶椎隐性裂等因素引起的慢性腰痛。表现为腰骶部长期酸痛，时轻时重，劳累后加剧，休息后减轻，腰背部肌肉紧张，压痛广泛，局部压痛不明显。

（2）推拿治疗：先以按揉法放松腰肌，再用肘压法在腰三横突处、腰骶部及两侧髂嵴部点压 1～2 分钟。

4. 腰椎骨错缝

（1）证候：由于姿势不良或动作不协调引起小关节紊乱，破坏了脊柱力的平衡和运动的协调。表现为腰部后凸和倾斜，站立时髋膝屈曲，不能行走，不能后伸，腰部有叩击痛，可有棘突偏歪或棘突间隙不等宽。

（2）推拿治疗：治以腰椎斜扳法或旋转扳法，使小关节恢复到正常位置。

5. 经络阻滞腰痛

（1）证候：由于劳损、腰椎退变、外伤等原因引起经络阻滞而发生腰痛，特别是足太阳经及足少阳经阻滞更易引起腰腿痛。如《灵枢·经脉篇》云："膀胱足太阳之脉……是动则病……腰似折，髀不可以曲，腘如结，踹如裂……是主筋所生病……腰、尻、腘、踹、脚皆痛，小指不用。"

（2）推拿治疗：手法治疗应放松肌肉，点按腧穴及椎旁痛点，以疏通经络、消除疼痛。

6. 肾虚腰痛

（1）证候：腰为肾之府，乃五脏六腑藏精之所，若先天禀赋不足，或久病体弱，或年老体衰，或强力伤肾，可使肾脏精亏而引起腰痛。表现为腰酸隐痛，喜按喜揉，稍有劳累腰痛即发。偏于阳虚则少腹拘急，面色白，手足不温，舌淡，脉沉细；偏于阴虚，则内热心烦，头晕耳鸣，口干舌燥，舌红少苔，脉弦细。

（2）推拿治疗：点按肾俞、命门、太溪，直擦督脉，横擦腰骶部。酌情服用壮腰健肾丸、六味地黄丸或知柏地黄丸。

## （二）腰痛的分类

腰痛是一种症状，不是一种疾病。引发腰痛的原因很多，分类方法也很多，试将腰痛分为以下几类：

### 1. 内脏性腰痛

内脏性腰痛可由肾脏、盆腔脏器病变引起，或由后腹膜肿瘤引起。内脏性腰痛与脊柱病引起的腰痛的区别是：内脏性腰痛不因腰部活动而加重，也不因休息而减轻。患者一般没有腰部压痛点、活动受限及腰部检查的阳性体征。

### 2. 血管性腰痛

动脉瘤或周围血管疾病可引起腰痛或类似坐骨神经痛的症状。腹部动脉瘤的存在可引起与腰部活动无关的深部腰痛。臀上动脉缺血可引起伴有跛行的臀部痛，走路则疼痛加重，站立则疼痛减轻，疼痛沿坐骨神经的分布区放射到腿，然而疼痛不会因脊柱压力加大（如前屈弯腰）而加重。间歇期与神经根被刺激产生的坐骨神经痛相似，表现为腿痛无力。临床医生应检查双足背动脉的搏动、双足的温度、双足被抬举以后的颜色变化，必要时做下肢肢体血流图、下肢血管彩色超声以排除下肢血管疾病。

### 3. 神经性腰痛

中枢神经系统的损害，如丘脑瘤，可产生烧灼样腰腿痛。任何原因引起的蛛网膜刺激或硬脊膜瘤均可引起腰痛。神经纤维瘤、腰部神经根的囊肿或肿瘤，这些病理损害引起的腰痛与腰椎间盘突出引起的症状难以区别，然而神经性腰痛的患者常要下床走动以减轻疼痛，腰椎间盘突出症的患者常常因腰痛起床困难、行走困难，这是两者的区别。CT 或 MRI 及椎管碘油造影可以明确诊断（MRI 具有更大的诊断意义）。

4. 心理性腰痛

心理暗示造成临床医源性疾病时有发生，然而单纯心理因素诱导产生腰痛的情况是不多见的，但不应该忘记心理疾病的存在。因此，医生必须检查是否存在潜在的病理过程，不能轻易下心理性腰痛的诊断，必要时应作 X 线及其他相关检查以排除器质性病变。

5. 脊柱性腰痛

脊柱性腰痛指由于脊柱及相关结构引起的疼痛，疼痛一般因特定活动加剧，躺卧时缓解。

脊柱性腰痛是由脊柱的骨质部分损伤、骶髂关节变化或腰部软组织损伤引起。

（1）腰部软组织病变：包括腰部的肌肉、韧带、筋膜等组织的急、慢性损伤，如腰背筋膜、腰臀筋膜、棘间韧带、棘上韧带、黄韧带、梨状肌等组织的急、慢性损伤。

（2）椎间盘病变：包括腰椎间盘突出症。

（3）腰部关节炎：包括创伤性关节炎、增生性关节炎、强直性关节炎。

（4）腰椎骨质本身病变：包括骨折、骨结核、骨肿瘤、骨的急慢性感染、老年性骨质疏松、退行性变（骨质增生）等。

## 【技法研究】

顾加乐教授以按摩杠杆治疗腰椎间盘突出症已有 20

年历史，临床取得良好治疗效果。有数以千计的患者接受按摩杠杆的治疗，最小的患者只有 10 岁，最大的患者 86 岁。杠杆虽为铁制，但却柔和如指，受到患者喜爱，被患者称为“神杠”、“魔棍”。按摩杠杆系一 80cm 长铁管或铁棒，其直径为 10.2cm。杠杆前端有一 2.5cm 高（直径为 0.5cm）突起，用绳系于床边，距此端 20cm 的地方有一 10cm 高的立杆，前端有一 2.5cm 直径的圆球。以圆球点压在大肠俞或关元俞，在 80cm 杠杆的另一端用手加力下按，在系绳中间加一弹簧秤测定压力的大小，或在治疗部位加一电子压力感受器。以按摩杠杆点按大肠俞或关元俞，压力方向与体表成 45°角，点按时有疼痛、酸胀、麻木或热感，自腰部向臀部、大腿、小腿后侧、外侧至足大趾或小趾放射，以患者能忍受为度，同时记录弹簧秤或压力感受器的数值，力量由小至大，逐渐加力，应持续 1～3 分钟或更长时间，亦可配合点按环跳、风市、阳陵泉、足三里等穴。对重症患者，患侧椎旁大肠俞或关元俞十分敏感，任何压力都不能忍受，在开始 30 秒按摩杠杆接触穴位时，先不施加压力，然后每 30 秒加 1kg 压力，大约 3～4 分钟后患者疼痛即减轻，压力也渐渐减轻。根据病情，以后每天逐渐增加压力，以按压的小痛，消除患者的大痛。在疾病恢复期，痛麻感减轻，按压时患者只感觉腰及下肢有舒服的感觉，至此疾病即将痊愈。

以上疾病也可用按摩棒（或叫按摩杵）点按，方法同上，同时也要记录所受压力。每日 1 次，10 次为疗程，每周治疗 5 次。一般 1～2 个疗程可治愈。

按压时应注意：选穴要准确，压力要均匀，逐渐用力，绝对不能突然使用暴力。

【临床经验】

顾加乐用推拿治疗许多疾病，尤以推拿杠杆治疗腰腿痛，疗效显著，享誉海内外，被患者誉为“神杠”，多次在电视台及国内学术会上交流。他还擅长用手法治疗其他疾病，如：腰椎间盘突出症、颈椎病、颈椎间盘突出症、肩周炎、落枕、急慢性腰腿痛、类风湿性关节炎、强直性脊柱炎、软组织损伤、头痛、失眠、眩晕、便秘、腹泻、糖尿病、胃脘痛、周围神经损伤、小儿肌性斜颈、半身不遂、面瘫等。

## 第三节　韩明舫技法总结

【韩明舫简介】

韩明舫，男，1952 年出生，教授，硕士研究生导师，历任辽宁中医药大学针灸推拿学院推拿教研室主任、辽宁省推拿学会常务副会长、中华中医药学会推拿专业委员会委员、中国中医药学会推拿学会手足推拿专业委员会委员、辽宁省中医药学会针灸推拿专业委员会主任委员。

【学术思想及贡献】

（一）在临床科研方面的成就

韩明舫教授对颈肩腰腿痛的发病机理及其治疗，从中医学理论体系及形态学、生理学、病理学、生物力学等现代医学角度，进行了较为深入、系统的研究，探讨了血瘀气滞、脉络闭阻与颈肩腰腿痛之间的密切关系。多年来，他总结临床、科研与教学经验，提出了一套诊断和治疗颈肩腰腿痛的独特方法。同时，他还开展了推拿手法治疗腰椎间盘突出症的机理研究和小儿推拿治疗的机理研究等，完成了“拨法治疗中央型腰椎间盘突出症的机理研究”、“推拿手法抗实验性运动疲劳的机理研究”、“电子教案在我校本科教学中的理论与应用研究”、“全身电动显色针灸穴位与解剖的关系标本制作研究”等省级研究课题。

（二）在教学方面的成就

韩明舫教授始终奉守“学高为师，身正为范”的信条，“求实、创新、严谨、扎实”地开展教学工作，认真钻研业务，吸取先进教育、教学方法与经验。在教学中他善于调查研究，了解和掌握学生实际，把握课程重点、难点、疑点，精心设计教学过程和板书，运用直观的多媒体等现代教学方法与手段。教学时既注重知识的传授，又注重能力的培养，通过调查、分析和总结，结合教学时数，进行教学方法的改革，受到老师和学生的好评。他具有较强的教学能力，能独立完成推拿基础与临床等多门学科课程的教学主讲工作，发表了多篇与教学法相关的文章，荣获教育部《推拿手法学》教学课件一等奖；荣获学院教案、讲稿评比一等奖；荣获学院国际教育与对外交流合作“优秀教师”奖；在针灸推拿学院优秀课评比中荣获三等奖。

【技法研究】

（一）治疗婴幼儿腹泻手法

韩明舫教授运用推拿疗法治疗婴幼儿腹泻，以健脾益气、和胃止泻为原则，以推法、拿法和复式操作法治疗，操作步骤如下：

（1）手部：补脾经、胃经，运土入水，补大肠。

（2）前臂：补天河水、三关、六腑。

（3）腹部：摩腹、揉脐。

（4）背部：背部捏脊，揉龟尾并推上七节骨。

患儿取坐位、俯卧位，每次操作时间3～5分钟，每日1次。以上治疗要求操作者手法必须轻巧、柔和、快捷、深透。

在治疗婴幼儿腹泻时，韩明舫教授强调应用特定的推拿手法、特定的穴位，共奏施其外、治其内的功效。认为背部属阳，乃督脉所行，可统全身阳气，又络全身之阴气，推拿背部可疏通全身经脉，调和气血。脊柱穴是小儿推拿的主要穴位，位于脊背的正中线，起于尾骨部，止于第7颈椎。应用捏脊疗法在脊柱穴自下而上操作，具有调阴阳、理气血、和脏腑、培元气、强健身体之功能。推拿治疗脊柱穴，足太阳膀胱经的各腧穴也得到相应的治疗性刺激，可调节全身脏腑功能，共奏施治其外、治疗其内之功。此疗法操作简便，效果快捷，无任何不良反应，用于治疗小儿疾病，免除了针药之苦，小儿易于接受。

（二）治疗肱骨外上髁炎手法

韩明舫教授运用推拿治疗肱骨外上髁炎所选取的部位

是患侧的上肢部，应用推拿手法为捏、拿、按、揉、拨、扳法，具体治疗步骤为：

（1）用捏、拿、按、揉的手法，分别从肩关节和腋下开始，沿上肢内侧或外侧至腕关节，反复治疗以达到舒筋活血、松解粘连作用，使因损伤而致钙化的肌筋逐渐松解，使疼痛等症状逐渐缓解。

（2）用肘部扳法将紧张、痉挛的肌筋组织充分拉长，使其功能恢复至正常。肘部扳法具体操作：患者取坐位，医生用一手掌心托住患侧的肘尖，拇指指腹按住肱骨外上髁，其余四指放置于肱骨内上髁，另一手握住其腕部，屈肘至内角为120°，外旋前臂的同时拔伸肘部，用力抬肘。

操作时双手用力必须协调，动作要求缓和而稳定，尤其抬扳肘部所用的力，尽可能的符合患者的生理与病理要求，切忌使用暴力，防止发生其他损伤或使自身的症状加重。

### （三）治疗腰椎间盘突出症手法

韩明舫教授治疗腰椎间盘突出症，以推拿手法为主，其治疗原则为松解粘连，即放松和松解。具体治疗方法是：用点法、按法、揉法施于背部腰俞、肾俞、八髎、秩边等穴位，以温通经络、活血止痛；继而用点法、按法、推法、拨法施于腰椎患椎的棘突、棘突间、椎间隙旁和坐骨神经大孔处的坐骨神经（即环跳穴），以松解粘连。同时根据腰椎间盘突出症的分型选择不同的扳法，非中央型腰椎间盘突出症用单肢体后伸扳法，中央型腰椎间盘突出症用双肢体后伸扳法。

## 【传人】

李雁林，男，1969年3月出生，硕士研究生，副主任医师，锦州市中心医院康复科主任。毕业于辽宁中医学院骨伤专业，长期致力于颈肩腰腿痛和偏瘫的康复治疗，主要治疗颈椎病、腰椎间盘突出症、肩关节周围炎、腱鞘炎、网球肘、足跟痛等软组织疼痛性疾病，以及脑血管疾病引起的肢体偏瘫、骨科手术后的关节功能障碍等。2006年被评为锦州市首批基础学科和技术学科带头人。兼任辽宁省康复专业技术委员会常委、辽宁省康复医学会委员、辽宁省针灸推拿专业委员会委员、中华医药学会中国推拿复位医学研究会理事。发表论文10余篇。

## 【临床经验】

（1）韩明舫教授临床运用推拿治疗婴幼儿腹泻，具有手法简单、选取穴位少、治疗时间短、临床取效快等特点，备受患儿及家长的欢迎。韩明舫教授认为，婴幼儿腹泻应总体治疗，以健脾益气、温补脾肾为基本法则。实证以祛邪为主，根据不同的证型分别治以清肠化湿、祛风散寒、消食导滞；虚证以扶正为主，治以健脾益气、和胃止泻。并依据小儿的生理病理特点，在确立治疗方法的过程中，始终以“脾常不足”作为治疗的法则。应用的推拿手法主要以推法、拿法和复式操作法为主。

（2）韩明舫教授发现，多数肱骨外上髁炎患者是因长期端坐位及提拉等工作，肱骨外上髁伸肌腱和旋后肌受到反复牵拉刺激，引起周围组织水肿，日久形成退行性变化，其症状因天气变化、劳累过度可加重，得温则痛减。随着疾病的发展，前臂的内旋和外旋的功能受到一定的限制，以至于影响正常工作。推拿手法配合肘部扳法是治愈该病最为有效的方法，肘部扳法尤其起到较为重要的作用，可以对韧带、肌肉产生牵拉作用，而对肘部的骨质不产生任何影响。其治疗机理是舒筋活血、松解粘连。

（3）对于腰椎间盘突出症，韩明舫教授认为，推拿手法治疗该病有一定的适用范围，并非所有类型都可奏效，中央膨出型疗效最佳，对部分突出型疗效次之，而对完全突出型推拿治疗无效，手术治疗疗效最佳。

## 第四节　王之虹技法总结

### 【王之虹简介】

王之虹，男，生于 1954 年 5 月，现任长春中医药大学校长，教授，博士研究生导师。兼任中国针灸学会副会长、中华中医药学会常务理事、中华中医药学会推拿分会副主任委员、中华中医药学会整脊分会副主任委员、吉林省针灸学会会长等职。

### 【学术思想及贡献】

王之虹教授身为中国北方推拿学派的代表人物，其学术思想及贡献颇多，主要体现在以下几个方面：

#### （一）重视继承与发展推拿基础理论

王之虹教授对于推拿治疗理论的认识，既有对传统理论的继承、又有对现代研究的探讨。认为在疾病的诊断上，应传统四诊与现代诊断并重，传统中医学的望、闻、问、切四诊与现代医学的物理检查、实验室检查等手段相结合，才能全面地了解患者的生理、病理状态。

### （二）整理、研究、总结了历代推拿文献

王之虹教授重视对历代推拿文献资料的整理和研究，总结推拿疗法的成就，继承各种推拿学术思想和经验，兼收并蓄，博采众长，以推动和促进推拿事业的不断发展。王之虹教授通过整理、研究古代推拿文献资料，从推拿穴位、推拿手法、推拿治疗、膏摩方、推拿歌赋5个方面进行了分类总结，并用来指导推拿临床、科研和教学工作。对现代文献研究后，整理了1949年至1991年国内正式出版发行的推拿著作188种，其中包括部分的港、澳、台出版物，为推拿理论研究工作者及教学人员提供了可靠的理论依据。

### （三）强调推拿工作应遵循以下三个原则

（1）诊断明确，治病求本。

（2）以痛为腧，点线结合。

（3）全神贯注，手到意到。

## 【技法研究】

王之虹教授在运用推拿手法时，特别注重推拿手法操作技术的规范。他认为推拿手法操作只有按照规定的技术要求和操作规范持续应用，保持动作和力量的连贯性，并维持一定的时间，才能产生良好的治疗效果。他在《中国推拿大成》一书中，系统总结了古今推拿手法，并对推拿

手法的定义、操作、动作要领及注意事项等方面进行了具体的论述，明确了推拿手法的技术规范。

王之虹教授在治疗腰椎间盘突出症时，善于运用拍击疗法，具体操作方法如下：

（1）患者俯卧，全身放松。医者以双掌交替拍法轻拍患者后背部、腰臀、下肢背侧、患肢后外侧，由上至下，反复操作约 4 分钟，以缓解腰背部肌肉痉挛、改善血液循环。

（2）患者俯卧，医者以单掌拍法重拍患者腰背部 4 分钟，以得气为度，达到解痉止痛目的。

（3）患者俯卧，医者以空拳叩击法击打患者背部、腰部、臀部，由上至下，反复操作 4 分钟，以施术部位得气为度。

（4）患者俯卧，医者以空拳竖击法击打患者腰背部俞穴，尤其是阿是穴 4 分钟，患者出现酸、胀、重、热等得气感为度，出现下肢经络感传者为佳。

（5）患者俯卧，医者以掌根捶击环跳 2 分钟，以掌侧击殷门、委中、承山 1 分钟；侧击患肢外侧，反复操作 3 分钟，均以得气为度。

（6）患者俯卧，医者以双掌轻拍其腰背部、臀部、患肢约 2 分钟后，结束治疗。

（7）辨证加减：血瘀型击打膈俞、三阴交穴；肾虚型击打肾俞、太溪穴。

本法治疗腰椎间盘突出症的优点在于：手法的作用力深透，产生的刺激可达病变部位，局部产生明显的得气效应。如果得气及时则效果明显，可缩短疗程，提高临床疗效。

## 【传人】

刘明军，男，1964年8月出生，教授，医学博士。现任长春中医药大学针灸推拿学院副院长，兼任中华中医药学会推拿分会委员、中华中医药学会整脊分会委员。

## 【临床经验】

### 1. 治疗腰椎间盘突出症经验

王之虹教授认为，该病以补肾壮腰为基本治疗大法，亦可与宣通气血、疏通经络、散寒除湿等治法结合使用。以空拳叩击法、竖击法击打背部及腰背膀胱经、督脉，尤其是腰背部腧穴，如肾俞、腰阳关、阿是穴，使之产生得气感，可补益肝肾，疏通经络。持久运用该法，可使患者腰背部、下肢乃至全身产生温热感，甚则微有汗出，原有腰背部、下肢发凉、麻木感即获缓解。因此，该法尤其适用于肾阳虚及风寒湿痹等疾患，有激发身体之阳气、行气活血、散寒除湿之功。

临床实践表明，拍击疗法一方面有显著改善微循环的作用，可增强机体对有害物质的清除和对营养物质的吸收，提高人体的免疫能力，增强免疫细胞吞噬炎性介质的功能。另一方面，拍击法有振动性，当拍击人体所产生的振动波传到椎间盘时，突出的髓核及周围的组织（包括受刺激的神经根）都会产生振动，从而改善突出物和周围组织间的位置关系而达治病目的。

### 2. 治疗坐骨神经痛经验

坐骨神经痛主要以下肢放射性疼痛为主要表现，但临床容易误诊，如：某患者左下肢疼痛半年余，在当地几家医院都诊为“坐骨神经痛”，经中西医治疗不见好转。通过王之虹教授仔细询问病史，得知该患者曾大量服用过激素类药物，查体时发现有左髋关节功能受限的体征，遂拍骨盆平片，确诊为“左股骨头无菌性坏死Ⅱ期”。因此，临床上一定要注意仔细鉴别。

此外，王之虹教授强调对坐骨神经痛还要鉴别是根性痛还是干性痛，注意梨状肌有无病变。推拿治疗坐骨神经痛，一般来说具有较好的疗效。但部分推拿治疗效果不佳者，究其原因，一可能是操作者手法运用不当，二可能是没有摸清病源，未能从根本上着手。治病求本这个大法，千万不能忽视。

3. 治疗肩痛经验

治疗肩痛时，王之虹教授重视查找肩部的压痛点和粘连的筋肉组织，并选用一些经外奇穴进行治疗。软组织损伤的压痛点一般在肌肉的起止点附近，是肌腱和肌腹的交界处。但同是一种疾病，压痛点不一定相同，例如肩关节周围炎的压痛点可在肩后、肩前、肩上、肩外。在弹拨粘连的筋肉组织时，可让患者配合意念想象粘连组织正在逐渐被剥离开，并根据患者对手法刺激的耐受程度施加力量。在运用较重手法之前，应事先告知患者，以避免误会；同时观察患者的面部表情，防止意外的发生。此外，王之虹教授认为肩痛除重视肩部病变外，还要特别注意颈肩综合征，因为有的患者表现以肩痛为主，但病本在颈部，若不能从本而治则影响疗效。

# 第三章　华东地区推拿名家技法介绍

## 第一节　王松山技法总结

**【王松山简介】**

王松山（1873～1962），男，江苏邗江西门人，从医71年。1891年拜丁凤山为师，1956年进入上海市第十一人民医院工作，并受聘于上海中医学院附属推拿门诊部和推拿学校。曾任上海中医专科学校推拿教师、上海神州国医学会常务理事、上海中医师协会会员、上海市中医学会推拿分会常务理事。

**【学术思想及贡献】**

王松山老前辈较系统地继承了一指禅推拿学派，并在实践中不断创新，创用了抹、拘两种手法治疗头部疾患。其手法已臻刚柔并济、炉火纯青的境界，主张临诊辨虚实而施法，提出“因人而治，因病而治”的法则。理论上，重视健脾和胃，调和气血；治疗上，强调手法刚柔相兼，柔和深透。擅长治疗头痛、头晕、失眠、高血压病、肠胃病、半身不遂、咳喘病、月经不调、乳蛾及小儿急、慢惊风等疾病。对肝胃气痛的诊治，主张先疏肝理气，后补脾和中，抑木培土，标本兼治。治小儿惊风，依据《千金方》关于委中主治“脊强反折，瘈疭”，以及《圣惠方》关于承山主治“腰膝重，起坐难，筋挛急，不可屈伸”的记载，进行循经取穴，达到凉血泻热、舒筋活络的目的。

为促进推拿医学事业的继承与发展，王松山于1920年与钱福卿共同创建“推拿研究会”，每月举行一次学术探讨，持续数年。1958年执教上海推拿学校时，献出了丁凤山所传《一指定禅》抄本。王松山除自身勤学苦练、提高技艺外，还培养了众多门生，在推拿学校任教中，每尽心竭力、倾其所长而传于诸生，尤其重视手法之示教及临床实习之指导，提出“学一指禅推拿，起初要与师合，往后要与师离；与师合，方能尽得其传；与师离，则能兼收各家之长”，以此思想指导、培养出一批杰出的推拿人才。

**【技法研究】**

王松山老前辈身材魁梧，练就右手单指一指禅推法。其右手大拇指指纹面大而圆，右大拇指指间关节浑厚有劲而软柔，犹如一个“肉汤圆”在穴位上滚动，更有的病员形容王松山老前辈的一指禅推法像吸铁石吸附在穴位上透发热量的感觉。其一指禅推法的特点是以右手单握式，以大拇指罗纹面着力于穴位，以120次/分钟的频率摆动，中锋着劲，柔和、稳健、沉着，循序渐进，以柔克刚，刚柔相济，突出了稳、圆、柔、透，具有“螺心劲”之称，使劲含而不露。他手腕端平，动荡均匀，轻而不浮，重而不滞，冬天在棉衣上推，用重力并不板滞，夏天在单衣上推，用轻力亦不飘浮。他在临床中运用的手法，以推、拿、揉、缠、摩五种为主，抹、拘、摇、抖四种为辅，其中又以“推法”为最主要。

王松山老前辈认为，推拿手法的要领在于施术时要掌握“沉肩、垂肘、腕端平，指吸定而掌空虚”的原则，其实质就是要求练习手法时，要把肩、肘、腕、指等部位都放松，不可有一处僵硬，以达到柔和的状态；同时也强调施术时医者应以运用腕关节为主，带动指关节，同时将肩、肘等关节置于被动地位，促使腕、指关节的协调。倘若施术者着力于自己的肩、肘部而使用“蛮力”施术，就必然不能柔和，疗效亦不好，而且施术者自身也容易疲乏。练习手法时还要注意全身姿势以及如何应用轻重、疾徐，分清重点与一般等。推拿时医者的身形应该左足向前呈斜“丁八式”，当身体向前推时，要前腿实而后腿虚；身体向后时，要前腿虚而后腿实；不前不后时，则要两腿微弯。全身应该保持“含胸、拔背、哈腰、收臀、少腹蓄”，使气沉丹田。强调推时应行如直线，不偏不倚，先学直线推，后学横推，推时应身随手走，眼随手转。对于轻重缓急问题，他认为治疗时应“推筋络、走穴道”。推筋络应该重三聚五、三推一回，也就是应该以主要穴位为重点，次要穴位只要过而不留即可。动作应轻重有节，疾徐有序，做到慢而不懈、快而不乱。

王松山老前辈在继承丁凤山先生传授的“一指禅推拿”手法（包括推、拿、揉、缠、按、摩、搓、捻、摇、抖、滚、拂 12 种）基础上，在实践中创用了抹、拘 2 种手法治疗头部疾患。其抹法是用双手大拇指于病者印堂处分经坎宫抹向太阳，以减轻并消除头胀、头痛；其拘法是用双手食指拘到耳后风池，点风府，再顺势以大拇指抹向大椎，在大椎穴处按揉片刻，此法能使上升之肝阳随之下行，以治疗肝阳上亢之头胀、头晕、头痛等。

【传人】

王松山老前辈共收14名弟子，分别是王子余、王少松、王亦松、王百川、王纪松、王春山、王家齐、毛若周、叶椒舟、刘景山、池芝汕、李祖道、赵元鼎、葛荣海。他们的一指禅推法，均为右手单手操作、着力于大拇指罗纹面。

（1）王子余，男，扬州西门人，学成后在扬州一带行医。整理推拿专著《一指定禅》抄本。

（2）王少松（1905～1949），男，扬州西门人，17岁在其父亲王松山指导下学习推拿，曾加入上海神州医学会和上海中医协会。

（3）王亦松，男，扬州西门人。在其父亲王松山指导下学习推拿，业成开诊。20世纪60年代起，为上海黄浦区推拿门诊部推拿医师。

（4）王百川（1901～1977），男，扬州西门人，深得王松山老前辈嫡传，为上海神州医学会和上海中医协会会员，还是上海推拿学校创始人之一，并任教师。后又为上海中医院附属推拿门诊部推拿医师，首创“推托法”、“插法”、“振颤法”等手法，用以治疗胃下垂等症。

（5）王春山，男，扬州西门人。业成后在汉口开诊，在当地颇有影响。1945年病逝于重庆，终年约60岁。

（6）王家齐（1927～1997），男，扬州西门人，为王少松之子，承祖业，从事推拿临床工作。

（7）毛若周，男，上海市人，主要以中药和推拿两种手段治病，于20世纪60年代初病故。

（8）刘景山，男，扬州人，曾参加推拿研究会、上海神州医学会，后为上海黄浦区推拿门诊部推拿医师。

王纪松、叶椒舟、池芝汕、李祖道、赵元鼎、葛荣海等人也各有其不凡医技，不一一介绍。

【临床经验】

王松山老前辈在临床上特别重视望诊与切诊。在望诊方面，对肝病患者，常查患者指甲的硬度、脆度、厚薄以及色泽的枯萎和润泽等变化；对于脾病患者必细察口唇的形色；对于惊风的患儿必望其眼神；对于卒中的患者，必察其汗、尿等。在切诊方面，重视切人迎脉以断胃气盛衰；对于腹痛患者重视切脐之右侧以辨病在胃或在肠；对半身不遂者，常“拿”缺盆部位以断预后。

王松山老前辈擅长治疗头痛、头晕、失眠、高血压病、肠胃病、半身不遂、咳喘病、月经不调、乳蛾及小儿急、慢惊风等疾病。举例如下：

（1）肝胃气痛：以疏肝理气、健脾和胃为大法。常用推、拿、揉、搓、摩等法，以推、揉、摩三种手法为主。取穴方面，常取胸腹部任脉的中脘、气海、关元、神阙；足阳明经的天枢、足三里；足太阴经的大横；足太阳经的肝俞、膈俞、脾俞、胃俞。若痛甚者，多推背部俞穴以止痛，前腹部少推或不推；若嗳气不畅，多推背部肝俞、膈俞及胸部膻中，以宣通气分；若大便不通，多推天枢；小便不通，多推少腹两边，最后拿肩井、曲池、手三里，以作辅助。

（2）头痛：王松山老前辈认为："无风不头痛，无热不成风；浅而近者为头痛，深而远者为头风"。治疗以舒筋散风为主，一般先推印堂、丝竹空、悬厘、太阳等穴，后推风池、风府，再推督脉的百会、肩井，拿风池、按风府及大椎，最后推膀胱经的膏肓穴。他主张虚证多"抹"少"推"，实证多"推"少"抹"。推治虚证时，患者要闭目以避免眩晕，在抹时患者要睁目以免引起头胀。肝阳头痛治疗先推后拿，风寒头痛则先拿后推，即先拿风池、风府，后推印堂、太阳，然后再由印堂推到百会，名曰开天门，起到祛风散寒的作用。

（3）小儿惊风：对于神志昏迷不醒的高热小儿，可拿合谷、风池、风府，使之苏醒，直至哭声和喊叫声响亮，方认为惊止、窍开；对痰食引起的惊厥，常用揉摩法揉两胁以顺其气，摩中脘以消痰食；对于慢惊风患儿的治疗，主张补中气、健脾胃，采取揉中脘、推背俞之法；对于角弓反张患儿的治疗，认为必须着重于先推背部，拿风池、肩井，然后再推督脉及膀胱经。

## 第二节 王子平技法总结

### 【王子平简介】

王子平（1881～1973），男，河北沧州人，出生于武术之乡，不仅是一位全能的武术家，而且是一位医学伤科专家。曾任全国武术协会副主席、全国摔跤学会委员、上海中医学会理事、上海伤科学会副主任。

### 【学术思想及贡献】

王子平老前辈一生学术贡献较多，其主要学术思想体现在以下几个方面：

（一）提倡活血与理气并重

气血运行于全身，周流不息，外泽皮毛，内充脏腑。外力所伤，气机受阻，血流凝滞，百病丛生。因此，疏理气机、活血化瘀乃治伤之大法。《正体类要》序曰："肢体损于外，则气血伤于内，营卫有所不贯，脏腑由之不和，岂可纯任手法，而不求脉理，审其虚实，以施补泻哉。"王子平老前辈认为，治疗伤疾，内、外两法缺一不可。所以在治疗局部伤疾时，总是兼顾其他各部，采用外治局部、内调全身之法。

（二）治伤时强调动静结合、推拿与正骨并用

王子平老前辈对于骨折、伤筋、脱位等症的治疗，十分强调合适的夹缚固定和练功活动。认为治疗损伤的全过程必须贯彻动静结合的原则，早期以静为主，中期动静并

重，后期以动为主；尽可能最大限度地恢复肢体的功能和促进机体的康复。

推拿按摩与正骨手法相结合是王子平老前辈治伤的突出特点。他继承和保持了我国古代传统的正骨八法，并将手法分为治骨与理筋手法。在治伤时，可以适当减少既往成套手法，依患者的实际病情，适当选择推拿按摩和理筋手法以缓解患处疼痛，通过正骨而纠正错位。他将手法分为3个阶段，即前期准备阶段，多用轻度按摩、深度按摩、揉擦、击打等手法；第二阶段用矫正手法；第三阶段用手法整理收功。

### （三）预防为主、防治结合

王子平老前辈主张手法治疗与练功相结合，平时积极锻炼，使全身气血流通，筋骨强健。根据自身实践经验，创编了“祛病延年二十势”功法。在临证中，施行手法和处方后，根据不同的证情，选择适宜的功法推荐给患者，因为练功不但可以治病，而且可以强身，预防疾病的复发。例如，对颈椎病患者，常选用“前伸探海”、“回头望月”、“双手举鼎”等；肩关节周围炎者，常选用“双手托天”、“左右开弓”、“转轮辘轳”等；腰部疾患者，选用“风摆荷叶”、“转腰推碑”、“掌插华山”等。经大量的实践证明，这种方法是行之有效的。

### （四）强调伤科的内治法和外治法

王子平老前辈把伤科内治法总括成三期十法，三期指初、中、后期，十法指攻下逐瘀、行气消瘀、清热凉血、和营止痛、接骨续筋、舒筋活络、补气养血、补养脾胃、补益肝肾、温经通络。王子平老前辈对外用药亦颇有研究，常用的验方有消瘀止痛膏（生木瓜、生栀子、地鳖虫、乳香、没药各 30 克，蒲公英 60 克，生大黄 150 克，研细末，饴糖调成糊状，敷患处）、舒筋活络膏、接骨续筋膏、坚骨壮筋膏、舒筋活络药水及上下肢损伤洗方等。

【技法研究】

王子平老前辈研究了《仙授理伤续断秘方》的“揣摸、捻捺、拔伸、捺正”和《医宗金鉴·正骨心法要旨》的“摸、接、端、提、按、摩、推、拿”手法，提出把手法分为诊断手法和治疗手法二种，现介绍如下：

（一）诊断手法

（1）揣摸捻捺法：是一种十分巧妙的触摸诊查方法，要求医者忖度、思考、估量，手与脑并用。通过摸法要摸清压痛的部位、程度、性质，局部的畸形情况、异常活动、弹性固定以及皮肤凉热等。

（2）挤压法：用手挤压患处上下、左右、前后，根据力的传导来确定骨骼是否有折断，如用手掌按胸骨及相应背骨发生挤压痛者，提示有肋骨骨折；用两手挤压两髂骨翼引起疼痛者，提示有骨盆骨折。在骨折后期，使用此方法还可以辨别骨折是否愈合。

（3）叩击法：是利用对肢体远端的纵向叩击所产生的冲击力来检查有无骨折的方法。

（4）旋转法：用手握伤肢下端，作轻轻的旋转动作，以观察伤处有无疼痛反应或活动限制、有无声响等。

（5）屈伸法：用手握住伤部邻近的关节作屈伸动作，根据屈伸度数作为测量关节活动功能的依据。旋转法与屈伸法常与患者健侧的旋转与屈伸活动进行对比。

（二）治疗手法（正骨手法和理筋手法）

王子平老前辈把推拿按摩与正骨相结合，在吸取古人经验基础上，总结、加工、整理出一套比较完备的“新正骨八法”，即拔伸牵引、旋转屈伸、端提挤按、摇摆叩击、挤提分骨、触顶合骨、折顶回旋、推拿按摩，用于骨折、脱位等的复位治疗，从而使骨折者达到断者复续、短者复长、陷者复起、突者复平、偏歪者复正、粉碎者复整、翻转者复归、错位者复位的目的。对伤筋患者则采用按摩、擦法、捋法、击打法、点穴法、拿捏法、屈伸法、旋转法、背伸法、按压法、抖搓法等，以达到舒筋通络、消肿止痛之目的。在施行手法时，以“稳”、“准”、“快”为特点，使患者不知其苦即达到治疗目的。治疗软组织疾病时，强调“理顺经络、舒筋活血”，治疗以能协助恢复肢体功能的屈伸旋转手法为主。因为肌肉受伤后会出现疼痛和功能障碍，二者互为因果，在治疗时强调屈伸关节、旋转摇晃，以减轻功能障碍和疼痛。

（三）重视经穴，注重点、面、线三者结合

在操作部位上，王子平老前辈十分重视选择经穴，并注重点、面、线结合运用。“点”指压痛点，“面”就是邻近的上下左右，“线”指经络路线及肌肉走形。取穴时，根据“以痛为腧”的原则，选用阿是穴；同时还要邻近取穴和循环取穴相结合，正确地选取相应的经穴。注意压痛点和受累部位邻近的肌群，在找准压痛点和经穴后，对其进行点穴按摩。此外还要注意结合理筋，运动肢体，照顾到面；并根据经络循行路线进行远端取穴，施以推法，促进损伤的快速修复。

（四）在施行手法时，注意力量的运用

王子平老前辈尤其反对在施行手法时使用各种不恰当的暴力，对于非急性外伤所致慢性病证，主张施用手法时循序渐进，由浅入深，由小到大，由轻到重，把患者耐受力的大小作为施力标准。推拿次数应由少到多，推拿力量应由小到大，严密注意患者的耐受程度。对手法要求心灵手巧，达到“机触于外，巧生于内，手随心转，法从手出”的境界。在松解软组织粘连和纠正骨折错位时，主张使用巧功和寸劲，禁忌用拙力和暴力，强调以柔克刚，刚柔相济，用力要“似棉裹铁”，使力渗透到深层。

【传人】

（1）王菊荣，系王子平之女。吴小蓉、吴小高、吴小平，系王子平之外孙女。她们深得王子平伤科的真谛，王菊蓉为上海体育学院教授，吴小蓉在上海师范大学任教，吴小高在美国创办了“王子平武术学校”。

（2）吴诚德，生于1930年，上海中医学院伤科教研室主任、教授，兼龙华医院骨伤科主任、主任医师。曾任中华全国中医学会骨伤科分会教育部部长、上海市中医学会理事兼中医骨伤科学会副主任委员。吴诚德教授曾担任全国高等中医院校《伤科学》第一版、第二版教材主编、第五版教材《中医伤科学》副主编、《中医骨伤科基础》主编，著有《练功与养生》一书，整理编写《祛病延年二十势》、《王子平武术伤科荟萃》等。

【临床经验】

王子平老前辈临床重视运用伤科手法，其伤科手法在临床上应用范围很广，如骨折、脱臼的正骨复位，以及伤筋、内伤等症的治疗，均需运用手法。《医宗金鉴·正骨心法要旨》有“手法者，诚正骨之首务哉”的提法。骨折伴有移位，虽可运用药物来进行治疗，但配合手法治疗则能提高疗效，迅速减轻或解除患者的痛苦。王子平老前辈对肩部手法，重点以“摇”达到“松”，因为不松则痛，痛则不松，通过手法，达到局部组织筋脉松通之效。对腰部伤筋者，则重视拔伸和捺正法，采用背法和托法为主，通过背法摇晃后可以调整椎间和大小关节之间的紊乱，从而获得良好的效果。对胸腰椎压缩性骨折的患者，在治疗过程中，十分注意动静结合，主张进行“旱鸭赴水”、“鹊桥飞架”等功法锻炼，从而使很多患者及时康复。

## 第三节　钱福卿技法总结

【钱福卿简介】

钱福卿（1884～1967），男，江苏省扬州市人。为丁凤山第二位入室弟子。曾任上海市第六人民医院推拿科医师，于1958年被国家专家局任命为中医三级专家，受聘于上海中医学院附属推拿门诊部。曾兼任上海神州国医学会常务理事、上海市高血压病研究所顾问、上海中医推拿学会常务理事等职。1966年“文革”中，受到迫害，所著《一指禅推拿治疗宗法》毁于一旦。

## 【学术思想及贡献】

钱福卿先生将少年时练就的银枪探刺功融汇于手法之中，如上、下肢抖法，头部、颈项部的揉法，腹部的颤法等操作。并创立“弹法”施于枕部、颈部、腹部、胸部等，还擅长缠、㨰、抄等法的临床运用。临床操作过程中，以右手拳式一指禅推法君臣为主，左手弹揉法佐使为辅。

1920年钱福卿与王松山共创推拿研究会，1956年参与创办上海卫校干部进修推拿训练班。

## 【技法研究】

钱福卿先生常随其老师丁凤山出诊于江浙两省，而有“小先生”之称。精通“推、拿、按、摩、摇、揉、㨰、点、缠、搓、捻、抹、抖、抄、弹、颤、分、合”18种手法，最擅长的手法是“弹、缠、㨰、抄”。

### （一）缠法

#### 1. 操作方法

以大拇指指峰着力于穴位，操作时大拇指指间关节伸屈幅度小，并与拳眼较近，摆动频率快，紧推慢移，又称“小步子”推法，摆动频率较快，可达225次/分。意念集中于大拇指，在特定穴位或部位上作缠绵不绝的操作，操作时心意贯注，且意念起主导作用，以意引气，以气发力，快速迅捷，一波未尽，一波又起，劲力峻达，缠绕连绵不断，故称其为“缠法”。该手法承袭其老师丁凤山的真谛，左右双手同时操作。以右手拳式一指禅缠法君臣为主，左手以弹揉法佐使为辅。施力时由轻而重、由浅入深，然后再由重而轻、由深而浅。

2. 具体术式要领

（1）起动式：要求术者取端坐位或直立位，坐势时要含胸拔背，双足放平踏稳，并左右分开与肩同宽，站势时取丁字步。施术时上肢要做到“沉肩、垂肘、悬腕、掌虚、指实”。沉肩要做到肩关节向前外方伸出约15°～30°，使腋窝能容纳一拳；垂肘要使肘关节屈曲90°～120°，肘尖指向下方，且肘略低于腕，前臂在旋前位掌面朝下放平；悬腕要使腕关节屈曲向下悬垂，桡骨下端与第一掌骨在腕关节处成90°～110°夹角，腕部的桡侧要稍高于尺侧，肘尖略低于腕部；掌虚要食、中、无名、小指四指并拢微屈，绝对放松；指实要以拇指中峰着力，稳实地支撑在治疗部位上，使拇指的纵轴与治疗部位垂直。

（2）运动式：要求术者以拇指中峰着力，食、中、无名、小指四指并拢微屈，绝对放松，以不下垂为度。拇指从起始位先向外摆动至15°左右的外摆位，再迅速逆转向内摆动，经过起始位再向内摆动至10°左右的内摆位，如此往复高速摆动，频率要达到220～250次/分。从外摆到内摆，整个摆幅在30°左右，摆幅小，拇指仅在起始位两侧10°～15°之间摆动，拇指指间关节只有从微屈到伸直之间的运动而决无过伸动作。

3. 临床应用

主要用于颜面部、头部、颈部及胸胁部疾病的治疗，对于疮疖脓肿等外科疾病，运用此法治疗也可起到消散托腑的作用。

（二）㨰法

㨰法是一指禅手法中常用的传统推拿手法之一，其特点是压力大、接触面广，适用于肩背、腰骶、四肢等肌肉丰厚部位。钱福卿先生指出："㨰法的操作摆动快速，形如圆球状，施术在特定的部位，缓慢移动。"手法要求腕部悬屈，掌握空拳，以食、中、无名、小指四指的第一指间关节为着力点，腕部作往返均匀的摆动（摆动如圆球形），随着腕部的摆动，四指的第一指间关节在施术部位上作缓慢地移动，压力均匀，动作灵活，速度每分钟达到160次左右。此法适用于头痛、偏瘫、关节炎、腰痛等症，可起到镇痛、舒筋活血、通络解痉、滑利关节的作用。

（三）抄法

抄法是钱福卿先生在临床中发展的一个独特手法，对胃肠功能紊乱、小儿消化不良、妇科炎症等疾病有较好的疗效。操作时要求患者取仰卧式，医生双手的食、中、无名、小指四指自然微屈，四指指峰为着力点，双手同时操作于患者背部两侧足太阳膀胱经第一线，自胃俞过三焦俞、肾俞、气海俞至大肠俞，手法自上而下，由轻到重，由慢而快，往返揉动。然后，医生双手大拇指指峰同时相对按拿于肾俞。该法具有消食理气、舒筋通络的作用。

（四）弹法

钱福卿先生首创弹法施于枕部、颈部、腹部、胸部等，为一指禅推拿中弹筋拨络柔和的手法。操作要领为：医生以食、中、无名、小指四指指峰为着力点，四指的第二指间关节作前后快速的弹动，施术于有关部位上，连续使劲，透达机体。

## 【传人】

（1）钱志坚（1912～1985），男，钱福卿长子。曾任上海黄浦区中医推拿门诊部医师。1985 年获上海市卫生局颁发的“从事中医工作 50 年奖”。

（2）胡玉衡（1913～1979），男，江苏省如皋县人，是钱福卿门人中之佼佼者。学成后，在武汉开业。钱福卿与胡玉衡同为第一期全国高等中医院校推拿医师进修班讲课教师。王纪松赞扬胡玉衡的手法是钱福卿先生的再版。

（3）韩樵（1907～2004），男，北京市人，由钱砚堂荐入门下，学成开业。任上海静安区北京路地段医院推拿科医师，新疆中医院推拿科副主任医师。其妻王群（1924～2006），北京人，北京女子师大毕业，师从钱福卿，学成后任新疆中医院推拿科副主任医师。

钱福卿的学生还有：俞大方、曹仁发、钱裕麟、钱纯卿、钱小平、钱雪庚、杨影、张炳元等。

## 【临床经验】

钱福卿先生擅长运用缠、摖、抄、弹等法治疗内科的高血压、头痛、头晕、胃脘痛、劳倦内伤，妇科的痛经、月经不调，以及小儿疳积、消化不良、腹泻及外科痈疽疔疮等。

1. 眩晕、头痛、失眠等症的治疗

患者取坐位，治疗手法以缠法为主。医生以大拇指偏峰为着力点、四指呈散状来操作，施于印堂、神庭、太阳、阳白、睛明、攒竹、瞳子髎、承泣等穴位。也可令患者闭目在其眼眶部操作，可起到清脑、醒目、安神、镇静等作用。

2. 咳喘、乳蛾、瘰疬、小儿斜颈等症的治疗

患者取坐位，治疗手法以缠法为主。医生以大拇指指峰为着力点、四指呈散状来操作，施于扶突、人迎、气舍、天容、天窗等穴，可起到催吐、平喘止咳、润喉、消肿散结、解痉的作用。

3. 喘咳多痰、心胸痞满等症的治疗

治疗手法以缠法和弹法为主。患者取坐位，医生以大拇指指峰为着力点、掌握空拳操作，施于锁骨下缘、胸廓上端（第一肋骨至第七肋骨），沿肋骨间隙自胸骨切迹向左右两侧方向进行。运用于天突穴时，医生以大拇指指峰为着力点、四指呈散状操作，在该穴四周、上下、左右由浅入深地操作。弹法主要施于云门、中府、天突等穴。通过以上治疗可达到宽胸理气、化痰止咳、平喘之效。

## 第四节　李德修技法总结

### 【李德修简介】

李德修（1893～1972），又名慎之，男，山东威海市北竹岛村人。1955 年青岛市中医院建院，他担任该院儿科负责人，并被确定为山东省中医学术继承抢救专家之一。他是小儿推拿三字经学派的奠基者、李氏小儿推拿学

派的创始人。

## 【学术思想及贡献】

李德修老先生继承了徐谦光推拿学派（俗称“三字经”学派）之精华并有所发展，青岛市卫生局及青岛市中医院多次组织人员，先后整理其临床经验，编写了《小儿推拿讲义》、《李德修小儿推拿技法》等书。其手法较其他学派简单，常用穴仅三十有余，临证取穴少，一般不超过5个，还强调用“独穴”治病。所谓“独穴”，就是在一定的情况下，只取一个穴位，多推久推即得效的穴位。特别是对急性胃肠病，更主张用独穴治疗。诊病注重望诊，以望小儿印堂部的色泽为主。

李德修老先生不仅全面继承了徐氏的学术思想和推拿手法，并且结合个人经验，发展了三字经推拿流派，扩大了临床应用范围，其学术思想主要包括以下几方面：

（1）望诊。李德修老先生认为，印堂有红筋为心肺有热；山根色青为肺经有痰；印堂皮黄为脾胃之病等。他还通过观测小儿活动姿态推测病情，如小儿时时用手搓揉头目，为头痛头晕之征；患胆道蛔虫的小儿，痛时面青，手抱胸胁，仰而摇身；肠梗阻患者，痛时身作翻绞状；食积腹痛发作，时有痛时汗出。总之，在望神色形态外，注意观测各方面的情况，有利于完善诊断。

（2）取穴。取穴精简，主张不分男女，一律只在左手取穴，三关为热，六腑为凉。实践证明此法疗效可靠，更便于记忆掌握。他还注重“独穴”治病，如急性腹痛患儿，独取外劳宫穴，推1小时左右，即可取效。

（3）运用。运用独穴时，将24个独穴代替24个方剂，如清小肠为导赤散、补脾土为六君子汤等。在辨证论治中注重虚实辨证、阴阳辨证、五行辨证、五脏辨证。利用五脏功能与生克关系，灵活运用诸穴，扩大了治疗范围，提高了临床疗效。

总之，李德修老先生推拿手法在徐氏的基础上有了很大的发挥，特别是治疗获效的病种比徐氏多一倍，使三字经流派推拿技术更简化、治疗范围更广、疗效更好。在临床有取穴少、疗效高、操作简便、易于掌握的特点，其学术思想集中反映在《李德修小儿推拿技法》一书中。

**【技法研究】**

李德修老先生的推拿手法简单易学，临床常用的归纳起来有推、拿、揉、捣、分合、运六种手法。

（1）推法：医者在患者穴位上用拇指外侧面，或食指、中指、无名指的掌面，按着穴位的皮肤，以固定的幅度向前、向后或来回往复推移，也就是有规律、轻重均匀地连续直线摩擦。一般情况下，离心的方向为清，向心的方向为补，来回往复为清补。也有例外，如推天河水一穴，其方向是向心的，但属于清法。推法的频率要求快，而力量的轻重，要根据患者的年龄大小与体质强弱而定，原则是不使皮肤发红为度。

（2）揉法：医者以手指按在患者穴位上操作，不离其处而旋转揉动。一般是用拇指或中、食两指的掌面揉之，左揉主升，右揉主降，其作用多偏于补，也含有清补的作用。推法用于线状的穴位，揉法则用于点状的穴位，二者是最常用的手法。

（3）拿法：以拇、食两指或并用中指，夹住穴位，同时用力捏拿。多用于列缺穴，是一种强烈刺激的手法，用于发汗、醒神、激活神经、抑制癫狂等。

（4）捣法：医者屈中指或无名指，以其手背一面近掌之第一指节处，在穴位处均匀地捣打。向离心的方向为下捣，向向心的方向为上捣，向身体左侧的方向为左捣，向身体右侧的方向为右捣，可起到矫正筋脉拘急或偏胜的作用。如患急喘、实火、惊悸，也可直捣，有镇降的效果。

（5）分合法：医者两手拇指的外侧同时从穴位处向两旁分推为分，用于分阴阳疗法；同时从穴位两边向穴位处合推为合，用于合阴阳疗法。前者分寒热平气血，后者能使阴阳相交、气血和谐，总的作用是和解。

（6）运法：医者用拇指侧面或食指、中指、无名指指端、掌面（单用或两指并用，治大人亦可三指并用），循穴位向一定方向转圈回环摩动，或作半圈推动，叫做运法。整圈如运八卦，能开气、血、食、痰、火之郁结；半圈如运水入土、运土入水，能调整水火或土的偏胜，总的作用是化郁和调整。

李德修老先生辨证主张祛邪为先，取穴少而多用清法。他认为小儿虽然“稚阴稚阳”、抵抗力不足，但是“纯阳之体”生机旺盛，易趋康复。因小儿患病多为实证或虚中夹实之证，纯虚者较为少见，所以他论治小儿，实证用清，虚中带实亦用清。李德修老先生又依据五行生克原理进行选穴配伍，鉴于小儿具有“脾常不足”、“肺脏娇嫩”、“肝常有余”等生理病理特点，他根据木能克土、

“木火刑金”之理，临床取穴常常首选平肝穴，用平肝配清肺，主治呼吸道疾病；用平肝配清胃，主治消化道疾病，多能收到预期的效果。

【传人】

赵鉴秋，女，出生于1939年，主任医师，山东省莱西市人。曾任青岛市中医院儿科主任、中国中医药学会儿科学会理事、山东中医药学会儿科委员会委员、中国传统医学手法研究会山东分会理事等职。1992年被评为青岛市卫生局首批专业技术优秀人才。

【临床经验】

李德修老先生认为，推拿术在儿科临床运用中并不是机械的，必须根据中医理论，辨证求因，审因论治，依治立方取穴。现介绍其典型案例如下：

（1）王某，男，1岁半。6日前发热，咳嗽，上午轻，下午重，面潮红，鼻唇干燥，烦躁不安，手足逆冷，腹背热重，睡眠不佳，时惊惕，并有轻度腹泻。查体：体温40.9℃，脉浮数。证属外感风热。

治疗：平肝、清肺、推天河水、退六腑，重推各穴3000次，每日1次，共3次病愈。

（2）管某，男，1岁半。腹泻20余日，每日4～5次，时缓时剧，大便色白，并夹有不消化食物，腹胀腹痛，食欲差，消瘦，精神萎靡，喜睡，近两日咳嗽，脉缓，舌少津。证属脾虚积滞。

治疗：平肝、清肺、清脾胃、揉外劳宫，每穴各推

2500 次。

一诊后病情好转，思食。仍以原法推之。二诊后大便日 3 次，已无不消化食物，食欲转佳，精神渐振。三诊以原法巩固疗效。

（3）某患儿，女，1 岁半。腹泻两天，每日大便 7～8 次，稀水样，呈绿黄色，夹不消化的食物，大便时腹痛，腹胀，肠鸣，并呕吐一次，曾赴某医院小儿科检查，诊断为急性消化不良症，服药无效，遂来就诊。

查体：营养一般，发育正常，体温 37.4℃，咽部无充血，腹软，肝脾未触及，肠鸣音亢进，无脱水症状。

治疗：平肝、清肺、推天河水、运八卦。推拿后次日，大便 3 次，稍稀，腹已不痛，能吃稀饭，推拿共 2 次后，其母来告，大便已正常，精神、饮食良好。

（4）某患儿，女，1 岁。8 天前发热，食欲不振，有出疹现象，乃住青岛医院，住院治疗一周麻疹未出，病情转剧，患儿家属要求出院，出院后即来治疗。

体检：体温 39.5℃，脉浮数，面部及全身皮肤均呈黑紫色，两目闭合，鼻翼扇动，呼吸短促，昏迷不醒，四肢不动。

诊断：麻疹内陷，并发肺炎。

治疗：平肝，清胃，推天河水，退六腑，每穴推 5000 次，2 小时之后全身出现红色麻疹，病情显著好转。至夜 12 点病情又恶化，次日早晨按原法再推（每穴次数增至 6000 次），中午又按原法推拿，并用芫荽汁及麻油，调荞麦面，遍身搓之，麻疹渐出透。下午体温降至 38.5℃，呼吸均匀，两目睁开，皮肤紫绀减退。第 3 日，仍按原法推之，至第4日诸症消失，体温正常，1周后完全恢复。

## 第五节　王纪松技法总结

### 【王纪松简介】

王纪松（1902～1990），男，原名王荣宽，江苏省邗江县西门人。16岁学习推拿，22岁独立开诊。自1955年始，先后任上海市公费医疗第五门诊部、上海中医院附属推拿门诊部及岳阳医院推拿医师。1978年起任岳阳医院推拿科顾问。1985年获上海市卫生局颁发的“从事中医工作50年”奖。

### 【学术思想及贡献】

王纪松老先生系一指禅推拿名家王松山之长子，承其家传，在擅长一指禅推拿的同时，首创“抄、拘、抹、梳”4种手法运用于临床；晚年虽双目失明，仍心系推拿事业，发表多篇推拿论文，并在1957年前后献出《一指定禅》抄本。其学术思想主要包括：

#### （一）重视整体观念、辨证论治

王纪松老先生是把变化的自然现象和规律，运用到一指禅推拿医疗中的典范。他认为“天是一大天，人是一小天”，人与自然界是一个不可分割的整体，同时人体同自然界一样，也有着千变万化的自然现象。所以，不仅要认识到人体的整体性，也不能忽视人体的个体变化，反映在疾病中，即表现为疾病的突变与缓变、病情变轻和变重，医者在诊断治疗时，应该密切注意这些变化。

### （二）提出“辨证选穴”、“辨证运用手法”的观点

王纪松老先生认为，科学的取穴方法是治愈疾病的关键，他明确提出“辨证取穴”的观点，归纳“取穴五法”作为取穴的基本原则，即：主辅相伍取穴法、局部取穴法、循经取穴法、表里经相配取穴法，以及要穴首取五种方法。

（1）主辅相伍取穴法：即以主穴为主导穴位，辅穴加强主穴作用的取穴方法。不同的病机，有时可以表现为同一的症状；而不同的症状，有时又隶属于同一病机。

（2）局部取穴法：即以发病部位为取穴部位的方法，包括“阿是穴”。因为内脏有病，有时不一定以疼痛形式反映在体表部位，而是以功能障碍、紊乱等形式反映在穴位上。

（3）循经取穴法：即根据辨证，按经络取穴，有的穴位虽离病变部位较远，但仍能奏效。因为“经之所走，经气至也”，从推拿治疗学上看，经络是传递刺激的主要途径，而穴位，就是这条途径上的刺激点或信息发射站。

（4）表里经相配取穴法：因为单一的局部取穴，或单一的循经取穴，远不足以应付临床上千变万化的疾病，应借鉴针灸学配穴的原理，把表里经相配取穴的方法运用到一指禅推拿中来。

（5）要穴首取法：指在所取穴位中，以一个主要穴位（或经络，或部位）为首治穴位，这个穴位将对整个治疗起主导作用或对后面所取穴位有促进、加强功效。

【技法研究】

王纪松老先生将一指禅推拿较常用的手法归纳为推、拿、按、摩、揉、缠、摇、搓、捻、𢶍、抖、点 12 种，还创造了“抄、拘、抹、梳”4 种手法，使一指禅推拿手法更趋完善。

（一）抄法

此法是王纪松老先生在治疗中风和久病体虚患者过程中创用的手法。令患者仰卧于床上，医者双手张开，伸入患者胁腰部，如抄煤之势，抄起腰部，向下勒 5～6 次，然后托搓腰数下，如此反复操作 3～4 次，能活血通络、调和气血，为治疗久病长期卧床不起患者常用的手法。抄法通过对背腰部膀胱经施用手法，使全身气血运行，加速新陈代谢，是治疗中风后遗症和久病体虚的调和手法之一。

（二）梳法

此法多用于四肢。医者以左手握住患者肢体远端，右手拇指与其他四指分开，拇指及四指面夹住肢体近端，作梳发之势，进退梳拿，上下来回循环操作。本手法通过对四肢各阴阳经的手法作用，调节四肢经气，疏通躯体与四肢的气血，对五脏六腑气血虚弱及功能失调者，有极好的辅治作用。

（三）拘法

此法是王纪松老先生在治疗头痛、高血压等病证过程中，经过几十年的实践，总结摸索出的一种手法。此法专用于头颞侧部的太阳穴，又叫拘太阳。根据疾病的不同，拘太阳有两种操作方法和作用。患者取坐位，医者站在患者身后，双食指弯曲成钩形，在太阳穴部位拘动 3～4 下，然后由前向耳周拘至玉枕穴，然后可分两步操作：

（1）由玉枕穴接抹法（双食指面），继续向下至颈侧人迎穴。此法有平肝阳、降血压的作用。

（2）由玉枕穴接右手拇指和食指，向下至项部的风池、风府及项部的膀胱经，直达第 4～5 颈椎棘突水平，有祛风通络、解表散寒之作用，多用于治疗外感疾病。

（四）抹法

此法常用于头、面及颈项部。有单手拇指罗纹面抹法和双手拇指罗纹面抹法两种。要求拇指罗纹面紧贴患者皮肤，作上、下、左、右各方向的抹动。有平肝降火、清醒头目之作用。

除以上特色手法外，王纪松老先生对其他 12 种手法也有其独到认识。在运用各种手法时，他强调要刚柔相济，认为“柔则为补、刚则为泻”，要根据患者的体质、胖瘦、疾病的性质，以及所施手法的部位或穴位，来确定具体手法和手法的“刚”与“柔”。所谓“刚”，即手法重而不硬，沉实深透。要求手法频率较快，幅度可大，移动可快，压力较重，时间较短。所谓“柔”，即手法轻而不浮，软中有实。要求手法频率较慢，幅度较小，移动缓慢，压力较轻，时间较长。由此可知，对机体调节机能差、且耐受力弱的虚证患者，选用柔和的手法最为适宜；实证患者，往往机体耐受力较强，机体和脏腑功能常过亢，宜用“刚”的手法。此外，对肝阳亢盛的实证，还应遵循“以柔制刚”的原则选用手法。

## 【传人】

王纪松的弟子有钱裕麟、严隽陶、梅犁、陈力成等人。

## 【临床经验】

王纪松老先生一生治学严谨，行医70年，积累了丰富的临床经验，尤其善于运用一指禅推拿治疗内伤头痛，取穴独特，手法细腻，常收桴鼓之效。王纪松老先生认为，内伤头痛多与肝、脾、肾三脏有关，并将其分为虚、实二证。虚证所用手法宜轻柔，实证所用手法宜重着，此即“虚者柔之，实则刚之”。在取穴方面，均以头部穴位（或经络，或部位）为主，但又不拘泥于此，还根据不同的病机，辨证选取诸穴。其临床验案如下：

（1）朱某，男，35岁，1984年12月13日初诊。

头痛5年余。初发时，左侧颞部疼痛，引及左眼眶部。每月发作2～3次。受风，或心情不舒，或用脑过度便发作。近2年来，两侧“太阳”穴交替胀痛，时有刺痛，左眉弓尤甚，每2～3天发作1次。梦多扰寝，形瘦，苔白，脉弦。

诊断：肝风头痛（偏头痛）。

治则：祛风平肝，解痉止痛。

治疗：一指禅推拿法。

1）取穴及部位：风池、风府、太阳、印堂、颔厌、心俞、肺俞、玉枕、上肢部、督脉经（项部）、睛明。

2）操作步骤

①一指禅推风池、风府、太阳、印堂。

②拘抹太阳至风池，按颔厌，共约10分钟。

③一指禅推心俞、肺俞、肝俞2分钟。

以上①、②、③法重复1次。

④抹玉枕，梳拿上肢、三阴交，抹督脉经（项部），约3分钟。

⑤一指禅推睛明1分钟。

经上法共治疗8次，头痛即消失。2个月后随访，仅左眉弓有时胀痛，但程度已轻。

王纪松老先生认为，推拿治疗偏头痛，应以患侧为主，尤其头部取穴更是如此。一指禅推肝俞，搓两胁，拿三阴交，有祛风平肝、理气宽胸之功；按颔厌则有镇静止痛之效。

（2）樊某，女，38岁，1985年1月8日初诊。

头痛30年。年幼即发头痛，看电影、晒太阳或闻鸡蛋味头痛即发。青春期后，头痛频频发作，睡眠不足则头痛剧烈。近2年来，头痛（常发于前额）每月发作1～2次。头晕、口渴、唇干、便秘，面色萎黄，苔薄，质淡红，脉细数。证属：肝肾阴虚，虚阳上亢。

诊断：肾虚头痛。

治则：滋补肝肾，滋阴潜阳。

治疗：一指禅推拿法。

1）取穴及部位：风池、风府、印堂、太阳、翳风、耳门、听宫、心俞、肺俞、百会、上肢部、阴陵泉、三阴交、肾俞、肝俞。

2）操作步骤

①一指禅推风池、风府、太阳、印堂约10分钟。

②一指禅推心俞、肺俞2分钟。

以上手法重复1遍。

③按百会0.5分钟。

④梳拿上肢部。

⑤按揉翳风、耳门、听宫。

⑥按揉阴陵泉、三阴交2分钟，按揉肝俞、肾俞2分钟。

以上方法治疗3个月（共31次），头痛缓解。虽劳累后头痛仍会发作，但头痛程度减轻。

王纪松老先生认为，髓海空虚则头脑空痛，推拿治疗头部宜用柔和的手法进行操作，以引精血入脑海，脑海精血充足，头脑空痛则愈。加一指禅推肾俞、按揉阴陵泉有补肾阴之功；按揉翳风、耳门、听宫可镇静止痛、消除耳鸣。

## 第六节　孙重三技法总结

### 【孙重三简介】

孙重三（1902～1978），男，山东荣成县埠柳公社不夜村人，主任医师。自幼酷爱中医，尤其是小儿推拿疗法。20岁时拜老中医林椒圃为师，至此步入医林。林氏医术精湛，对弟子要求严格，对孙氏后来的严谨治学精神有深远的影响。孙重三于1957年1月在山东中医进修学校深造，1958年任该校教员，1959年调入山东中医学院，任儿科教研室主任及山东中医学院附属医院推拿科主任。

【学术思想及贡献】

孙重三老先生治病首重“天人合一”的整体观念。在运用四诊时，强调闻诊与望诊在儿科的重要性。在施术过程中，以按、摩、掐、揉、推、运之法最常用，搓、摇多作为辅法。在施术过程中，对患儿态度和蔼，手法轻巧、柔和、渗透。孙重三老先生常用穴位有70多个，根据病情，灵活选用，巧妙施术，以求达到补、泻、升、降之作用。他立足辨证，宗“寒者热之、热者寒之、虚者补之、实者泻之”之旨，取穴灵活，随证加减，多用手穴配伍体穴，相辅相成，而使疗效增强。他用“四大手法”，经过巧妙配伍，治疗头面诸疾和外感症，如推天柱骨治呕吐、摩脐及龟尾治胃肠病、推胸八道治呼吸系统疾病、推箕门以利小便，都是临床验之有效的方法。再如以“五经穴”与五指相配，成为小儿推拿中的重要方法。

孙重三老先生治学严谨，不论是课堂教学、还是临床带教，均言传身教，一丝不苟。他精研了《小儿推拿广义》、《幼科推拿秘书》、《厘正按摩要术》等专著，集众家之长于一体，并结合个人的临床实践，于1959年编著《儿科推拿疗法简编》，颇受国内外同行赞誉，并作为山东中医学院本科教材试用。1960年，他又编著《通俗推拿手册》，进一步系统地总结了自己多年来推拿治疗儿科疾患的经验。1974年医院组织力量，拍摄了他的“小儿推拿”教学片，沿用至今。

## 【技法研究】

孙重三老先生“十三大手法”在儿科推拿界独树一帜，是齐鲁儿科推拿流派的典型代表。现将孙重三老先生“十三大手法”介绍如下：

（1）摇㪼肘法：医者先以左手拇、食、中三指托患儿之㪼肘，再以右手拇、食二指叉入虎口，同时用中指按定天门穴（小鱼际处），然后屈患儿之手上下摇之，摇 20～30 次。

功用：顺气、和血、通经、活络。

（2）打马过天河法：医者先以运内劳宫法运之，然后屈患儿四肢向上，并以左手握住，再以食、中二指顶端自内关、间使，循天河向上一起一落打至洪池为一次，共打 10～20 次。又法：以拇、中二指由内关起，循天河弹到洪池。

功用：退热、活络、通关节。

（3）黄蜂入洞法：医者以左手扶患儿之头部，以右手食、中二指轻入患儿鼻孔揉之，20～30 次。

功用：发汗、通气、祛风寒。

（4）水底捞月法：医者首先以左手持患儿一手之四指，再以右手食、中二指固定患儿之拇指，然后以拇指自患儿小指尖，推至小天心处，再转入内劳宫为 1 遍，推 30～50 遍。

功用：退热。

（5）飞经走气法：医者先用右手握住患儿左手四指，再用左手四指，从曲池起，按之，搓之，至总筋处，反复数次，再以左手拇、中二指拿住患儿左手四指向上往外揉搓，连续搓20～50次。

功用：行气、清肺、化痰。

（6）按弦搓摩法：令人抱患儿于怀中，较大的小儿最好令其双手交叉搭在两肩上，医者以两手从患儿两胁搓摩至肚角处50～100次。

功用：顺气、化痰、除胸闷、开积聚。

（7）二龙戏珠法：医者以左手持患儿右手，使掌心向上，前臂伸直，右手食、中二指自患儿总经处起，以指端交互向前按之，直至曲池为1遍，按20～30遍。

功用：镇惊定搐、调和气血。

（8）苍龙摆尾法：医者用左手托患儿之枓肘，右手握患儿食、中、无名、小指左右摇动，如摆尾之状。摇20～30次。

功用：退热、开胸、通便。

（9）猿猴摘果法：医者以两手食、中二指夹住患儿两耳尖向上提10～20次，再捏两耳垂向下扯10～20次，如猿猴摘果之状。

功用：定惊悸、除寒积。

（10）揉脐及龟尾并擦七节骨法：先令患儿侧卧，医者一手揉脐，另一手揉龟尾，揉毕，再令患儿俯卧，自龟尾推至七节骨为补，反之为泻。

功用：止泻、止痢（治赤白痢，必先泻后补，首先去大肠热毒，然后方可用补）。

（11）赤凤点头法：医者用左手托患儿之肘，右手捏患儿中指上下摇之，如赤凤点头之状，摇20～30次。

功用：消臌胀、定喘息、通关顺气、补血宁心。

（12）凤凰展翅法：医者以两手食、中二指固定患儿之腕部，同时以拇指掐患儿之精灵、威灵二穴，并上下摇动如凤凰展翅之状，摇20～50次。

功用：救暴亡、舒喘胀、除噎、定惊。

（13）按肩井法（即总收法）：医者以左手中指掐按患儿之肩井穴，再以右手拇、食、中三指紧拿患儿之食指和无名指，使患儿之上肢伸直摇之，摇20～30次。

功用：通行一身之气血。

诸法推毕，以此总收法收之，久病更宜用此，病不复发矣。其法以医者左手食指掐按患儿肩井陷中，乃肩膊眼也，又以右手紧拿小儿食指、无名指伸摇数次。

## 【传人】

毕永升，男，生于1937年，教授，山东省桓台县人。1962年毕业于上海中医推拿学校，曾任山东中医学院推拿教研室主任、山东中医学院附属医院推拿科主任、山东中医学院推拿练功教研室主任等职。

## 【临床经验】

### 1. 小儿头面部推法

孙重三老先生将小儿推拿专著中介绍的头面部推法，简化为开天门、推坎宫、运太阳、运耳后高骨四法，称四大手法，用于治疗头痛、头晕、感冒、发热、精神萎靡、惊风等症。如感冒，用四大手法为基本方；风寒者，加多推三关；风热者，加多清天河水。

病例：宋某，男，2岁，1965年6月23日初诊。

发热2天，鼻塞流涕，喷嚏，喉中有痰，睡眠不安，喜饮冷水，精神不振，鼻孔红赤，舌尖红，苔薄白，脉浮，体温37.3℃。

诊断：外感风热。

处方：四大手法、清天河水、清肺经、运八卦、推揉膻中、推八道、掐精宁、掐威灵。

6月24日复诊，热退，喉中仍有痰，小便黄，再按上法推拿1次，痊愈。

2. 推天柱骨治呕吐

天柱骨穴，是指项后中间入发际1寸处直至第七颈椎。以食指或拇指自上向下推800次以上，对各种原因引起的呕吐均有很好的止吐作用。1962年有一例2岁的患儿，症见反复呕吐，滴水不进，中西药无法投入，靠输液维持生命，求治于孙重三老先生。孙老云："本症是胃气上逆，需降逆止呕，推天柱骨一穴可止。"当即推此穴千余次，休息10分钟，以水滴患儿口内，已不恶心，但饮之仍吐。再推千余次，休息10分钟，可饮水1小杯。二诊能进少量流质饮食，共推4次而愈。

孙重三老先生治疗呕吐，多以推天柱骨配运八卦为主，伤食吐加分腹阴阳、运板门；脾虚吐加补脾经；湿热吐加清天河水、推箕门；寒吐加推三关等辨证论治，都能取得较好的效果。

3. 侧推大肠、推脾经、推上七节骨加减治疗腹泻

此法治疗腹泻，虚证用补法，实证用泻法，再随证灵活加减。如虚寒泻加推三关、捏脊；湿热泻加推上七节

骨，加清天河水、退六腑、推箕门；伤食泻加运板门、运八卦；气虚加天门入虎口等。

病例：赵某，男，2岁，初诊。

发热腹泻9个小时，体温38℃，泻下黄水样便，暴注下迫，量多，口渴欲饮，食欲不振，指纹紫红，脉浮。

诊断：热泻。

处方：四大手法、清天河水、清脾经、侧推大肠、推箕门、揉足三里。经推拿1次痊愈。

4. 推胸八道配推揉膻中治咳嗽

推八道是自胸骨柄起，沿第一至第四肋骨向左右分推。配推揉膻中，有理气止咳化痰的作用；对外感咳嗽、内伤咳嗽、胸闷、胸痛等，疗效较好。

病例：张某，男，2岁，初诊。

发热、咳嗽2天，打喷嚏，流涕，喉中有痰声，苔薄白，舌尖红，体温37.3℃。

诊断：外感咳嗽。

处方：四大手法、推揉膻中、分推八道、清天河水、清肺经、运八卦。经推拿3次痊愈。

## 第七节 施和生技法总结

### 【施和生简介】

施和生（1902～1996），男，江苏宜兴人，主任医师。著名中医推拿专家，有着丰富的医疗经验，曾任江苏省中医院推拿科主任、江苏省中医学会委员，为江苏省十大名中医之一，第一批享受政府特殊津贴。

**【学术思想及贡献】**

施和生老先生总结数十年的临床经验，自创了四指推拿法，其手法以柔为主要特点，强调以柔克刚，刚柔相济，在运用上十分灵活，适合全身各部位的治疗，并逐渐形成了一个独特的推拿学术流派。

在骨伤科疾病治疗中，施老有独特的治疗原则，即“先松后顺”。“松”即通过推、拿、揉、按、摩、摸、抖、振等各种推拿手法把伤筋、脱位、骨折的局部及其周围紧张、痉挛的肌肉、韧带、滑膜等软组织松弛下来，使嵌顿的滑膜松解开，然后再运用“动”、“顺”而达到理筋、整复的目的。无论是骨科伤筋的患者，还是骨科脱位、骨折的患者，经上法治疗后，疼痛一般都能得到明显缓解。

施和生老先生四指推法经后人的发扬光大，逐渐形成了一套理论完善、手法系统、疗效独特的“四指推法推拿流派”学术体系。

**【技法研究】**

现将施和生老先生所创四指推法简单介绍如下：

四指推法是以拇指指腹（或偏峰）与食、中、无名三指指腹相对着力于一定的穴位或部位，四指协同作往返方向的直线推动，然后拇指和其他三指作相对用力提拿的一种手法。

在操作过程中医者取站势，全身放松，集中精力，呼吸均匀自然。沉肩，屈肘约150°，腕关节自然掌屈。操作时前臂用力，带动腕关节屈伸、四指推动及掌指关节屈伸提拿，而在提拿过程中四指应回归原位，如此往返操作。

左右手可交替操作，四指自然用力，要求重而不滞、轻而不浮，手法连贯而有节律，频率约为150次/分钟。施术时，医者四指指腹应始终附着于患者肌肤，不可离开。拇指和其他三指在做推和拿的动作时，用力应均匀一致。在提拿时掌指关节、指间关节应保持伸直位。

四指推法是四指推法流派的基本手法，接触面可大可小，刺激量可强可弱。适用于颈项腰背及四肢，其延伸手法还可用于头面、胸腹，具有舒筋活络、活血止痛、温通气血、健脾和中、宽中行气等作用，故伤科及内、妇、儿科等推拿适应证均可使用。由于操作部位及病证的不同，在临床应用中也是变化多端。通常以拇指指腹着力的四指推法，其操作部位和幅度均不受限制；而以拇指偏峰着力的四指推法，为拇指和其他三指不能完全相对者或拇指指间关节背伸过度者多用，其操作部位和幅度相对较小，但灵活性较大。

另外，施和生老先生还经常用点压止痛术治疗疼痛疾患，效果甚佳。点压止痛术包括点扳法、顶推法、点顶法、点颤法及点穴法等五种，在临床中均常用到。

**【传人】**

邵铭熙，男，生于1939年，江苏锡山市人。主任医师，南京中医药大学教授，博士研究生导师，江苏省名中医。历任江苏省中医院推拿科主任、中华中医药学会推拿专业委员会副主任委员、全国小儿推拿专业委员会主任委员、全国推拿中心专家委员会委员。主要著作有《实用推拿学》、《中医学概论》、《针灸推拿学》等。

## 【临床经验】

1. 以推拿为主治疗腰椎间盘突出症

某男，40 岁。主诉：腰及左下肢疼痛 6 月余，近两月加重，不能行走。患者于半年前因弯腰摇面粉机，劳累后感觉左侧腰部及左下肢后侧疼痛，经针灸、服虎骨酒、封闭等方法治疗后，效果不显著。近两个月来，左腰、臀部及左大腿后侧、小腿外侧均疼痛，左膝以下发凉怕风，左髋伸屈不便，不能站立行走，摄腰椎 X 片，报告为“腰椎关节炎”，口服考的松、索密痛无效，遂来我院门诊，收住入院。

体检：发育正常，营养中等，神清合作，勉强行走、站立时均呈痛苦病容，喜右侧卧位并屈曲左下肢，脉弦紧，苔白腻。头颅胸腹无明显阳性体征。脊柱向左侧弯曲畸形，站立时腰部不能伸直，强直于前曲位 20°～40°之间，$L_5$ 棘突左侧及左环跳、承山、阳陵泉、昆仑等穴周围均有明显压痛，仰卧时左髋部仅能伸直至 170°，若完全伸直时，腰椎即向前突起，呈阳性之 Thomas 征，直腿抬高试验左 25°、右 80°，左小腿周径较对侧萎缩 1.5cm。为排除左髋骨关节疾病，拍摄 X 片，骨骼未发现异常，唯腰椎呈轻度肥大性脊柱炎改变。

诊断：股骨风（腰椎间盘突出症）。

治疗：以推拿为主，具体操作如下：

（1）推揉腰部，点压肾俞及左腰部痛点。

（2）推拿左臀部，点压环跳及痛点。

（3）揉擦左下肢后侧，并以小腿后侧为重点，按压左委中、阳陵泉、承山、昆仑等穴。

（4）摇双下肢，并拔伸双下肢。

患者在第1次及第2次推拿时，由于疼痛，对推拿治疗不够合作，不能很好进行摇晃、拔伸等手法，疗效不明显。经说服后，始能合作，除上述手法外，并扳双下肢，使脊柱后伸，操作时患者疼痛较重，但操作完毕，即觉腰腿疼痛减轻，夜间稍能平卧。治疗2周后，腰腿疼痛减轻，行走姿势逐渐正常，直腿抬高试验左侧50°、右侧75°。

由于症状好转，以后推拿时不用扳法，仅用推拿、揉按、摇晃及拔伸双下肢等方法，推拿约20次。出院时脊柱侧弯畸形减轻，站立及行走均接近正常，腰部活动可前屈80°，后伸20°，直腿抬高试验左75°、右80°，仅于行走久或坐久时左下肢后外侧有轻度酸痛，乃嘱出院休息。

2. 接骨手法

施和生老先生治疗骨折患者时注重拔伸捺正、舒筋活络，即先用拔伸手法，使断骨不相重叠，然后根据断骨错位的形式给予捺正，再敷药夹缚。骨折邻近及远在部位的筋络，进行推拿按摩，达到舒筋活络的目的。现介绍其验案如下：

某男，40岁，汽车司机。

主诉：左肩及右胸疼痛3日。

现病史：前日挂拖车时，被汽车碾压，致左肩及右胸部受伤，某医院急诊X线摄片示左锁骨外1/3处粉碎性骨折，断处约长 2cm，断骨呈两小骨片，两断骨端有约 0.6cm 的重叠。左肩胛冈下方一横行骨折线，直达肩胛盂。

检查：左肩峰端肿胀，压痛明显；锁骨中段瘀斑成片，有碌碌音；右乳下压痛区域较为广泛，轻度肿胀，各肋骨无碌碌音。

诊断：

（1）左锁骨骨折。

（2）右胸挫伤。

治疗：

（1）使患者正坐，将左肩向后外方牵引，捺平骨折处。

（2）左肩敷三色敷药、三黄油膏，以弯形硬纸板夹于断骨上部，用绷带作“8”字形包扎。右胸部贴伤科膏药加丁桂散。

（3）口服三七片，每次 5 片，一日 3 次，服用 3 天。

此后每日伤处换药，并口服中药，1 周后左锁骨及右胸部疼痛明显减轻。之后每隔 1 天或 2 天在左肩及右胸部均施以推拿，疼痛逐步减轻；2 周后，左上肢活动功能逐渐加强，可以自己穿衣、脱衣。作透视复查，左锁骨骨折处已有小量骨痂形成，肩胛骨之骨折线消失。

# 第八节 马万龙技法总结

## 【马万龙简介】

马万龙（1903～1969），男，山东省济南市人。他从青年时代起，拜马万起为师，操执少林内功推拿，并于1957年参与创办上海推拿学校，任临床教师，与马万起均为内功推拿代表人物。

## 【学术思想及贡献】

内功推拿是以擦法作为临床治疗的主要手法，并指导患者配合少林内功锻炼，以防治疾病的一种推拿方法。马万龙先生强调学习内功推拿者必须进行少林内功的锻炼，既能强身防病，又能增强手法的功力。

内功推拿的主要特点是强调整体观念，扶正祛邪。手法操作有一整套常规操作程序，无论内、外、妇、儿各科疾病，均需按其程序操作一遍，从头至足，遍及全身，但临证时亦需辨证施治，各个部位手法操作的轻重程度和时间的长短需因人、因证而异。内功推拿强调练功与手法治疗相结合，医生根据不同病证，选择相关的少林内功姿势，指导患者进行练习。其常用的练功方法有三个裆式和四个动作。三个裆式是指站裆、马裆和弓箭裆；四个动作是指“前推八匹马”、“倒拉九头牛”、“风摆荷叶”和“霸王举鼎”。如对呼吸系统疾病，常用站裆式结合“霸王举鼎”、“风摆荷叶”等姿势锻炼以增强肺功能；对肠胃疾病，常选用马裆势结合“前推八匹马”、“倒拉九头牛”等姿势锻炼以增强脾胃功能等。在患者练功过程中，医生还可根据患者的情况予以点穴，帮助患者气血运行；如肺气肿患者练功过程中，点胸背部穴位后，患者随即排出大量白色泡沫样痰，气急情况可明显好转。

## 【技法研究】

内功推拿的手法包括：擦、拿（五指拿、捏拿）、点（包括肘压）、分、合、扫散、理、劈、抖、搓、运、拔伸、击（掌击、拳击、棒击）等。其手法操作步骤是：

（1）抓拿头面部：医者先推患者两侧桥弓，再用五指抓拿其头顶，抓拿时中指位于督脉，其余四指分别位于两侧胆经和膀胱经，自前向后至项部改用三指或四指拿法从风池往下拿至大椎两侧。接着分推前额、眉弓，点睛明后随即沿鼻旁往下分推迎香、人中、承浆，扫散两颞后再以两掌根合推至项部。此法有平肝熄风、开窍醒脑的作用。

（2）掌擦躯干部：医者依次掌擦患者胸腹、腰背及两胁肋部，从上往下，反复操作3～4遍后，再转向另一侧，重复操作1次。此法有宽胸理气、健脾和胃、温肾壮阳的功用。

（3）按摩上肢部：医者以鱼际擦患者上肢，自腕至肩往返操作，再拿肩和上肢的前、后侧以及极泉、小海、曲池、手三里、合谷诸穴，接着理五指，劈指缝，运上肢（即以摇法大幅度活动肩关节），从上往下搓臂，再抖上肢（左右相同）。

（4）重复第一法（头面部手法）。

（5）掌击患者百会以安神定魄，拳击患者大椎以通调一身阳气，拳击患者腰阳关、八髎以壮肾阳、补元气、引火归原。

（6）点揉下肢部：点揉患者髀关、风市、梁丘、血海、足三里、阴陵泉、阳陵泉、委中、承山等穴，再用双手掌对称拍击患者下肢，从上至下，左右相同。

常规操作手法从头至足，前后左右，涉及十二经脉和奇经八脉，有疏通经络、调和气血、荣灌脏腑、增强体质等功用。手法轻重，因人而异，体弱者手法要轻柔，体壮者手法可略重。临床应用时可根据不同病证，适当改变手法和重点操作部位。

【传人】

（1）俞大方（1938～1999），男，上海市人。上海中医学院附属推拿学校 61 届毕业生。曾任上海中医学院针灸推拿系副主任、推拿教研室主任。主编全国高等医药院校教材《推拿学》。

（2）肖文贵（1929～2007），男，生于江苏省海安县。1959 年毕业于上海中医学院附属推拿学校，师从内功推拿传人马万龙，1987 年任推拿科主治医师。

【临床经验】

马万龙先生在临床上擅治虚劳杂病，注意到虚劳杂病患者一般都表现有纳呆、失眠、大便失常等症状。他认为虚劳杂病的产生，主要是人体正气虚衰、体质下降，外邪乘虚而入致病，久病则致气血皆虚。他对肺气肿、支气管哮喘、肺结核、失眠、月经不调、胃脘痛等疾病，均有一整套独特的理论和治疗方法。现将马万龙先生治疗内伤杂病的常用手法举例如下：

1. 肺痨

（1）主要表现：咳嗽、潮热、盗汗，日久出现咯血或痰中带血、失眠、体重减轻、神萎、乏力、胃纳不佳等。

（2）治疗手法：推桥弓，单手刨推胸部，单手刨推背部，双手刨推胁肋，逐渐加手臂运法、抹法、四指顺推法、振法、练功、棒击法及热敷法等。

（3）治疗方案

1）第一阶段：一般需要 1～3 周。运用轻快柔和的手法扶其正气，有清肺解热、健脾和胃、助其食欲之功。

2）第二阶段：一般需要 2～3 个月。此阶段患者精神转佳，胃纳改善，体重增加，其他各症均开始改善，此时应让患者配合练功以助恢复。开始练习时间宜短，以后逐渐增加，可由每次 3～5 分钟，逐渐增加至 20～30 分钟。

3）第三阶段：一般需要 2 个月。此阶段着重扶正以固疗效，可配合棒击法、热敷法，使正气旺盛，邪不得犯。在手法的应用上，应求着实稳劲，力透腠理。

4）第四阶段：一般需要 1 个月。体质强者，可加用点、拍、打等手法，使气血相贯，五脏各尽其责；体质仍弱者，手法不宜过强，仍施以补益气血、健脾和胃之法。

马万龙先生在治疗肺痨时，并不忙于止咳、止汗或止血，而先治疗失眠、纳呆二症，采用健脾和胃、益气固本、宁心安神的方法治疗。

2. 肺胀

（1）临床表现：以呼吸困难、咳逆气促、胸廓扩大、畸形为特征，还兼有四肢浮肿及胸腹积水等症状。

（2）治疗手法：分推前额，推桥弓，单手刨推胸部、腹部，单手刨推腰背部（以心俞、肺俞、脾俞、胃俞、肾俞为主），双手刨推胁肋部，击打囟门、大椎，热敷大椎等法。

马万龙先生认为，肺胀主要是肾阳不足、肺气亏虚所致，治疗应以补虚温阳、通调水道为主，兼以平喘止咳。在治疗初期，常应先固护脾胃，胃纳脾运正常，则有益于肺肾功能恢复正常。

3. 神经衰弱

（1）临床表现：以头晕、失眠、多梦、神萎、纳差等为主症。

（2）治疗手法：推桥弓，抹前额，扫散法，五指拿法，单手刨推背俞穴（以心俞、肺俞、脾俞为主），运上肢，击打囟门、大椎，热敷囟门等法。

马万龙先生认为，本证常以虚证多见，故治疗应明其所虚，以健脾和胃、安神宁心为主。

4. 久泄

（1）临床表现：腹胀肠鸣，大便溏泄；或完谷不化，日行 5～6 次，或五更泄泻；头晕目眩，胃纳不佳，神萎乏力，面色㿠白，脉沉细，苔白质淡。

（2）治疗手法：推桥弓，分推前额，扫散法，拿风池，单手刨推腰背部（以脾俞、胃俞、肾俞、命门、大肠俞为主），单手刨推八髎，横扫大肠，双手刨推小腹，按揉足三里，热敷八髎等。

马万龙先生治疗久泄，在调节脾胃功能的同时，还特别注重增强肾阳的温煦功能，使脾胃功能得以恢复。

马万龙先生运用内功推拿治疗以上四种内伤杂病的方法，以治疗本虚脏腑为主，认为这是从根本上入手；并严格遵循其所倡导的“治疗虚劳杂病要兼顾到脾胃、睡眠和大便功能”的原则。他在治疗时，常取头、颈部穴位及部位以调睡眠；取背部俞穴以增强脾胃功能，并调节大便。

## 第九节　李锡九技法总结

### 【李锡九简介】

李锡九（1904～1992），男，全国著名推拿医师，上海中医学院附属岳阳医院推拿科顾问。毕生致力于推拿事业，他的手法源出于少林，源远流长。

### 【学术思想及贡献】

少林内功是“少林内功推拿”的一个组成部分，原为武林强身的基本功，经历代辗转相传，清末传至山东济宁李树嘉时，已形成一种用练功配合推拿来治疗疾病的推拿流派；嗣后又由李树嘉传于济宁人马万起，再由马万起传于马万龙、李锡九。

李锡九先生继承了内功推拿疗法，在其临床中，不断积累总结临床经验，进一步形成了一套独特的推拿手法，不但柔和，而且很有力度，治疗时间短，奏效快，并强调患者锻炼和接受推拿手法相结合。

内功推拿法以手推法（即擦法）为主要治疗手法，其特点在于通过操作取得温热效应，起到疏通经络、行气活血的作用，同时可以提高内脏机能、增强人体自身免疫力。在临床上，根据患者体质差异，选择相应内功推拿手法治疗的同时，还强调内功手法治疗与患者自身内功锻炼相结合。少林内功的锻炼方法主要是全身紧张、用力，经锻炼少林内功后，即使在隆冬季节，亦会汗流浃背，并使食欲增加，睡眠沉实。故练习此功，能促进新陈代谢和消化功能，并使神经系统的功能得到调节。

### 【技法研究】

#### （一）手推法

李锡九先生手推法分为掌推、大鱼际推、小鱼际推、指推等。掌推法多用于躯干部，推时产生温热的感觉；大鱼际推法多用于四肢部，产生较热的感觉；小鱼际推法多用于腰背部，可以产生烫热的感觉；在四肢小关节及胸骨、锁骨下窝等凹陷不平之处，则多用拇指推或三指推法。手推法在施用时，一般均加用冬青膏或麻油等介质，以起润滑、导热作用。内功推拿手法除手推法之外，较重要的手法还有：五指拿法、推桥弓法、扫散法、提拿法、叩击类手法等，其具体操作常规与马万龙老先生内功推拿常规基本一致。

#### （二）少林内功

少林内功的锻炼方法有别于一般气功，它不强调吐纳意守，而是讲求以力带气，即“练气不见气，以力带气，气贯四肢”。在锻炼时，要求两下肢用“霸力”（就是用足力气），以五趾抓地，足跟踏实，下肢挺直，脚尖内收，两股用力内夹。躯干要挺拔，做到挺胸、收腹、含颏。上肢在进行各种锻炼时，要求凝劲于肩、臂、肘、腕、指。呼吸自然，与动作相协调。练功时力达于四末腰背，气随力行，注于经脉，使气血循行畅通，荣灌四肢九窍、五脏六腑，使阴阳平复、气血充盈，因而能扶正健体、祛除病邪。

1. 功法作用

各种姿势的具体作用概述如下：

（1）站裆：是少林内功最基本的裆式。它要求凝劲于四末，使气贯四肢。因为十二经脉之本都在四肢远端，所以练习站裆能通调十二经脉的气血，促进循行畅通，外荣四肢百骸，内灌五脏六腑，从而调和阴阳、疏通气血、调整脏腑机能，起到扶正祛邪的作用。

（2）马裆、弓箭裆：要求屈膝下蹲、收腹、蓄劲于腰背，能起到健肾补腰的作用。此二势又能通调督任，使全身之阴阳趋于平复，脏腑得到强健。

（3）前推八匹马、倒拉九头牛：两手自胁肋两侧向前推出，使气行于中焦，能健脾和胃，促进胃肠功能，使摄纳增加，化生有源，气血充沛。

（4）风摆荷叶、凤凰展翅：两臂向两侧横向展开，使胸廓扩张、上焦之气得以舒展，起到宽胸利气、健肺的作用。此法因调整了气机，可使上逆之肝气下降，故也能治疗高血压、眩晕之症。

（5）两手托天、霸王举鼎：两掌向上推出，引清阳之气上行于巅顶，荣养脑海，能治疗头昏、失眠症。

以上各种姿势包含了颈、肩、腰、背各关节、肢体的活动锻炼，既可使肌肉力量增加，又能治疗颈、肩、腰、背的软组织疾病。总之，练习少林内功能起到扶正固本的作用，故凡虚劳杂证，练之皆有裨益。

2. 注意事项

练习少林内功还须注意以下事项：

（1）练功要在室内进行，避免汗出当风。

（2）练功时应系紧腰带，穿平底鞋。

（3）练功时要全神贯注，二目平视，不可低头，最好面对穿衣镜练习。

（4）练习本功不准屏气，呼吸要协调自然。

（5）练功时不宜过饥、过饱，练功时间最好在饭后2小时。

（6）练功期间应节制房事，妇女经期停止练功，酒后禁忌练功。

（7）练功后宜以温热水擦身，不可洗冷水澡，不可饮冷水。

（8）练功需持之以恒，不能一曝十寒。

**【传人】**

（1）周信文，男，生于1944年，教授，主任医师。1966年9月毕业于上海中医学院推拿专科学校，同年分配至上海中医学院附属中医推拿门诊部工作。1985年开始，任上海中医学院针灸推拿系推拿基础教研室副主任、推拿功法手法教研室主任、针推学院培训部主任等职；兼任中华中医药学会推拿分会推拿功法专业委员会主任委员、全国推拿专科医疗中心专家委员会委员。主编《推拿功法学》、《推拿手法学》等学术著作及教材10余部，发表论文近20篇。

（2）陈忠良（1940～2009），男，江苏淮安人，主任医师。1962年毕业于上海中医学院附属推拿学校。曾作为随团医生随上海歌剧院赴朝鲜访问，之后工作于上海市推拿门诊部、岳阳医院推拿科。1983年起先后担任推拿科副主任、推拿教研组副组长等职。全面继承了内功推拿学术流派的精髓，临床工作中还深研脊柱整复手法，在推拿治疗糖尿病、寰枢关节半脱位、腰椎滑脱症等疾病方面具有较高的造诣，并取得良好的疗效。20世纪70年代，开始探索推拿麻醉，主持“糖尿病的推拿治疗”科研项目。著作有《推拿治疗学》等。

【临床经验】

李锡九一生临床经验颇丰，现举其典型临床病例如下：

（1）刘某，男，54岁，高级工程师。初诊时间：1991年6月25日。

患者腰部曾有外伤史。腰痛约1年余，就诊时腰部疼痛，放射至左侧臀部，伴下肢麻木，间歇性跛行，行走时疼痛加重，初诊时只能行走数十米，腰部活动前屈约50°，$L_4$～$L_5$棘突压痛，有台阶感，腰部叩击痛，伴下肢放射痛，霍夫曼征（＋），直腿抬高90°，膝腱反射及跟腱反射左右引出对称，左小腿外侧皮肤感觉减退。X线提示：$L_5$

椎向前滑移，为Ⅱ°滑脱，与下一椎体相比差 1.4cm；腰椎向右旋转，脊柱向右侧弯。双斜位片示无椎弓崩裂。经半年手法推拿加臀部垫枕仰卧后，左腰腿部疼痛基本消失，下肢麻木消失，行走如常，外出行走远路无明显下肢疼痛，X 线提示：第 5 腰椎滑脱约 0.6cm。

（2）朱某，女，60 岁。初诊时间：1991 年 12 月 26 日。

患者腰痛约 5 年，无明显外伤史，疼痛放射至右臀及腿部，右下肢麻木，行走时疼痛加重，行走约 30 分钟疼痛加重明显。腰部前屈 70°、后伸 10°，$L_5$ 棘突凹陷，棘突和右侧棘旁压痛，$L_5$ 棘突有台阶感，直腿抬高 90°，两侧跟腱及膝腱反射引出对称，小腿皮肤感觉存在。X 线提示：$L_5$ 向前滑脱约 0.5cm，$L_4$ 向前滑脱约 0.8cm，$L_{3\sim5}$ 骨质增生，脊柱向右侧弯。斜位片提示：$L_5$ 双侧弓根崩裂。经半年治疗后，患者腰腿痛明显好转，腰痛及下肢麻木消失，行走时无下肢疼痛。X 线提示：$L_5$ 滑脱已复位，$L_4$ 滑移约 0.4cm。

以上 2 例病例均为腰椎滑脱症，治疗时采用具体方法及步骤如下：

1）患者取俯卧位，在患者腰部采用㨰法、按揉法。如有下肢坐骨神经痛症状者，臀部及腿后侧用㨰法，点法取穴大肠俞、关元俞、小肠俞、环跳、殷门、委中、承山、阳陵泉、足三里等。

2）患者取仰卧位，屈膝屈髋，医生一手压住患者的两膝部向下压，另一手托着患者的臀部向上抬起，约 20 次。此手法能使滑脱的腰椎向后移动，有利于腰椎复位。

切忌斜扳，因为患者常伴有椎弓峡部崩裂，斜扳有可能使椎弓峡部损伤加重。

3）患者取仰卧位，臀部下垫 3 只枕头，约 20cm 高，屈膝屈髋，患者以双手抱着双下肢，卧床约 30 分钟以上，要求做到腰部悬空，以手能伸进腰部下面为好，每天 1～2 次。

每周治疗 2 次，连续治疗 3 个月。

在治疗期间嘱患者卧硬板床，勿持重物，少作弯腰活动，腰部保暖勿受凉，并束围腰。

## 第十节 刘绍南技法总结

### 【刘绍南简介】

刘绍南（1903～1978），男，字勋厚，山东人。他于 1923 年，在辽阳拜曾出家少林寺得到“一指禅”推拿真传秘诀的还俗僧人宫春吉为师，得到宫老的亲自传授，归里辄用其术为人扶伤疗疾。1953 年，刘绍南老先生正式开业行医，1958 年受邀参加烟台市联合医院工作，开设了推拿专科门诊。

### 【学术思想及贡献】

刘绍南老先生的“少林一指禅”推拿与经筋腧穴关系密切，除重视背腰部腧穴的应用外，对阿是穴也经常应用。躯干部穴位，因其邻近脏腑，除了能治疗脏腑所在部位的皮肉筋骨病外，还能主治其相应部位内脏的疾病。

如：穴位在$C_7$～$T_6$椎及胸部可治疗心、肺、心包疾病及上焦病；在$T_7$～$T_{12}$椎及上腹部可治疗肝、胆、脾、胃疾病及中焦病；在$L_1$～$S_4$椎及下腹部可治疗肾、膀胱、大小肠、生殖器疾病及下焦病。躯干部取穴，对四肢的疾病也有一定作用。此外，躯干部穴位在诊断上也很有参考意义，在躯干部进行敲、切可推知脏腑的疾病。

刘绍南老先生认为，手法在精而不在多，将手法归纳为八种：推、按、擦、摩四种为阴性手法，其中推法为阴中之阴；揉、拿、点、动四种为阳性手法，其中动法（导引之法）为阳中之阳。在临证时，可以根据具体病情而变换使用。

刘绍南老先生的“少林一指禅”推拿以两手拇指施术，此手法的重要特点是医者用两手或一手的拇指在患者身体上施行各种手法，有时以掌、拳、肘、足跟、下颌等作为辅助手法来进行治疗。临床手法的运用，应“随病变而变，随病动而动”，施术者必须“心神合一”，心管眼、眼管手，不可分散精神。施术者的手法，必须熟练、柔软，要柔中有刚，刚中有柔，刚柔相济。同时强调手法要沉、稳、巧，机触于外，巧生于内，手随心转，法从手出。

【技法研究】

刘绍南老先生认为骨错须整，骨折须接，“一指禅”伤科推拿的整骨法与骨伤科常见的接骨法不能混淆。“一指禅”伤科推拿整骨法适用于错、扭、移、脱的受伤关节及关节周围的软组织，在推、按、拿、点、捏五种手法的基础上结合临床治疗，主要以扳、抬、牵、拨等技巧之力，理正错骨，散其瘀血，舒其筋肌，从而达到治疗的目的。

## （一）治疗肩关节及肩周软组织疾患的手法

（1）旋臂抬举法：患者取坐位，术者立于患者侧后方，从其患肢下插入术者的同侧臂，利用术者的肱、肘和前臂来带动患者患肢，并做被动的由其前方旋上抬举活动，而且逐渐增加其举臂的高度。与此同时，术者另一手于患者肩部伤处推拿施术，并借推拿施术的力量固定关节和躯体，制约旋上抬举时的力量，使之适度，以免造成损伤。

（2）对肩法：患者取坐位，术者立于患肢的侧前或侧后方，并用同侧手紧握患肢肘部关节（肱髁部），向对侧肩（健侧）进行间歇性推送，使患肢手指尽力探触健侧肩峰及肩背至最大限度活动范围。术者另一手为患臂疼痛部位进行手法推拿操作。

（3）旋后屈肘法：患者坐位，术者立于患肢的侧前方，将相对的前臂插入患肢腋下，继而握其患肢腕上部，使其被动后旋外展并屈肘，同时嘱患者尽力向后外旋，与伸屈肘相结合。将患者肩关节部作固定制约，并于其疼痛点施以推、捏等结合手法。此手法较剧烈，患者往往疼痛难忍，施术切忌粗暴，以免损伤关节或肱骨。

（4）缩颈牵臂法：患者坐位，术者立于患肢的侧前方，将患者手腕置于术者相对肩颈部，术者利用缩颈耸肩的动作夹住其腕，并使患臂做被动的向外牵拔摇动。术者一手放于患臂肱部，固护肘关节；一手放于其肩部以固定肩关节及躯体，并施以相反的牵拔之力，同时间歇做推、拿、捏等手法。或者将患者患臂平伸，掌心向上，放于术者相对的肘弯部，术者利用肘之旋曲使前臂或掌根扣紧患肢肘或上臂，做向外牵、拔、摇动作及外展内收等活动；术者另一手在其患肩疼痛部位施以按、推等手法。

（5）足抵上臂法：患者仰卧，术者在其患侧取平坐位，以其足抵其患肩腋下，用力上抵，两手分别握其患肢腕部和肘部，做由外展位逐渐内收的牵拔，然后借其肩部肌群的收缩力量，使其脱位或错移的肩关节复位。复位时术者抵其腋下之足跟，可抵制腋下肩周肌群的收缩力，并感觉复位时肱骨头之滑动，可作为其复位的参考，该法用于肩关节脱位或错移。

（二）治疗肘、腕、掌指关节及软组织疾患的手法

（1）屈肘牵拔法：患者坐位，助手立于患者健侧，将两手经其胸前及后背伸入其患肢腋部，并握紧肱骨中部做固定。

术者以与患者相对之手紧握其患肘尺桡部，向术者怀中牵拔，并控制牵拔的力量；另一手紧握其患肢上部，用力做反向之牵拔，并逐渐拉直患肘；当患肘逐渐被拉直时，紧握患肘的术者之手，予错移之骨或屈拘之肘前窝施以推复之力，完成脱位肘关节之复位或撕破关节的粘连。

此手法亦可术者一人进行。患者取仰卧位，术者以足抵其患肢腋下，其余手法及步骤皆同于上法。

（2）缠肘法：患者取坐位或立位，患肢垂放。术者一手有力而灵活地握住患肢腕上部，另一手拇指轻轻按放于桡骨头部，其余四指稳托患肢肘部，同时术者用握腕之手

托患者前臂做缓慢的前臂旋外之屈肘缠绕动作，当压放于错位之桡骨头部的拇指指下感觉桡骨头之滚动，或可听到一声微响，脱位之桡骨头即复位。该法适用于小儿桡骨头半脱位，或用于成人肘关节疾患。如该法用于成人时手法力量可适当地加大。

（3）拔指法：术者以食、中、无名指紧握患者伤指，小指等叉开扣紧患者伤指背部末端，拇指顶于伤脱部，趁牵拔之力，使错移之掌指关节顶复。该法适用于掌指关节及指关节错移。

（三）治疗下肢关节及周围软组织损伤的手法

（1）屈髋牵伸法：患者取仰卧位，术者立其患侧，以腹部顶压其患肢膝部，作屈膝、屈髋的内收、外展等顶压牵伸活动，同时用手抵其髋关节相应部位（如腹股沟处），施以按压、顶点、推、拿等手法。该法适用于髋关节及其周围软组织损伤。

（2）扳踝法：患者取仰卧位，术者立其患侧，以一手执其踝部，做背伸、屈、内翻或外翻活动，另一手拇指于伤部施以按、压、推、点等手法，并在关节被动活动时整复关节的错移。该法适用于踝关节及周围软组织损伤。

治疗骨伤科疾病还有很多整骨法，如扳颈法、拔颈法、屈膝双提踩伸腰法、抬腿屈腰法、三人牵腰理脊法、双手扣腕法、叠膝法等，操作方法与常规操作手法相似，在此不做详细叙述。

总之，刘绍南老先生的“一指禅”伤科推拿整骨法（伤科十七法）强调手法用力的技巧，在临床治疗伤科疾患疗效显著。

## 【传人】

曲敬喜，山东烟台东方医院主任医师，擅长治疗颈椎病、肩周炎、腰椎间盘突出症及软组织损伤等疾病。

## 【临床经验】

1. 旋前屈肘复位法（缠臂法）治疗小儿桡骨头半脱位

郭某，女，3 岁。左臂被牵拉损伤数小时，肘部疼痛，啼哭，不敢活动。

检查：桡骨头部压痛，回旋前臂、屈肘时疼痛加重并受限。

诊断：桡骨头半脱位。

当即施用旋前屈肘约达 90°时闻及弹响，拇指指腹感到有物弹动，患儿停止啼哭。功能完全恢复。

2 个月后，因再次牵拉左臂而发病，症同前，施以旋前屈肘手法整复。并嘱其母近期内切勿牵拉其臂，至今未再发病。

2. 手法整复治疗损伤性膝关节内侧半月板移位嵌顿

某男，56 岁。患者于 3 日前肩负重物行走，因物品晃动，下意识右膝屈曲着力，并右旋躯体维持平衡，突感膝内侧有物滑移前突，并感剧痛而倾倒，后即不能站立，屈膝不能伸。初去他院就诊，认为半月板破裂移位，拟手术治疗。患者恐惧手术，卧床 3 天后来我院求治。

查体：右膝关节呈保护性 15°屈曲，畏动，关节内侧前缘有持续胀痛感；沿关节间隙有条状硬性物隆突，拒按。关节周围无明显肿胀；内侧副韧带极度紧张，但无明显压痛点；被动伸膝时，局部有压挤感，疼痛加剧，屈膝勉强可达 90°，深屈不能。抽屉试验（－），小腿外展试验（－）。

诊断：内侧半月板移位性嵌顿。

因脱出程度较重，采用牵扳指按复位法，一次手法顺利整复。临床诸症消失，患者即刻下床行走、跳跃，无明显不适感。随访半年无复发。

## 第十一节　朱春霆技法总结

### 【朱春霆简介】

朱春霆（1906～1990），男，江苏嘉定县黄墙村人，主任医师，教授。1956 年应聘于上海华东医院，创建推拿科。他致力于中医推拿工作 60 年，曾任华东医院中医科副主任、推拿科主任、上海推拿门诊部主任、上海中医学院附属推拿学校校长、上海市中医学会推拿专业委员会主任委员、中华中医药学会推拿分会名誉主任委员等职。1957 年被授予“推拿专家”称号。

### 【学术思想及贡献】

朱春霆教授为当代中国推拿教育的创始人，早在 20 世纪 20 年代末，与名医恽铁樵一起，共同筹办上海中国医学院。1957 年献出一指禅推拿专著《一指阳春》。1958 年创办我国中医史上第一所推拿专科学校及门诊部，担任校长、主任，亲自执教，并编写了近 10 万字的《中医推拿讲义》，为中医推拿的理论化、系统化和手法规范化奠定了基础。

朱春霆教授的推拿手法，遵循“推穴位，走经络”的原则，并具备三大特点：

（1）手法柔和深透，柔中寓刚，刚柔相济，强调以柔和为贵。

（2）取穴准确，以指代针，将功力集中在拇指之端，力透溪谷。

（3）注重练功，通过练“易筋经”达到“缓节柔筋”、“两臂及十指骨节柔屈如棉”的状态。

其中“力透溪谷”是朱春霆教授手法的重点。朱春霆教授根据其几十年的临床心得，明确地提出了溪谷在人体的部位为关节之间，进而细化为大关节为谷，小关节为溪；大关节和肌肉交会之处为谷，小关节和肌肉交会之处为溪。溪谷的功能是行营卫、会大气，以此来指导推拿实践。如对于“大寒留于溪谷”的骨痹，提出必须“按穴推关节，驱除留滞在关节、溪谷的寒邪，才能使患者逐渐康复”的思想。认为溪谷和经穴有直接关系，是营卫气血周流之处。如有不正之邪侵犯，便会使营卫稽留，气血流周失常。因此力透溪谷的最终目的是使营卫畅通，气血周流复常。

## 【技法研究】

### （一）推拿手法遵循“十字方针”

朱春霆教授认为，推拿治病重在手法，不经过手法的刻苦锻炼，是不能从事推拿专业工作的。手法关系到治疗的效果和质量，尤其是一指禅推拿手法，掌握较难，变化多端，技巧要求高，应遵循“沉肩、垂肘、悬腕、掌虚、指实”十字方针进行锻炼和操作。他对学生要求也十分严格，亲自讲授十字方针，并根据学生大拇指的生理特点情况，辅导他们用罗纹面、大拇指端或偏峰为着力点进行锻炼和操作。锻炼时要求每位学员要思想集中，意守拇指，手随心转，不宜用刚强、粗暴的手法，以免增加患者痛苦，造成新的创伤。此外，强调每个推拿学员需进行“易筋经”练功训练，认为“易筋经”锻炼是提高推拿医生的指力、腕力和耐力的最好方法之一。

（二）一指禅推拿手法结合复合手法

朱春霆教授的一指禅推拿手法，已达到了炉火纯青的境界，运用时纯熟细腻，指力强健灵巧，如行云流水，挥洒自如。但他并不以此为满足，又创造了多种复合手法，如：推摩法，用于治疗腹胀、泄泻、便秘、胃脘及胸胁部胀痛；推揉法，用于治疗颈椎病、落枕；蝴蝶双飞法，用于头面部，尤其治疗头痛、失眠有良效；缠法，用于治疗乳蛾和咽喉痛。他对内、外、妇、儿、伤科的一些疾病的治疗也有独到的手法，对术后胀气，更常是手到病除。

（三）主张循经取穴，以穴治病

一指禅推拿以柔见长，有动作细腻巧妙、接触面小而力感强的特点。如对肩关节周围炎，着重一指禅推肩贞、肩髃、肩髎，配合被动运动；坐骨神经痛，着重推环跳、委中、承山；胃脘痛，着重推摩中脘、腹部及足三里等。除了手法技高一筹外，取穴准确是治疗的关键。朱春霆教授认为，要达到取穴准，须结合解剖结构，因人、因部位而异。

【传人】

朱鼎成，男，朱春霆之子。华东医院推拿科主任医师。从事中医推拿临床工作20余年。擅长运用家传“一指禅”手法，“循经络、推穴道”诊治内、妇、骨、伤等各科疾病，尤对失眠、颈椎病 、头痛等有独特疗效。其推拿手法以柔和见长，取穴准确、节律性强、力透溪谷。著有《申江医萃——朱春霆学术经验集》，系统地总结了其父朱春霆的学术观点。

【临床经验】

朱春霆一生临床经验丰富，试举朱氏治疗颈椎病及漏肩风案例如下：

1. 治疗颈椎病验案

余某，男，64岁。颈椎病已数载，时休时作，近日来枕部作痛，时而眩晕而痛，俯仰转侧不利，右颈肌坚紧，新设穴（为经外奇穴，位于风池穴直下方，后发际下1.5寸处，即斜方肌外缘处）压痛，两手臂酸痛，指麻，苔腻，脉弦。治以疏通脉络、调和营卫。

取穴：风池、风府、新设、肩井。

手法：推、拿、按。

疗程：10次，间日而施。

操作：

（1）患者正坐位，医者立于其后，先以“蝴蝶双飞势”施于两侧风池穴约5分钟；然后医者以左手拇、食、中三指，轻轻依托住患者前额，右手以一指禅偏峰推风府穴约5分钟，应由轻而重，慢慢将功力深透，切忌用蛮力震动颈项；左手如前，右手改为推拿法，即右手拇指从风府移向患者右新设穴，左手食、中二指点于左新设穴，状如拿法，但施力在拇指，所以称推拿法，施术约10分钟。

（2）患者正坐位，医者以双手拇指分别按于左、右风池穴，其余四指呈散手状，使内劲缓缓将患者枕部上顶，令患者头部稍后仰，便于操作，以患者得气、舒适为度。

（3）接上势，医者以双手拇指自风池经新设至大杼穴，反复揉动3遍，使肌肉尽量放松；然后，双手揉拿肩井穴以收功。

2. 治疗漏肩风验案

何某，男，60岁。体丰气虚，卫外不固，肩部痹痛有年，时轻时重，去年冬天，酒后汗出当风，又感新邪，右肩臑痹痛再作，经治五日痛息；但多年宿疾，春间痹痛复发，屈伸作痛。

取穴：风池、肩井、天宗、肩内俞、肩臑、曲池。

手法：推、㨰、拿三法。

操作：

（1）患者正坐位，医者立于其身后，先以一指禅推法的“蝴蝶双飞势”施于两侧风池穴约5分钟；然后沿颈椎棘突旁紧推慢移至两侧肩井穴，以指峰推约5分钟，使患者有酸胀重着的得气感，单手偏峰推右天宗穴约1分钟，轻泻之。

（2）接上势，医者坐于患者右侧，患者右上肢自然屈曲靠在沙发扶手上，医者以右拇指指峰推肩内俞穴约5分钟（推肩内俞穴可治疗肩痹痛），然后移向肩髃穴施术约5分钟；再以㨰法施于肩井、肩髃和肩内俞穴各2分钟，然后沿着手阳明经下行至曲池穴，施㨰法约5分钟，要求柔和力透。

（3）接上势，医者立于患者身后，以双手拿肩井穴，得气为度。

说明：本例痹证属多年宿疾，时重时轻。此为湿邪侵犯分肉之间而引起肢体重着不移，屈伸作痛。治疗时，推风池、肩井穴以祛风散寒、通经活络；采取偏峰轻泻天宗，治肩痹痛，祛邪而不伤正；不宜用点按之重手法。

治疗漏肩风，常先采用一指禅推法，将功力集中于双手拇指的指尖，以每分钟摆动160次的频率施治，一般在主要穴位上施术5～10分钟，使功力渐渐透入肌肤直达病源之所在。朱春霆老先生一指禅推法表观之轻松飘逸，挥洒自如，实为含而不露，力透肌肤，直达经络穴位。再配合拿、㨰、摇等法施治，最后以抖法收功。

## 第十二节　杨希贤技法总结

### 【杨希贤简介】

杨希贤（1908～1991），男，福建省福州市人，主任医师，教授。曾任中华中医药学会推拿分会理事、顾问，中华中医药学会福建分会理事、顾问，福建省中医药学会推拿专业委员会主任委员、名誉主任，福建中医学院附属人民医院推拿科主任医师，福建中医学院教授。杨希贤早年跟随其岳父陈少苍学习中医，精研岐黄之术，其后致力于推拿临床医疗和教学科研工作50余年，积累了丰富的临床和教学经验，特别是在推拿手法研究及其应用领域中，不仅继承传统的中医推拿的精髓，而且博采众长，锐意创新，终自成一家。

**【学术思想及贡献】**

杨希贤老先生重视中医辨证论治在推拿医学中的作用，强调要突出整体观念的诊治思想和预防为主的指导思想。疾病的证候表现多种多样，病理变化极为复杂，且病情又有轻重缓急，所以杨希贤老先生常要求临证时，要“因人而治，因病而治，因部位不同而治”。治疗时，既要注意局部，又要兼顾全身，然后选取相应的穴位和恰到好处的手法，以疏通经络、平衡阴阳、通达内外、扶正祛邪，这样既有局部治疗之效，又有全身调节之功。在病因、诊断和辨证施治的学习方面，杨希贤老先生指出，先要懂得医理，再掌握好理法方药；按四诊八纲进行辨证施治时，应先查病因，再辨病机、病理，分析内外两因之规律，搜集病证的指征；同时还要注重脉证相合参照。

（1）杨希贤老先生重视手法与练功。他的手法精炼、实用，一招一式都有针对性和目的性。临床中常以推、按、揉、摩、拿、拨、摇、擦8种手法作为基本手法，尤其对按、揉二法最为看重。他认为按法“按而留之”，看起来是静止不动的，实际上体内是运动着的；揉法“揉以和之”，老幼皆宜。前者能产生“针刺”感，后者能柔和力透。按、揉二法相互配合，协调应用，灵活变化，施行全身；可概括为动作简洁，主次分明，隐而有条，静中有动，刚柔相济，以巧代力。

（2）手法是按摩医生施力的方法和技巧，其稳准、熟练程度直接影响疗效。杨希贤老先生强调练功，认为练功有双重含义，一是医生自身练功可增强体质，增加手劲和指力；二是患者练功可改善症状、提高疗效。

（3）在临床中，杨希贤老先生还强调“点”、“线”、“面”的结合。“点”是指压痛点，是病变在体表的反映。以压痛点作为刺激点，可使“不通”变为“通”，使“痛”变为“不痛”。“线”是指经络循行的路线或解剖学上的肌腱、神经纤维走行的方向，通过对“线”施行手法，使线路舒畅疏通。“面”是指整个治疗部位，是“点”和“线”的扩大。通过对“面”施行手法治疗，可在较大范围内祛瘀活血、消肿止痛，使气血通畅、组织归位。这三者互相联系，互相影响。

（4）治疗腰椎间盘突出症，杨氏有其独到之处，根据辨证，常选取肾俞、环跳、殷门、委中、承山、昆仑诸穴，手法主要用推、按、揉、拿、斜扳、擦、摇晃、背法等，配合医疗练功，起到补肾培元、疏通经络、松弛腰肌、行气活血、松解神经根粘连、使突出物还纳的作用。

（5）杨希贤老先生先后撰写了《推拿治疗腰椎间盘突出症》等30多篇有关推拿临床经验的学术论文，出版了《中医按摩疗法》、《杨希贤疗伤手法》等7本专著发行于国内外。杨希贤老先生还担任了《中国医学百科全书·推拿分卷》编委，其学术成就，被载入中国中医科学院编纂的《中国骨伤科医师名人录》。

## 【技法研究】

### （一）杨氏治疗腰椎间盘突出症技法

1. 摇拉双腿

（1）患者仰卧，屈曲两膝，术者一手按住患者膝盖，另一手握其脚踝，左右旋转、摇动患者腿部，以使腹肌、腰肌松弛。

（2）患者仰卧，屈膝屈髋，贴近腹壁，医者突然用力向下伸拉腿部。左右交换，各连续5～6次。此法可使腰椎及骶椎关节松弛、后纵韧带拉紧、椎间隙变宽，利于突出物回缩，使椎间盘还纳。这是全部手法中比较重要的部分。

2. 压腰部

患者俯卧。

（1）分腰理筋：以腰部痛处为中心，用手掌在腰部摩擦20次，使腰肌进一步松弛。

（2）按肾俞：以指端在肾俞穴按揉1分钟，补肾培元。

（3）压腰椎：在患者下胸及下腹部各垫一枕，勿使腰部（特别是突出处）悬空。术者双手重叠，用力按压患者腰部，并稍加颤动，持续约1～2分钟。这种手法可以加宽椎间空隙，有利于突出物复位。

3. 侧扳

患者侧卧，上腿弯曲，下腿伸直。术者站其背侧，一手紧按住患者肩前部，另一手紧按着臀后部，两手向相反方向用力摆动5～6次，此时常常可以听到腰椎关节作响。

左右交换。此法是有意识使腰部发生扭转，对椎间盘有挤压复位作用。

4. 㨰腰腿

患者俯卧。

（1）术者一手托起患腿，关节伸直，使其向上、向下来回摆动，另一手在腰部行㨰法约2分钟。左右交换。

（2）术者以一手或两手同时行㨰法，由患者腰部一直㨰至大腿、小腿、足跟，上下反复㨰动约1～2分钟。左右交换。

（3）术者以尺骨鹰嘴点患者环跳穴，并以手指拿委中及承山等穴位各3～4下。

5. 运下肢

患者俯卧。术者握住患者两足踝，有节奏地把两腿上下抖动，如金鱼摆尾。此法可缓解腰肌紧张并能滑利关节。

### （二）杨氏治疗遗精技法

1. 检查反应点

临床研究发现，遗精患者在气海、中极、曲谷、横骨、会阴、血海等穴位，大多有敏感的压痛反应点。这些压痛反应点的存在，有助于对本症的诊断。

2. 推拿取穴

（1）主穴：气海、关元、曲骨、会阴、三阴交、肾俞。

（2）配穴：中极、横骨、血海、命门、志室、肝俞、膈俞、心俞、风府。

（3）兼症取穴：兼有头痛、眩晕、耳鸣、眼花者，加取上星、太阳、风池、大椎等穴；兼有精神忧郁、四肢倦怠、消化不良、耳鸣者，加取上脘、中脘、梁门、天枢、足三里、脾俞、胃俞等穴；兼有失眠、心悸、多梦者，加取神门、大陵、中脘、肝俞、申脉、照海等穴。

3. 推拿手法

常用按、摩、推、拿、揉、掐等手法，根据病情轻重、体质强弱，予以补泻。补泻的手法如下：

（1）按法：轻按为补，重按为泻。

（2）摩法：缓摩为补，疾摩为泻。

（3）推法：缓推为补，急推为泻；向上推为补，向下推为泻。

（4）揉法：任脉及右半身向左转为补，向右转为泻；督脉及左半身向右转为补，向左转为泻。

（5）顺经为补，逆经为泻。

4. 操作程序

（1）患者仰卧，医者立于其侧，先用手掌轻缓地抚按小腹，以使热气深透内部。再用食指或中指揉、按、掐中极、中脘、气海、关元、曲骨等穴；用中指端点按会阴；两拇指合并，由轻而重地从曲骨向中极、关元、气海推擦，最后拿三阴交及下肢肾经。

（2）患者俯卧，医者用左手泻心俞、肝俞等穴；用右手补肾俞、脾俞、胃俞；最后按揉命门，摩擦肾俞，提捏肾俞。

（3）如有兼症，可选取上述兼症穴位予以加减。

5. 推拿时间

每次操作一般 15～25 分钟。开始时可每日推拿 1 次，见效后，可隔日推拿1次。10次为1个疗程。此外，教患者自我按摩方法，嘱咐其早、晚在家自行按摩。自我按摩常用方法有“运土入水”、“摩肾堂”、“点会阴”等。

## 【传人】

潘家芬，副主任医师，中华中医药学会会员、中华中医药学会推拿分会委员、中华中医药推拿学会手足推拿专业委员会副主任委员、福建省中医药研究促进会理事。

## 【临床经验】

陈某，女，45岁，干部，门诊号137107。

主诉：3个月前因参加球赛，不慎扭伤腰部，当晚感到疼痛，俯仰不便。经连续服药、针灸等，未见好转，而且逐渐放射到左下肢外侧疼痛，不能下蹲，行走困难，久立即感患腿酸胀。后经某医院诊断为第4、5腰椎间盘突出，建议手术治疗，患者不同意，故前来本院按摩治疗。

检查：脊柱明显侧凸，生理前凸消失，后伸困难，有持续性疼痛并放射到左下肢后侧。下肢运动障碍，肌腱反射亢进，直腿抬高试验左15°、右70°。腰部活动检查：前俯40°，后仰5°，左弯20°，右弯10°。

诊断：腰4～5椎间盘突出症。

经杨希贤老先生用腰椎间盘突出症推拿手法治疗后，症状消失，随访观察10个月，未见复发。

## 第十三节　张汉臣技法总结

### 【张汉臣简介】

张汉臣（1910～1978），男，山东蓬莱人。1925 年拜本县小儿推拿名医艾老太为师，1957 年应聘到青岛医学院附属医院组建小儿推拿门诊，开展小儿推拿治疗，1962 年被山东省卫生厅认定为省内名老中医。曾任青岛市中医学会儿科推拿分会主任委员、山东省中医学会儿科推拿分会副主任委员。

### 【学术思想及贡献】

张汉臣老先生治学严谨、医术精湛、学识渊博、医德高尚。曾亲自带徒 21 人，并通过多种形式为省内外培养儿科推拿人才 1500 多人，并将几十年临床、教学心得撰写成《小儿推拿学概要》、《实用小儿推拿学概要》两部专著，由人民卫生出版社出版，先后多次印刷。此后又撰写《儿科推拿配穴学》、《农村儿科推拿手册》、《儿科推拿治验回忆录》等书稿。

张汉臣老先生在临床上，以祖国医学的阴阳五行、脏腑、经络等学说为理论基础，严格遵循辨证论治的治疗法则。在诊断上，根据小儿不能确切表达病情、手腕部较短、三部不分，加之诊察时大哭大闹、切脉不准确等生理特点，提倡望、闻为主，问、切为辅，综合其他证候，进行分析辨证。在治疗上长于应用徐疾补泻和轻重补泻手法，严守补虚扶弱和补泻兼治的原则，虽近期效果平缓，但疗效巩固、持久，尤其对虚寒证效果显著。

在选穴上，注重扶正，取穴补中有泻，祛邪亦不忘扶正。他认为小儿为“稚阴稚阳之体”，“邪之所凑、其气必虚”，因此在治病过程中必须时时顾护正气，一般首选补肾水一穴，起到补肾扶正之功效；除了能治疗先天不足所引起的病证外，与其他穴位配伍，补中带泻或泻中寓补，可使疗效持久。例如，补肾水配清板门，具有滋阴清热的作用，可用于治疗小儿感冒发热、手足心热等症。补脾土为张汉臣老先生治疗消化道疾病之首选穴，并对此穴进行了实验研究，结果证明推补脾土可使胃酸分泌明显增加，对胃蠕动以及对蛋白质的消化均有明显促进作用。在手法上，他常用推、揉、运、分、捏、挤法等。

张汉臣老先生将小儿推拿概括为“一掌四要”。一掌即掌握小儿无七情六欲之感，只有风、寒、暑、湿、伤食之证的生理特点。四要是：一要辨证细致、主次分明；二要根据病情、因人制宜；三要处穴精简、治理分明；四要手法熟练、刚柔相济。

## 【技法研究】

### （一）推拿技法

张汉臣老先生临床治疗范围广泛，他在多年的临证中打破了新生儿禁推之说，对新生儿疾病的治疗，取得了较好的疗效。他认为男推左手、女推右手是没有科学根据的，主张男女均推左手，因左手施术方便。

张汉臣老先生还对小儿推拿常用穴位进行了解剖定位

研究。据记载，推补脾土穴能促进饮食，而逆运内八卦穴可以开胸化痰、除气闷满胀等，于是他用现代医学研究手段开展了推补脾土穴和逆运内八卦穴对正常人体胃液分泌、胃运动、蛋白质消化和淀粉酶分泌影响的初步实验观察。实验结果证明，推补脾土穴和逆运内八卦穴确实可以健脾和胃、增加食欲、改善消化能力。推补脾土穴可以促进胃酸分泌、胃运动，从而能够起到增进食欲的作用。逆运内八卦穴对胃运动功能有双向调节作用，在胃运动兴奋时，逆运内八卦穴多有趋向抑制的作用；相反，在胃进入抑制或平稳状态时，推此穴可以使其转入兴奋。

张汉臣老先生认为，推拿手法总的要求是持久有力，均匀柔和。但每种不同的手法要求又不一样，如“拿法”要刚中有柔，柔中有刚，刚柔相济，轻重适宜；“推法”要行如直线，不得歪曲，轻而不浮，快而着实。

### （二）望诊方法

#### 1. 望“神”及形体

“神”指精神活动的表现，它能体现生理功能的强弱、脏腑气血的盛衰，故观察有神无神，可测知疾病的预后及转归。“形”指形体，根据形体辨虚实，主要是从小儿的精神动态和体质强弱进行辨证。

#### 2. 望头颅

（1）望头形：颅形端正、颅骨坚强者，为先天禀赋强，少病易养。颅骨软弱，多病难养。新生儿颅骨膨大、骨缝不合者，为脑积水。颅骨缺损，须查明病因。头颅形方，为慢惊风。

（2）望头发：发为血之余，为肾之华。新生儿头发黑亮，属禀受父母之精血充沛。毛发稀疏，为先天胎元不足。婴幼儿毛发逐渐变枯黄，为后天气血亏损，多见于慢性营养缺乏。发稀黄而直立，或枕后脱发，多见于慢惊风初起。毛发作穗或干枯，多为疳积之证。

（3）望囟门：正常小儿囟门平坦，在1岁左右闭合。过期不闭，属先天禀赋不足或后天营养失调。囟门膨起，除小儿哭闹外，常见于急惊抽搐，多属实热证。囟门下陷，常见于吐泻伤阴或高热伤阴。

3. 望面色

面色是指面部色泽，它是脏腑气血的外荣，亦是疾病变化的表现。色是指青、黄、赤、白、黑等颜色；泽是指荣润、枯槁、鲜明、暗晦光彩而言。因此根据不同的色泽，结合病情，可以看出疾病的发展和变化。如人以胃气为本，所以略带黄色为有胃气，无黄色为胃气绝；面黄而鲜，多湿热食积；黄而晦暗的为寒湿伤脾；淡黄无华为脾虚。

4. 望苗窍

望苗窍是小儿望诊中最重要的一环。所谓苗窍，即五脏开窍于头面的五官。望五官的形态及色泽，可辨别脏腑的健康情况。

（1）望二目：目为肝窍，望目可知五脏之病变。黑珠满轮，神采奕奕，转动灵活，虽病而无大碍；黑珠属肝，见黄色其病多凶；如白珠多，黑珠昏蒙，睛珠或黄或小，病多缠绵难治。迎风流泪，为寒伤肝；眦泪交流，为热伤肝；哭而无泪，目开不合，或不哭泪出的为肝绝之证。白珠属肺，色赤为阳热，黄为湿热，青为体怯而肝风盛。瞳仁属肾，无光彩伴黄色为肾气虚。内眦属大肠，溃烂为肺有风。外眦属小肠，溃烂为心有热。上睑属脾，肿为脾虚。下睑属胃，色青为胃有风，紫主呕吐。上下睑浮肿为湿盛。睡觉露睛，为脾胃虚极。目眶深陷，目倦神疲，为气虚液脱等。

（2）望鼻：鼻居面中央，是脾之部位，又是肺窍，足阳明之脉络起于山根。鼻准属脾，正常应微黄光亮。色青无泽，为脑中痰饮，紫暗为时病，色黄为痰饮湿热，色白为肺气虚，又主亡血，色红为脾热，黄为脾败。鼻准色黄无泽，白点散在，为脾虚，证见泄泻。鼻翼属胃，两翼根部色黄而硬，为溢乳或完谷不化。鼻准色泽俱佳，翼部色泽差，小儿虽乳食量减少，但肌肉多健；反之翼部色泽俱佳，准部色泽差，虽乳食量正常或增加，但不生肌肉，或泄泻之候。鼻梁属肺，色青暗，为肺有痰喘，色浮淡不滞，其证易治；反之，色沉浊而滞，其证缠绵难治等。

还可望耳，望唇、口、齿、舌，望咽喉，望小儿二阴及二便。再结合闻、问、切三诊进行综合分析，可以全面了解病情，然后施治，可获佳效。

## 【传人】

田常英，山东省青岛市青岛医学院附属医院医生。

## 【临床经验】

张汉臣老先生在临证处方时重视配穴，善于将多个推拿操作方法有机配伍在一起，类似中药的药对或药组，作为处方的基本单元，方虽大而不杂，治理分明。现介绍张老治疗验案如下：

1. 治疗小儿泄泻

某患儿，男，1岁半。两日前由于饮食过多，出现身热面黄，便溏酸臭，恶食口臭，伴呕吐酸黏，舌苔黄腻，脉滑数。

诊断：伤食泄泻。

处方：揉小天心、一窝蜂，逆运内八卦，推四横纹，分阴阳，补脾土、肾水，揉外劳宫，清板门、天河水。

按上法推拿1次，症状明显缓解。复推2次，痊愈。

2. 治疗小儿感冒发热

某患儿，女，10个月。发热2天，鼻塞流涕，恶风恶寒，睡眠不安，精神不振，打喷嚏，舌尖红，苔薄白，脉浮。

诊断：外感风热。

处方：揉一窝蜂、小天心，分阴阳，揉小横纹，清板门，逆运内八卦，清肺金，退六腑，清天河水。

第2日复诊，热退，症状均缓解，又按上法推拿1次，痊愈。

3. 治疗小儿呕吐

某患儿，女，3个月。近2日食入即吐，吐物酸臭，面红，唇红而干，伴有发热啼哭，夜不能安，小便黄，舌红，苔厚腻，脉数。

诊断：小儿呕吐（热吐）。

处方：推板门，清天河水，逆运八卦，揉小天心，分阴阳，清肺金，退六腑，点气海。

第2天复诊时能少量进食，依上法复推2次，痊愈。

## 第十四节　朱金山技法总结

### 【朱金山简介】

朱金山（1909～1995），男，安徽省无为县人，主任医师，江苏省名中医。早年师从马德友习医3年，专修武术推拿正骨。毕业于南京市中医学校，结业于江苏省中医学校和上海中医学院推拿师资进修班。曾任南京市中医院骨伤科主任、全国推拿学会理事、中国肩周炎研究会副理事长、江苏省推拿专业委员会主任委员、江苏省体育创伤研究组顾问。

### 【学术思想及贡献】

朱金山主任从事推拿、正骨研究60余年，治学严谨，反对门户之见，一贯主张勤求古训，博采众方，广为吸收同行学术上的精华，在正骨、推拿学术上有很高的建树。他积极倡导创建全国推拿学会、省推拿专业委员会，出版了《朱金山推拿集锦》等书。创立了“四应六法”、“三通法”及“全身推拿法”等。

朱金山主任推拿手法讲究形态、部位、作用三个要点。所谓形态指医者在推拿时手法的形态、模样；部位指医者推拿时手法作用的位置；作用指医者在推拿时手法的功能，这三个要点在临床上是相辅相成的。

在几十年的临床工作中，朱金山主任强调手法治疗要将“点、线、面”联系起来。所谓“点”是指身体部位的一点而言，通常指穴位，其也有固定点的意思，常将点与症状相联系。“线”是指这一点到那一点之间的连线，具有连贯相通的意思，通常指经络，通常将线与脏腑联系。“面”是指某一部位的面积而言，有整体观念之意；通常面属腠理，腠理泛指皮肤、肌肉、脏腑的纹理及皮肤、肌肉间隙交接处的结缔组织。临床上一般将面与整体相联系，体现了整体观念和辨证论治思想。

【技法研究】

朱金山主任在多年临床实践的基础上独创了“三通法”、“四应法”、“六法”等推拿技法，下面对其进行简单介绍：

（一）“三通法”

根据祖国医学理论，有多种疾病是由于脏腑经络阻滞、气血瘀阻不通而造成，故采用“通”法可以达到治疗的目的。朱老多年来将理论与实践结合，运用“三通法”治愈、改善了许多常见病、多发病及一些疑难杂病。“三通法”即用手法通脏腑、通经络、通气血。《素问·血气形志篇》指出：“行数惊恐，经络不通，病生于不仁，治之以按摩醪药。”这说明很早以前的医学家们就得知很多疾病属经络不通，而经络内联脏腑，所以用手法治疗能够达到通脏腑、通经络、通气血的作用。在临床中可将“三通法”运用在消化系统、循环系统、神经系统多种疾病的治疗中。

（二）“四应法”

（1）应症状：即医者在临床治疗时，首先针对患者出现的症状所在和原因所属，采用相应的治疗方法。

（2）应部位：即医者在临床治疗时，分析疾病的出现部位，采用与不同部位相应的手法。

（3）应经络：即医者在临床治疗时，按中医的理论，辨别疾病所属经络，选择性采用相应的治疗方法。

（4）应穴位：即医者在临床治疗时，针对病情，选择性的采用相应经络部位的穴位。

医者在临床治疗中，一定要在疾病千变万化的过程中，随着患者所出现的不同病变，恰当地运用“四应”方法。

（三）“六法”

（1）直接法：临床治疗时根据病情需要，医者双手在患处直接采用不同的推拿手法进行治疗的一种方法。通常多用于腰腿痛、落枕、漏肩风、网球肘、关节扭伤、岔气等疾病的治疗。

（2）间接法：即医者不直接在患者的病痛处，而是在患处所属脏腑的经络以及肌肉的起止点上施行各种手法，或在离患处较远的部位以手法治疗。一般多用于急性腰痛、重症落枕、急性胃脘痛、局部肌肉重度痉挛以及不能接受直接法推拿者。

（3）相对法：又称“平衡法”。即医者以轻柔的手法，对称性的走线、落点、带面的治疗方法。通常治疗面神经麻痹的中后期，以及久病、重病的体虚患者。

（4）强弱法：即医者在操作过程中，根据病情需要，采用强而重或弱而轻的手法进行治疗，通过手法的强弱而达到平衡，主要适用于面神经麻痹、半身不遂等症。

（5）诱导法：医者用柔和轻慢的手法操作，把患者的思维意识诱导到医者所操作的部位和穴位上，使患者产生一种似睡非睡的精神状态，以达到引意治病的目的。多用于失眠、眩晕、高血压、神经衰弱等症的治疗。

（6）补泻法：病有虚实，治有补泻，虚则补之，实则泻之，在推拿治疗中常以向心性手法为补、轻手法为补，而离心性手法及重手法为泻。在治疗外伤性血肿时，局部肿胀明显，以肿胀为中心，向四周推拿为泻；局部按之缺血，血不养经时，由四周向中心推拿为补。

## 【传人】

周华龙，男，1956 年出生。历任中华临床医学会常务理事、江苏省推拿专业委员会副主任委员、南京中医药大学副教授、南京市中医院推拿科主任。

## 【临床经验】

1. 肩关节周围炎的治疗

患者取坐位，医者站在患者患肩一侧，先用㨰法在肩部周围㨰、揉 3～5 分钟，然后点揉肩贞、肩髃、天宗、手三里、曲池、合谷等穴，反复施术 3～5 遍。待肩关节局部肌肉松弛后，医者以手握住患肢手腕部作前后摆动，并上抬 10～20 次。操作约 20 分钟，隔日推拿 1 次。另外，在推拿的同时嘱患者回家后配合肩关节锻炼，以摆肩和举手两个动作为主，每天早晚各锻炼 1 次，时间约 10 分钟。

2. 落枕的治疗

落枕的治疗方法简单，手法恰当的情况下，大多 1 次可愈。患者取坐位，颈部自然放松，医者多站其左后方，通常术者用右手先㨰患者两侧肩颈部约 3 分钟，使颈部肌肉放松，而后术者左手扶住患者的前额部，右手拇指和其余四指置于颈部两侧大筋（拇指在左、其余四指在右），用拿捏法自两侧风池穴拿至肩井，自上而下或自下而上，反复进行 3～5 遍，施术时将头颈向前、后、左、右转动，缓缓而行，不宜过快，然后挤捏两肩膀，以患侧为重点，点揉手三里、合谷、落枕等穴。手法要求由轻到重，一般 1 次治疗 15～20 分钟，每日推拿 1 次，通常 1～3 次即可痊愈。手法完毕后可嘱患者配合颈部活动。

3. 踝关节扭伤的治疗

患者通常取坐位，将患肢抬高 10cm，医者面对患者，先用轻而柔和的梳推法（五指展开，以指面和掌面为接触面，在体表作轻轻的滑动），自足尖部经踝部往上推拿 5～10 分钟。疼痛较甚、肿胀明显者，加点揉足三里、血海、合谷、承山等穴，以缓解疼痛，再做挤捏法和刮法，自踝部经腓肠肌至膝关节下方，反复 3～5 次。挤捏法是用双手十指分开交替在相应部位进行；刮法则是右手掌微屈，用小鱼际及小指关节处在相应部位进行。每天推拿 1～2 次，每次 15～20 分钟，一般 3～5 次即可痊愈。

4. 胃脘痛的治疗

直接治疗法：患者取仰卧位，两下肢伸直，医者位于患者右侧，右手食、中、无名、小指四指并拢，在胃脘部的上、中、下三脘穴位进行轻摩 30 次；继则用掌心或掌根在胃脘部进行摩推 10 次，用力由轻到重，按摩时以顺时针为好。

间接治疗法（亦称点穴治疗法）：上法做完后，紧接着用双手拇指点压两侧足三里穴 3 分钟，再用同样的方法点压两侧合谷穴 3 分钟。伴有恶心、呕吐者，加点压两侧内关穴各 3 分钟。点穴时应避免用力过重而损伤皮肤。

## 第十五节 丁季峰技法总结

### 【丁季峰简介】

丁季峰（1914～1998），男，祖籍江苏省扬州市，主任医师，硕士研究生导师，上海市继承老中医学术经验研究班指导老师，上海市名中医，全国首届名中医，享受国务院特殊津贴。他是一指禅推拿的嫡传弟子，于 1940 年创立了㨰法推拿流派。曾任岳阳医院推拿科主任、岳阳医院推拿科顾问、上海中医学院专家委员会委员等职。

### 【学术思想及贡献】

#### （一）继承发扬，不墨守成规

在继承一指禅推拿的同时，首创㨰法推拿，形成了㨰法推拿流派。㨰法推拿的学术特色是强调手法的刚柔相济，倡导治疗手法与被动运动结合，并在国内首先提出必须辨证、辨经、辨病论治相结合的观点。认为疾病及损伤对人体产生的影响是复杂的、多方面的，认识疾病和损伤也必须从多角度出发，辨证论治、辨经论治和辨病论治，即从不同的角度观察和分析疾病，并采用不同的手段治疗。还须遵循“治病必求其本”的古训，只有通过对病源根本的治疗，才能获得满意疗效。

### （二）取长补短，倡导中西医结合

㨰法推拿流派的学术思想核心为倡导传统医学与现代医学结合，取长补短，这也是㨰法推拿流派形成的理论基础。丁老将整体观念、内外相连的中医理论体系之所长与细究局部、探幽入微的西医治学之所长相联系，以中医经络学说结合解剖、生理、病理等现代医学知识作为实践的指导，逐步创立了㨰法推拿流派。对手法作用的认识不再停留于“疏通经络、活血化瘀”的模糊性，而是能够进一步明确它对损伤与疾病的哪一环节发挥影响。因为手法的目的性明确，针对性强，所以才能在临床上取得很好的疗效。

### （三）制订㨰法适应证和禁忌证

㨰法推拿适用于各种慢性关节疾病、腰部疾病、腱鞘炎、肩凝症、腰椎间盘突出症、头痛、胸胁痛，以及颈、肩、腰、背、臀及四肢关节等各部分的扭挫伤。此外，也适用于半身不遂、小儿麻痹后遗症、周围神经损伤、口眼歪斜，以及斜颈、马蹄形足等病证的治疗。其禁忌证有：骨关节结核、未愈合的骨折；体质极度虚弱或伴有严重内科疾病，难以忍受手法压力刺激的患者；局部急性炎症疼痛尖锐剧烈，以及骨髓炎、化脓性关节炎、良性或恶性肿瘤、月经及妊娠期间的腰部疾病。

## 【技法研究】

丁季峰老前辈认为，手法使用贵精不宜多，应讲究实效，目的明确，针对性强。其㨰法推拿学术流派是从一指禅推拿基础上发展而来的，因而保留了传统的一指禅推拿的特点。㨰法推拿在理论方面不但继承了传统的中医经络学说，而且融合了现代生理、解剖、病理学知识，在辨证与辨病方面，更注重于辨病，探究发病机理，做出明确诊断，从而指导临床实践。

㨰法推拿的手法是由㨰法、揉法、按法、捻法、拿法和搓法六种手法及配合运动而成的。其中㨰法是㨰法推拿的核心手法和主要手法，适用于颈项、肩、四肢及腰背等部位软组织损伤和疾病的治疗；揉法是胸腹部及头面部软组织损伤和疾病的治疗的主要手法；而按法、捻法、拿法和搓法则是根据病理及部位来配合的辅助手法；运动包括被动运动和自主运动两种。

㨰法推拿的操作：术者立于患者一侧，相距一尺左右，切忌术者将身体倚靠在患者身上。术者两足分开与肩等宽，略挺胸，收腹，身体稍作前倾。下俯沉肩，双臂自然下垂，肘部微屈约为120°，手指呈半握拳状，以小手指指掌关节背侧部分和小鱼际的侧面贴在患部，运用腕关节的力量，前臂向外旋转，带动手不停地滚动。熟练时，双手可以同时操作。操作时要求患者坐、卧舒适，自然放松。滚动时，以“刚柔相济”之力深透到组织的深部，促使气血流畅。但这种力不是粗暴蛮力，而是一种技巧力，如施术不当，可使局部组织受伤。手法的速度一般每分钟100次左右。所谓“刚柔相济”就是手法既有深透的治疗作用，又不会因过重、过硬的手法刺激使患者不能忍受而产生不良反应，甚或变生他症，只有如此，才能保证良好的临床治疗效果。

㨰法推拿只有掌握正确的操作姿势和要领，术者才能动作轻松自如并持久地操作，否则容易造成术者自身的肌肉、关节损伤；㨰法推拿，具有作用面积大、压力呈周期性变化的特点。一方面降低了手法集中于某一局限部位可能产生的组织损伤，另一方面又因广泛作用于穴位及穴位之间的经筋、皮部而提高了手法治疗效应。

## 【传人】

丁季峰老前辈桃李满天下，培养了目前中国首批推拿学科学术带头人，如吴文豹、徐光耀、饶小康、骆均梵、夏惠明等著名港、澳及国内推拿专家。1980 年，丁老成为第一位推拿专业硕士研究生导师，把推拿带入一个新境界。其学生中成就较高的当属严隽陶和沈国权。

（1）严隽陶，男，1942 年出生，主任医师，博士研究生导师，中医药临床师带徒专家。曾任上海中医药大学附属岳阳中西医结合医院院长、上海市中医药研究院推拿研究所所长、国家中医药管理局中医推拿重点专科主任、中华中医药学会推拿分会主任委员等职。

（2）沈国权，1951 年出生，主任医师，教授，博士研究生导师。现任上海中医药大学附属岳阳中西医结合医院推拿科主任、中华中医药学会推拿分会副主任委员等职。在 20 世纪 90 年代独创了脊柱“短杠杆微调手法”。

## 【临床经验】

㨰法手法适用于治疗神经系统疾病、运动系统疾病和软组织损伤等。对于神经系统疾病，在病变早期的治疗常能促进神经功能的恢复，尤其对中风后遗症、面神经麻痹、小儿麻痹症等的治疗，越早进行推拿治疗，效果越好。

1. 治疗中风后遗症

运用㨰法推拿治疗中风后遗症，要掌握以下几点：

（1）中风后经抢救脱险，当神志清醒、血压稳定2周后可进行推拿治疗。

（2）治疗的重点部位以脊柱（督脉及膀胱经）为主，辅以患侧肢体的各关节，上肢以肩、肘、腕关节为主，下肢以膝、踝关节为主，施以㨰法、按法等法，并配合各关节的被动运动，可以改变肌张力，改善关节的活动能力。

（3）指导患者配合作自主性功能锻炼，能促使关节功能早日恢复。

2. 治疗肩痛

对运动系统疾病和软组织损伤，由于各种疾病的病理及病程的长短等不同，在临床中应注意针对各种疾病在不同病程阶段的病理变化，制订不同的治疗方案。在治疗冈上肌肌腱炎和肩关节周围炎时，虽然它们都具有肩部、上肢的疼痛和运动障碍等共同症状，但特点各不相同，具体治法亦有区别。冈上肌肌腱炎重点治疗部位是肱骨大结节冈上肌止点处，手法压力不宜过轻，在治疗的同时，必须配合上臂外展60°～120°范围内连续不断的被动运动。肩关节周围炎重点治疗部位在肩部肌肉痉挛最明显之处，手法的压力宜轻柔，早期不宜配合任何形式的被动运动。随着疼痛的减轻，压力须逐渐加强并配合缓慢的较小幅度的上肢被动运动，以防止关节周围组织粘连的形成。现介绍典型案例如下：

主诉：右肩关节疼痛3个月。

现病史：3月前无明显诱因出现右肩关节疼痛，活动受限，右手不能摸裤袋。舌质淡红，苔薄，脉细弦。

检查：右肩无肿胀，结节间沟处及喙突处压痛，前上举160°，外展80°，后弯虎口平第1骶椎处（只能到右腋后线处），内收肘尖在右锁骨中线处。

诊断：①中医：肩痹（气血不足，经络痹阻）。

②西医：肩关节粘连症。

治则：行气活血，疏经通络，滑利关节。

治法：令患者取仰卧位，在其右肩臂部施以㨰法，配合肩关节作外展、内旋、外旋及上举的被动运动；令患者取健侧卧位，在右肩臂外侧施㨰法，配合作肩关节前上举被动运动，同时于腋后缘（肩胛骨外侧缘外）施㨰法；然后令患者取坐位，右肩在外展位时㨰三角肌前、中、后缘，配合作肩关节内旋、外旋及上举、后弯被动活动，拿三角肌，按肩髃、曲池，拿手三里、合谷等穴，搓肩部结束治疗。

## 第十六节　林慧珍技法总结

**【林慧珍简介】**

林慧珍，女，福建人。其父林宝山是福建当地的名中医，林慧珍从小就受到家庭的熏陶，喜欢正骨按摩之术，后又拜在福建骨伤科名医章宝春门下。由此师承南少林派正骨按摩术之衣钵，又继承家父民间医学之精华，将二者融会贯通，形成了独特的按摩风格。

【学术思想及贡献】

林慧珍集多年经验著成《按摩与抓痧》一书，书中第一次介绍了“抓痧疗法”这一民间的传统治疗方法。其学术思想可以总结为以下几点：

（一）注重基市功训练，打好按摩基础

林慧珍认为按摩主要是依靠医生指、掌、拳、腕、肘的力量，因此要求施术者必须具有熟练的手法，灵活的腕关节，强有力的指力、掌力和一定的耐力。如一些慢性腰腿酸痛症及腰椎间盘突出症的复位等，医者常需要付出较大的气力才能奏效，没有一定的耐力则难以达到治疗目的。施术时动作应灵活协调，所以平时要加强医者的自身体力锻炼，特别是两臂和两手大拇指压力的锻炼。因此练好基本功，是提高按摩疗效的关键。

林慧珍的按摩基本功练习方法有：

（1）提坛练习：准备小型的坛子两只，重约 2.5～5kg。练习时两手紧抓坛口，腕关节垂直，五指成爪形，上提使坛子悬起，沉肩垂肘，力疲则放下，提拿的次数可逐渐增加。

（2）马步击打沙袋练习：双腿开立与肩同宽，屈膝成骑马式，两臂屈肘握拳，拳心朝上，放置两侧腰部，然后伸肘旋转，拳心向下，击打沙袋。沙袋悬挂与肩齐高，拳击次数可以逐渐增加。不断击打沙袋，能促使双腕关节灵活而有力量。

（3）沙袋推法练习：准备一只长8寸、宽4寸的长方形沙袋。在沙袋上练习推法。初练时，沙袋里的沙宜装满，以后可根据手法的熟练程度，逐渐减少为8分满。推法练习时，要求有一定的内功，才能做到重而不板，轻而不浮，刚中有柔，柔中有刚。

上述基本功练习方法，简单实用，经过锻炼，推拿医生的手法水平提高较快。

### （二）传习痧症经验，推广"抓痧疗法"

林慧珍继承民间抓痧治疗的经验，又在学术上深入研究痧症的病因、病机及临床有效治疗方法，使"抓痧疗法"得以发扬光大。

痧症，究竟相当于现代医学什么病，目前尚难确定。但痧症所包括的疾病范围很广，现存中医古籍中有关痧症的记载，涉及了内、外、妇、儿等各科疾患。《痧惊合璧》一书就介绍了40多种痧症，连附属的共100多种，根据书中所描绘的症状分析，"角弓反张痧"类似于现代医学的破伤风，"坠肠痧"类似于腹股沟斜疝，"倒经痧"似指代偿性月经，"胎前痧"似指产前胎动不安，"产后痧"似指产后发热，"膨胀痧"类似腹水，"盘肠痧"类似肠梗阻，"头风痧"类似偏头疼，"缩脚痈痧"类似急性阑尾炎等。此外，民间还有所谓寒痧、热痧、暑痧、风痧、暗痧、闷痧、白毛痧、冲脑痧、哑巴痧、吊脚痧、青筋痧……，名目可谓繁多。林慧珍根据其父亲林宝山的经验提出痧症有72种之说，具体归纳为以下几类：

（1）以患者呼叫声定名：如喜鹊痧、鹅痧、鸭痧、母猪痧等。

（2）以病因定名：如寒痧、热痧、暑痧、风痧等。

（3）以症状定名：如青筋痧、落弓痧、鹰爪痧、噤口痧等。

（4）以腹部症状定名：如盘脐痧、穿膈痧、缩脚痧、蛔结痧、绞肠痧、烂肠痧等。

林慧珍认为，痧症主要是由风、湿、火三气相搏而为病。天有八风之邪，地有湿热之气，人有饥饱劳逸。夏秋之际，风、寒、湿三气盛，人若劳逸失度，则容易感邪而常发痧症。痧毒冲心则昏迷；冲脐则气喘痰壅；入肝则胸胁疼痛不能转侧，甚则吐血；流于大肠则便血；流于小肠则溺血。疼痛剧烈，气机阻塞，重症者可导致气血阻滞，以致肘部、腘窝静脉瘀滞，出现所谓“痧筋”。若针刺而不流血，欲刮痧而斑不现，此为痧症危急之兆，需加注意。

林慧珍还认为，一年四季都有发生痧症的可能，但以夏秋季节为多见，因此重点要研究“暑痧”的证治。由于夏秋季节气候酷热，人们若长时间在高温下作业或在烈日下劳动、奔走，则容易发生中暑，亦即所谓“暑痧”。暑痧种类颇多，根据病情的轻重和证候表现的不同，临床上分为“伤暑”、“暑厥”、“暑闭”等几种类型，其中伤暑较轻，暑厥、暑闭较重。

暑痧的发生，每因体质虚弱，暑热或暑湿秽浊之气乘虚侵袭而致。伤暑多见于避暑纳凉太过，或露卧当风，过食生冷，致阴寒之邪内侵、阳气不能宣通，这是伤暑阴症。中暑则多见于气血素来虚弱者，因汗出过多，气从外泄，中气已虚，又在烈日下行走或剧烈运动，暑热内侵，致转筋、抽搐、汗出肢冷、喘促、脉微欲绝等虚脱危象。

痧症乃疠气致病，其发病急暴、变症迅速，治疗当先手法急救，次以药物内服。若痧浅在肌肤者，则用刮痧、抓痧以开散之，使卫气流行，气分之邪得以外泄，痧症自然减轻。若痧深在血脉者，急宜用刺法、挑法放出毒血，使邪从外泄，则痧症自可消失。倘若痧毒入络中经者，则宜配合药物内服。

【技法研究】

林慧珍师承名家骨伤按摩经验，又传习民间痧症的诊疗，尤其擅长抓痧手法的操作应用。抓痧也称为“扯痧”、“拧痧”、“挟痧”、“撮痧”，是福建省民间治疗痧症的常用之法。施术者用食指、中指或拇、食指相对用力，拧提患者体表的一定部位，至拧出痧痕（所谓痧痕，就是在皮下出现一道道状如橄榄的紫暗红色瘀斑）为止。用食、中两指拧提时，不要用力过猛，紧夹松开，反复 3～5 遍，至痧斑显现为止。

（一）抓痧前的准备

预备清水 1 碗，每次抓痧之前，先用清水润湿手指，然后开始操作。头部操作多习惯用清凉油，而不用清水。

（二）抓痧的基本手法

施术者五指屈曲，用食、中指的第 2 指节对准抓痧部位，把皮肤与肌肉夹起，然后松开，这样一夹一放，反复进行，在同一部位连续操作 6～7 遍，这时被夹起的部位就会出现痧痕。此外，也可用拇指与食指相对抓拿治疗部位的皮肤（如钳状），向外提拉到一定的程度后再把手指松开，皮肤因弹性伸缩的关系而恢复原状，连续地拧起放下，直至皮肤发生瘀血和红晕为止（操作时皮肤要润湿）。这种动作称为放筋络疗法。

### （三）抓痧的步骤

医生用双手拇指施术，从患者两眉间（上丹田）开始，沿正中线往上推至前发际，然后分别向左右外侧抹至太阳穴，绕过耳后至双侧后发际，并用手指拘点风池穴，抓双侧肩板筋，以促使患者清醒，再沿背部督脉和太阳经从上向下抓至腰板筋为止；胸部则从胸骨向上的华盖穴抓起，然后沿左右第2肋间隙，一左一右地对称抓，一般抓出5～7道痧痕即可；上肢的操作是从腋前开始，先抓手三阳经一侧，然后再抓手三阴经的另一侧，最后分别拔伸双手五指、掐虎口。

### （四）抓痧的主要部位

（1）颈部：颈部两侧及中间3个痧痕点，项部第5颈椎旁开2个痧痕点，第1胸椎旁开2个痧痕点。

（2）胸部：华盖穴左右旁开5～7个痧痕点，腋前纹上左右各1个痧痕点。

（3）腹部：肚脐旁开1寸，左右各1个痧痕点，下丹田及左右旁开各1个痧痕点。

（4）腰背部：第3胸椎旁开各1个痧痕点，第12胸椎旁开各1个痧痕点，第三腰椎旁开各1个痧痕点。

【临床经验】

林慧珍抓痧治疗伤暑痧症验案一例：

吴某，男，40 岁。因天气炎热，晚上把竹凉席置于当风处睡觉。次日醒后感觉头痛，恶寒，四肢微冷，发热，肢体拘急。脉象浮紧。

诊断：伤暑，寒邪袭表。

治疗：用捏拿痧筋疗法。患者取坐位，医生立于其侧前方，用右手拇、食指捏拿患者颈项部痧筋、头部痧筋，再沿手臂捏拿三阴三阳经，均用泻法，以舒筋活络。接上式，医生以拇、食两指抖动并拔伸患者双手的每一个指头，最后按头部常规施术，结束手法。经 1 次治疗患者痊愈。

## 第十七节　宣蛰人技法总结

【宣蛰人简介】

宣蛰人（1923～2008），男，教授。1945～1950 年上海国立同济大学医学院本科肄业，其后就职于同济大学医学院。曾兼任中国中西医结合学会上海分会软组织疼痛学组组长、中华医学会疼痛学分会常务委员、浙江中医药大学针灸推拿学院名誉教授等职。

【学术思想及贡献】

宣蛰人教授长期从事骨科诊疗业务，善于治疗骨折、创伤、骨病等疑难病。他坚持贯彻“科研与临床相结合，以实践为主”的研究方针，潜心研究人体头、颈、背、肩、臂、腰、骶、臀、腿等各个部位的慢性疼痛。通过大量的临床实践，在慢性疼痛的发病机制、病理、影像、诊断与鉴别诊断、治疗等方面取得了卓越的成就，其主要观点有：

（1）提出软组织无菌性炎症致痛学说，取代了传统的机械性压迫致痛学说，从而奠定了软组织外科学的理论基础。

（2）提出将手术中发现的一系列规律性压痛点作为椎管外软组织损害性疼痛诊断和治疗的重要依据，取代传统的西方医学“激痛点”和祖国医学“穴位”。

（3）研究和提出腰椎“三种试验”检查和颈椎“六种活动功能结合压痛点强刺激推拿”检查，作为鉴别椎管内外软组织损害性病变的主要方法，取代了“腰椎间盘突出症”和“颈椎病（除外脊髓型）”等传统的临床常规检查。

（4）主张对椎管外软组织损害属疼痛剧烈的急性初发轻症，行压痛点强刺激推拿疗法；对椎管外软组织损害属慢性中度疼痛或严重的慢性重症疼痛，行密集型压痛点银质针针刺疗法；对椎管外或椎管内外混合型软组织损害的顽固性重症病例，行定型的椎管外或椎管内外相结合的软组织松解手术疗法。以上三种疗法均取得十分满意的治疗效果。

（5）对半月板病损合并膝前痛，以及股骨颈骨折不愈合合并臀腿痛等，采用手术法治疗，均取得解除疼痛和重建患肢功能的满意疗效。

宣蛰人教授发表学术论文 60 多篇，专著有《软组织松解术治疗腰腿痛的初步探讨》、《软组织外科学》、《宣蛰人软组织外科学》、《软组织外科理论与实践》等书。

## 【技法研究】

宣蛰人教授在多年的实践探索中发现，人类在长期的工作和劳动中，机体的软组织由于经常应用、运动，在其软组织骨骼附着处难免出现早期的无菌性炎症病变，所以软组织损害的发病过程是“痛则不松、松则不痛”和“因痛增痉（挛）、因痉（挛）增痛”。因此，通过适度的机械性按摩刺激压痛点，对神经末梢与周围的无菌性炎症组织将起到间接的松解作用，从而阻断了疼痛的传导，促使肌肉痉挛放松，起到了“去痛致松、以松治痛”的治疗作用。

宣氏压痛点强刺激按压法，是通过在压痛点上滑动按压，减轻或消除肌肉骨骼附着处的无菌性炎症和炎性粘连，从而缓解其疼痛、放松痉挛的肌肉，起到“去痛致松”的作用。此方法具有患者易于接受、简便易行、疗效卓著的特点。

治疗时首先找准压痛点，以拇指尖（或掌根或肘尖）对准压痛点，做与肌肉、肌腱或神经走向垂直的滑动按压，手法由轻到重，直达深层病变部位，推拿强度以患者能忍受为宜。每一压痛点的推拿时间约30～40秒钟，直至将所有的压痛点彻底治疗一遍。

治疗过程中，手指尖需间歇性放松，以利于局部软组织恢复血液循环，避免皮肤损伤。同一压痛点每隔3～4天推拿1次，3次为1个疗程。治疗的前提是找准压痛点，特别是损伤的原发部位，其准确与否直接关系着疗效高低。

因此，在寻找压痛点时，必须充分了解疼痛的原发和继发关系，反复查找，如果遗漏一个压痛点，就会造成治疗失败。

宣氏的手法力度较大，但总体操作比传统推拿简单，省时省力。一般直接推拿压痛点，每个压痛点只需 30～40 秒。而传统推拿法推拿压痛点时，常常㨰、揉、按、推等合用，先推拿肌痉挛与压痛点周围的相关部位，然后推拿压痛点，整个过程10～15 分钟，不仅费时，也耗费术者不少体力。

## 【传人】

王福根，男，生于 1942 年。1966 年毕业于第四军医大学医疗系。现任解放军总医院康复医学科主任、硕士研究生导师、主任医师。兼任中华医学会疼痛学分会主任委员、中国中医药研究促进会软组织疼痛分会理事长、全军康复医学和理疗专业委员会副主任委员、《中国疼痛医学杂志》常务编委等。

## 【临床经验】

宣蛰人教授在临床中发现股内收肌群的骨骼附着处发生无菌性炎症病变时会产生大腿根部痛、腹股沟痛、下腹痛、痛经等症状，因为程度轻，虽然在体检中可以发现有不同程度的敏感性压痛点，可是在临床上却缺乏主诉的疼痛，这些痛点称为“潜性压痛点”。在妇科临床上，痛经患者在内收肌骨骼附着处、耻骨联合上缘、腰骶臀部多有潜性压痛点，经期体内激素的变化可诱发加重这些痛点群疼痛而出现一系列以腹痛为主的相关症状。所以痛经可以是双大腿根部软组织潜性损害受月经前内分泌紊乱的激惹，造成向下腹部或生殖器部位的传导痛，不一定是生殖系统脏器的器质性病变所导致。宣氏的发现为我们进一步探究痛经的内在机理和临床治疗开创了一条新路。因此，对于痛经者，可以选用宣氏压痛点检查法及强刺激推拿法进行诊治。具体做法是：医者于患者耻骨联合上缘、耻骨结节、耻骨上支作压痛点检查，并作屈膝屈髋外展加压试验，以观察疼痛部位。依据足阳明、足太阴、足厥阴、足少阴经的循行路线，逐一按压检查。检查时，医者须先剪除指甲（以免操作中损伤患者的皮肤），后使拇指末节微屈，将微屈食指的远端指间关节的桡侧面紧抵拇指末节近侧罗纹面，用拇指尖（也就是符合其末节指骨远端骨尖部位）垂直按压每一个压痛点（区），随即在每一个疼痛部位作上下或左右滑动按压。检查压痛点和推拿治疗的关键都是要正确地选准压痛点。一般于行经前 1 周开始治疗，隔 3 天治疗 1 次，痛经发作时也同样可以治疗，连续治疗 3 个月经周期。

典型病例：

张某，女，19 岁，学生。该患者月经周期为 28±2 天，月经期 3～6 天。于 2 年前月经初潮后，每次行经前均出现小腹疼痛，痛及腰骶，甚至昏厥，呈周期性发作，经妇科 B 超检查无盆腔器质性病变。在其耻骨联合上缘、腰骶臀部可触及多个潜性压痛点。临床诊断为痛经，采用以上压痛点按压手法治疗 3 个月后，该患者症状完全消失，随访半年，未见复发。

## 第十八节　张克俭技法总结

### 【张克俭简介】

张克俭（1929～2006），男，主任医师，教授。曾任南京中医药大学教授、南京中医药大学第二临床医学院推拿科主任、南京中医药大学气功推拿教研室副主任、江苏省中医学会推拿委员会副主任委员、江苏省气功科学研究会第一届理事、江苏省体育气功协会常务理事等职。

### 【学术思想及贡献】

张克俭教授从事医疗教学和临床多年，在脊柱病的诊治方面有独到的研究，自创脊柱校正法多种，配合针药治疗各种颈椎、胸椎、腰椎疾病，是中国“脊椎校正手法”的创始人和奠基人之一。擅长推拿治疗中医内、妇、儿科和骨伤科疾病，尤其对气功推拿造诣很深，创立“气功推拿十八法”。他在临床实践中，潜心研究诸家手法流派，究其精华之奥妙，并不断发展创新。

张克俭教授作为主要编写者之一，参与编写了全国第一本《中医推拿学》教材，还编写出版了《自我气功推拿》、《易筋经》、《少林内功》等论著；发表学术论文250多篇，其中《中国面部按摩推拿医史源流》、《中国足部按摩医学史》等被誉为国内外面部按摩和足疗医史学的奠基性文献。他曾为卫生部委托上海中医学院举办的全国推拿师资班和全国康复医学师资班授课，多次应邀为来华访问的各国总统、国家元首等治病，也曾应邀为荣毅仁、陆定一、王震、胡乔木等党和国家领导人进行推拿保健。其主要事迹和学术成就载于《名医针刺经验用典》、《中国中医名人辞典》、《中国世纪专家》等书。

**【技法研究】**

（一）张氏基础手法

（1）张氏四指禅：以食、中、无名、小指指尖拢成一条直线，在治疗部位和经穴上，靠腕关节的带动作四指端的前后屈伸推动，边推边移，来回不断进行。也可用四指端吸定于所治部位和经穴上，推动经络。

（2）张氏握固禅

1）拳式：以拇指罗纹面轻捏于食指第二关节上，其余四指内收虚握，以腕关节为主动，取拇指第一节正峰、偏峰吸定于所治部位和经穴上，进行点、线、面的往返推动。

2）掌式：以拇指随意向内屈收近掌心，正峰、偏峰吸定于所治部位和经穴上，其余四指也随意分开伸直，作有规律的直、纵、横、圆的往返推动。

（3）张氏八卦掌推法：以小指并拢由外向内旋推（阳面），再转抹推，由内向外转推（阴面），往返进行。

（4）张氏太极推按法：用两拇指在被治疗者脊椎两旁，作相对方向的推按。

（5）张氏三鼎擦法：以手握实拳，用拇、食、中三指为三鼎着实所需治疗部位或经穴上，以腕关节带动作灵活圆形旋转，力量均匀，功力深透，左右同之。

（6）张氏研法：如五指撮研法，是以五指端撮拢在所治部位或经穴上，往返研之。还有2～4指研法。

（7）张氏扳法：有四肢、腰背、颈肋等部位扳法，如：颈、胸、腰、骶侧扳、旋转扳、牵引扳，为常用手法之一，见效尤快。

（8）张氏梳法：包括3～5指散梳法、掌梳法、拳梳法。

（9）张氏振颤法：有1～5指振颤法，还有掌、拳、足、身体振颤法。

（10）张氏导法：有上肢导法、下肢导法、腰部导法、腹部导法。凡是用手掌在所治部位作较长的滑行，则谓之导法。动作由中向外，均可导之，但较有力。

（11）张氏引法：有引上肢法、引下肢法、引腰部法、引腹部法。均是用手指或掌或拳或脚（足）或头或身体，在其所治之部位作较长的滑行，但方向是向中会合的，其动作较有力。导法、引法在施术过程中，有时结合运气、发功，使手法更有特色。

（二）张氏整脊秘法

治疗原则根据《素问·骨空论》："治督脉之病，治在骨上"理论，以"病在筋"、"调之筋"、"病在骨"、"调之骨"为治疗原则。其手法较多，仅列举其中几种：

（1）扶头托颌扳颈法：患者坐位，医者左手扶其头顶或枕后，右手托其下颌或面颊，先轻微的向上轻抬，再向左右轻轻摇转2～3次，顺势轻巧的向右推扳颈椎，有"咯嚓"复位之声。一般以张氏四指禅推拿放松后，再进行张氏正骨整脊系列手法。

（2）托颌扳颈法：患者坐位，医者两手托其下颌两侧，先轻轻向上托捧，再向左右轻巧地摇转，顺势向右扳颈，有“喀嚓”复位之声。

（3）弯肱托颌扳颈法：患者坐位，医者左臂弯肱托其下颌，右手扶托其颈项部向上轻托牵引，接着左右轻微地摇摆旋转2～3次，顺势向左轻巧的推扳颈椎，有“喀嚓”复位之声。

（4）托颊拉颌扳颈法：患者坐位，医者右手从下托其下颌，左手扶其项部助之，先向左右摇转2～3次，当向右转时顺势轻巧地拉其下颌向右推扳颈部，有“喀嚓”复位之声。若因症所须，用托面颊屈颈斜扳法亦同。

（5）抱肩转腰扳脊法：患者坐位，医者立其前，两腿夹住患者两腿，左手扳其右肩，右手扳其左肩，作往返2～3次的轻微转动，使其左肩向前稍斜向右旋转，可有“喀嚓”复位之声。

（6）搁腿扳肩旋脊法：患者坐位，医者站其右侧，右脚侧搁在患者的两腿上，以右足跟着力，再用两手按握其两肩，向左侧旋转，脊椎可有复位声。

（7）抱臂抖腰法：患者两手托下颌取站位或坐位。医者立其后，用两手抱住其两臂，往上抬举其身，作轻微的抖晃1～3次。

（8）推腰扳肩法：患者俯卧位。医者站其后，左肘压其左臀部向前推，右肘臂按其左肩臂往后扳，两手同时用劲推扳1～3次，有“喀嚓”复位之声。也可用拇指定位按其脊椎，或握其肘、拉其手、蹬其臀，均可复位。

（9）扳背拉腿旋脊法：患者坐位，两手抱颈或右手抱项。医者立其后，右手穿其右腋下向上至项背向右扳背旋脊，同时用左手配合握拉患者右膝腿向左。

（10）推肩扳臀法：患者俯卧位。医者立其前，用右手握其右肩向外推，左手将其右腿屈膝向胸推靠，再用左手臂抄托起患者右臀或两腿，向内推扳，可有“喀嚓”复位之声。

（11）夹腿旋转扳腰法：患者坐位，医者立其前，两腿夹患者两腿，右手扳其左肩，左手扳其腰，同时作旋转扳脊转腰法。

（12）扳腿抱膝推椎法：患者左侧卧位，两手抱于左膝关节处；医者右手握其右腿向后扳拉晃拽，左手掌按其胸椎或腰骶向前推扳。此法可缓解神经痛，利于突出的髓核回纳。

（13）推按脊椎复位法：患者俯卧，胸腹下垫1～2个枕头。医者立其右侧，用两手掌交叉放在其脊椎两侧，同时从上胸椎往下腰向外分开推挤按压，可有“喀嚓”复位之声。

（14）抱腿滚脊法：患者仰卧，自抱两腿或左手抱医者右肩，右手抱自己腿。医者立其左侧，用右手托抱其项背部，左手同时扶推其两小腿使其一起一仰的来回滚动2～3次，或使其侧身起仰滚动。

（15）按髋旋腰法：患者坐位，助手在前用两腿夹住患者两腿，两手按其两髋侧。医者立患者身后，左手放其左肩，右手放其右肩，把患者拉起向后稍仰约30°～45°，然后突然向左侧旋转60°～90°，可有“喀嚓”复位之声。

（16）拉腋拔伸腿推腰压骶回纳法：患者俯卧位，助手甲拉其两腋，助手乙在其左侧，左手推按其左臀，右手托其左腿膝上向后拔伸抬高。医者站患者右侧，两掌相叠由患者腰部向骶部推压数次。三人必须同时动作，方能促进髓核的回纳。

## 【传人】

（1）张盟强，毕业于南京中医学院针灸专业。现任江苏省运动医学推拿学会秘书、江苏省抗衰老学会理事。

（2）张盟任，在南京教育学院任职，并在南京中医学院门诊部、军区总院、五台山体育中心等地从事临床工作。

## 【临床经验】

1. 治疗肾下垂医案

李某，男，45 岁。两侧肾脏中度下垂年余，腰酸痛显著，渐加重。近两月，连及左侧下腹痛，胃纳欠佳，体重减轻。两腰大肌、肾区、骶髂部均有明显酸痛。

治疗：四指禅推腰脊；点、按、戳、循脊法，取阳关、肾俞、命门；擦腰臀；八字腹部推抹；运气推托，贯注气海、足三里、阴陵泉、阳陵泉、涌泉、曲池、神门、小海等穴。治疗后患者腰酸痛明显减轻。超声波复查，肾脏位置略有上升。治疗数次后自觉症状消失，1 年后超声波复查，显示肾脏位置正常。

2. 治疗腰椎间盘突出症医案

某女，32 岁。因骑车不慎摔倒，顿感腰痛难忍，卧地不起。朋友用担架抬到某门诊部，虽诊治，但仍不能站起来，转推拿科治疗。患者为腰椎 3～4 和 4～5 椎间盘突出症，治以气功推拿。经治疗后，患者感到疼痛减轻，又请其朋友协助做大推拿牵引3次，患者遂能在室内外随意走动。

3. 治疗半月板损伤医案

某运动员，男，31岁。因多次跌仆导致两膝半月板损伤年余。步履时双膝痛甚，弹跳不起，虽经针药医治，仍然效逊，为此来推拿科医治。经四指禅推法、气功推拿结合整膝推扳、拔伸复位法治疗1次，患者即能正常行走。治疗1周后，弹跳自如。

## 第十九节　曹仁发技法总结

### 【曹仁发简介】

曹仁发，男，1931年出生，浙江宁波人，教授，主任医师。1959年毕业于上海中医学院附属推拿学校。历任上海中医药大学推拿教研室主任、岳阳医院推拿科主任、中华中医药学会推拿学会第一届专业委员会主任委员、上海市中医药学会常务理事、上海市推拿学会主任委员等职。

### 【学术思想及贡献】

曹仁发教授在全国推拿界享有盛誉，主持和参与编写了第一批《推拿学》、《中医推拿学》、《中医推拿学讲义》等推拿专业教材，主编《推拿手法学》、《推拿功法与治病》、《中医推拿临床手册》及《中国医学百科全书·推拿学》等著作，并编写了《农村常见病推拿疗法》、《简易推拿疗法》等科普读物。

曹仁发教授的临床治疗特色，是坚持纯手法治疗，不借助于药物辅助治疗；临床不分科，脊柱病、关节病、内外妇儿各科疾病，都进行治疗。他治疗小儿麻痹症、寰枢椎半脱位，均有良好的效果。对于肺气肿、肺结核等病，曹仁发教授提倡推拿医生与患者同时练功，或要求边练功边推拿，或先练功后推拿，这对于提高疗效是非常有益的。

**【技法研究】**

曹仁发教授长期从事推拿教学和临床工作，特别对推拿手法颇有研究，集众家之长，融汇贯通，擅长一指禅推拿和内功推拿，具有独特的手法风格，刚柔相济，柔和舒适。

（一）细化了一指禅推法、㨰法等手法

在《推拿功法与治病》一书中，曹仁发教授对一指禅推法、㨰法等许多原有推拿手法均进行了细化和总结，形成了推拿手法的基础手法和变法体系。具体操作如下：

（1）指端一指禅推法：以拇指指端着力于一定部位或穴位，通过指间关节的屈伸和腕关节的摆动，使产生的力持续地作用在治疗部位上。医者在操作时应注意沉肩、垂肘、悬腕、指实、掌虚，摆动频率 120～160 次/分钟。

（2）罗纹面一指禅推法：以拇指的罗纹面着力于一定部位或穴位，其余同指端一指弹推法。

（3）缠法：以大拇指指峰着力于穴位，其余四指自然弯曲，呈握空拳状，操作时大拇指指间关节伸屈幅度小，并与拳眼较近，沉肩、垂肘、悬腕，用腕部的往返摆动，带动拇指指间关节的轻微屈伸活动，使产生的功力轻重交替、连续不断地作用于施术部位或穴位上，摆动频率快，要求 220～250 次/分钟，紧推慢移。

（4）偏峰一指禅推法：术者用拇指桡侧缘着力，前臂作主动摆动，带动腕部往返摆动和拇指掌指关节或指间关节屈伸运动，频率 120～160 次/分钟。

（5）跪推法：①以拇指指间关节的背侧着力于治疗部位，拇指和食指屈曲相叠，拇指在下，食指在上，或以食指指间关节的背侧着力于治疗部位，拇指和食指屈曲相叠，食指在下，拇指在上，余指自然伸开并附着于体表或不附着，通过腕关节的摆动使产生的力持续地作用在治疗部位上。②第五掌指关节屈曲 90°，以近端掌指关节为着力点，腕部伸直自然放置，尺侧略低于桡侧，其余手指自然伸直，前臂主动摆动，带动腕部摆动，对吸定点产生交替往复的力的作用；这是小指跪推法，但一般应用较少。归纳起来跪推法在一指禅推法的变通有：拇指跪推法、食指跪推法、小指跪推法。频率一般为 120～160 次/分钟。

（6）推摩法：是将一指禅推法与摩法等相结合，用大拇指着力作推法的同时，其余四指作摩法，但不能回旋摩动。

（7）推揉法：是将一指禅推法结合揉动的手法。缠法、偏峰一指禅推法、屈指推法在操作时都可以结合揉动，其操作时要求腕关节作环旋摆动。

（8）指间关节揿法：手握空拳，以食指、中指、无名指和小指的第一指间关节突起部着力于治疗部位，腕部放松，通过腕关节的前后往返摆动，使拳作均匀的来回滚动，频率160次/分钟。

(9) 小鱼际及掌背侧㨰法：要求手指自然弯曲，用手背近小指侧吸定治疗部位，通过腕关节作连续的屈伸运动，带动前臂的外旋和内旋，使小鱼际及掌背部在治疗部位上持续不断地滚动，频率120～160/分钟。

(10) 掌指关节㨰法：手握空拳，以中指、无名指和小指的突起部分附着于治疗部位，腕部放松，通过腕关节的前后往返摆动，使拳作均匀的来回滚动，频率160次/分钟。

（二）内功擦法

曹仁发教授认为，内功擦法的动作要领是直、长、匀。不论是上下或左右摩擦，都要直线往返，不可歪斜，而且往返的距离要拉得长一些，如拉锯状，持续而不能有间歇停顿。压力要均匀，以摩擦时不使皮肤起皱褶为度。来回操作要有节奏，一般100次/分钟。运用擦法时可在施术部位涂些润滑剂，既可保护皮肤，又可透热。擦法可分为掌擦法、鱼际擦法、侧擦法。

**【传人】**

卢茂来，男，1952年1月出生，山东人，主任医师。1980年毕业于上海中医学院，师从曹仁发、俞大方、李国衡等。现任江苏省徐州市第五人民医院康复病区副主任。

【临床经验】

在临床上，曹仁发教授擅长使用一指禅推拿和内功推拿治疗颈肩腰膝等骨关节疾患、慢性胃肠道疾患和内妇科疑难杂病，现介绍如下：

1. 一指禅推法临床应用经验

曹仁发教授所用的一指禅推法，具有接触面小、功力集中、深透作用强之特点，可用于全身各个部位，以颈项部、四指关节部为常用，尤以经络穴位为佳，即所谓循经络、推穴道。适用于经络阻滞、气血失调、营卫不和以及脏腑功能失和等因素所致的病证，尤以治疗头痛、失眠、面瘫、高血压、消化道疾病及关节酸痛最为常用。其一指禅偏峰推法刺激较一指禅推法更加柔和，而且具有镇静安神、活血通络等功效，主要用于头面部、胸腹部和胁肋部操作，可治疗失眠、头痛、头晕、近视等。

一指禅偏峰推法治疗失眠的操作方法是：令患者取仰卧位，术者用一指禅偏峰推法，由印堂沿任脉推至神庭穴，然后沿前发际经头维推至太阳穴，再由太阳穴沿眉上缘经印堂、神庭推至另一侧，如此周而复始、反复操作。

一指禅偏峰推法治疗头痛、头晕的操作方法与治疗失眠相同，但常配合应用扫散头颞部、拿五经和拿风池穴等方法。

治疗近视，以及视物酸胀、干涩，可用一指禅偏峰推眼眶周围。其方法如下：令患者取仰卧位，双眼微闭，术者先推睛明穴，然后沿上眼眶向外推至下眼眶，再由下眼眶向内经目内眦推至对侧睛明穴，再按推上眼眶向外、推下眼眶向内的顺序呈“∞”字环形推。常与拇指按揉睛明、太阳、风池、合谷穴和抹眼眶等方法配合使用。

推摩法常用于治疗胸腹部和胁肋部疾患，具有宽胸理气、宣肺平喘之功效。治疗胸闷、咳嗽、气喘等症的操作方法为：患者取仰卧位，术者坐其右侧，用拇指偏峰着力吸定于胸部正中线，沿任脉及肋间隙，循序作上下左右的缓缓往返移动，其余四指在胸廓部作相应的环形摩擦运动。常与按揉风门、肺俞穴和擦背部膀胱经等方法配合应用。若痰多咯吐不爽，可加按揉天突、丰隆穴。

2. 内功擦法临床应用经验

临床上，曹仁发教授对内功推拿的擦法运用也较多。擦上背部和上胸部，具有宽胸理气、止咳平喘之功，用以治疗咳嗽、胸闷、气喘等呼吸系统疾病；擦两侧胁肋部则具有疏肝理气、消食导滞等功能，用以治疗肝郁气滞引起的腹胀、胸闷、头晕、食积等症；擦肾俞、命门、八髎等穴位具有温肾壮阳之功，用以治疗肾阳不足、畏寒肢冷、腰膝酸软，以及男子阳痿、遗精等症；擦背部膀胱经和督脉具有疏风散寒、温阳益气之功效，用以治疗风寒感冒、发热鼻塞、气虚倦怠乏力等症。

## 第二十节　沈景允技法总结

### 【沈景允简介】

沈景允，男，1935 年 2 月出生，浙江省绍兴市人，主任医师，教授。曾在浙江省中医院工作。兼任中华中医药学会浙江分会第一、二、三届理事兼副主任委员。1996年被浙江省政府授予“浙江省名中医”称号，1997年4月被国家人事部和卫生部任命为全国名老中医药专家学术经验指导老师。

## 【学术思想及贡献】

沈景允教授从医40余载，擅长整脊手法，对颈肩腰腿痛症、软组织损伤颇有研究，尤其对治疗腰椎间盘突出症独树一帜，创立“一次正骨推拿法”，由其主持的“一次正骨推拿法治疗腰椎间盘突出症”课题于1992年荣获浙江省医学科学技术进步一等奖，并获省教委科技成果推广奖。发表学术论文20余篇。

## 【技法研究】

### （一）推拿补泻手法及应用原则

1. 推拿补泻手法

沈景允教授认为，推拿手法可分为补法、泻法和平补平泻手法三种。

（1）补法：摩、揉、轻推（偏峰）、轻㨰（小鱼际）、运气按摩、疏、分、托、抹、搓、摇、抖、捻等法，有调和气血、健脾和胃、温中益气、疏通经络等作用。

（2）泻法：点、拍、打、指、重㨰（手背）、重推（指丁季峰小步子推法）、拿、五指抓法、擦、压等法，有温经止痛、活血、泻热、开窍、祛瘀消肿、祛风散寒等作用。

（3）平补平泻手法：㨰（手背加小鱼际）、推（罗纹面)、提、按、叩击、盘法等，有疏经活络、调和阴阳等作用。

2. 应用原则

上述方法的具体应用原则是：

(1) 正虚邪盛：宜扶正祛邪，手法是补泻兼施。如果隔日治疗者，一天用重手法，一天用轻手法。适应证如：痹证、腰痛（腰肌劳损)、宿伤等。

(2) 正实邪盛：宜祛邪，手法用泻法。如果隔日治疗者，则一天用重手法，一天用轻手法；如果每天治疗者，可两天均用重手法。适应证如：早期腰椎间盘突出、腰及四肢关节扭伤、急性坐骨神经痛等。

(3) 病久体虚无力：宜补益气血，手法以补法为主。如果隔日治疗者，可以用各种补的手法（如摩、揉、轻推、轻擦、分、疏、运气按摩等）交叉进行。适应证如：胃虚（胃下垂)、便秘和患有内脏疾病又兼四肢无力等。

## (二) 麻醉下牵引、推拿整复治疗腰椎间盘突出症

腰椎间盘突出症是临床常见病、多发病。在硬膜外腔麻醉下，应用牵引和中医推拿整复手法治疗腰椎间盘突出症，是行之有效的组合整复手法。此法通过牵引，改善和纠正了继发性力学紊乱，缓解了腰部肌肉的痉挛，可逐渐恢复腰椎的正常列线，并使椎间隙增宽，椎间盘内压力下降。随着椎间关节间隙的增宽，两侧狭窄的椎间孔间隙亦可以同时增加，从而缓解了对神经根的压迫与刺激，对脊脑膜返回神经支及根管内的血管支亦起到减压作用。在牵引状态下，后纵韧带的张力增高，有助于压迫突出的髓核回纳。同时牵引所产生的固定与制动作用，能促使病灶区

新陈代谢过程加速，改善局部血液循环，有利于周围组织无菌性炎症、肿胀的吸收和消退；并且在一定程度上有改变突出物与神经根的位置和回纳外层纤维环未破裂突出物的作用；另外，牵引还能分离粘连的神经根和改变侧隐窝的狭窄，使神经通道畅通，解除神经根管的卡压症状，也可使黄韧带处于舒张状态，改善神经根与周围组织的位置关系。

组合整骨推拿手法配合用激素进行硬膜外腔内封闭，对神经系统有良好的保护作用，它切断了疼痛刺激的传导，阻断了病理转变中的恶性循环，可使神经系统得到调整和修复，神经根周围的水肿消退。封闭后的肌肉处于松弛状态，为手法施行创造了必要的条件。组合整骨推拿手法复位术后使临床症状消失的主要机理，目前尚无非常完善的解释，但有一点可以确定，即由于手法改变了椎间盘突出物与神经根的压迫与被压迫的关系，从而使神经根松解，患者痛、麻的症状缓解，肌力恢复正常。

具体的操作方法如下：

（1）硬膜外腔内麻醉：用 2%利多卡因 10ml 加入 0.9%氯化钠 10ml，再加入地塞米松 10mg，注入硬膜外腔。

（2）患者仰卧，将牵引带分别固定胸部及骨盆，顺轴牵引 15 分钟。

（3）直腿抬高加踝背伸加压法：患者仰卧，伸髋伸膝，然后缓慢地把直腿抬高至 90°，将足底下压。

（4）脊柱旋转法：患者仰卧，助手固定肩部，术者使患者屈膝屈髋后旋转腰部、并向下按压。

（5）后伸腿压腰法：患者俯卧，术者将肘部按压在患侧椎旁痛点，助手将患者双腿过伸、抬至45°。

（6）后伸提腿压腰法：患者俯卧，术者肘部按压在患侧腰椎旁痛点，助手紧握患肢踝关节，向上迅速提腿。

手法治疗随证加减：神经根压迫型：手法用（2）、（3）、（4）、（5）。椎间盘突出无根性压迫型：手法用（2）、（4）、（6）。中央型：手法用（2）、（3）、（4）、（6）。用（2）、（3）时要用双腿压法和双旋转法。

## 【传人】

宋鸿权，男，浙江省中医院推拿科副主任医师。擅长治疗颈椎病、腰椎间盘突出症、骨关节软组织损伤、失眠、高血压等疾病。

## 【临床经验】

### （一）治疗腰椎间盘突出症经验

典型病例：

高某，男性，53岁，浙江丝绸工学院教授。1992年5月14日初诊。原有腰痛史，1周前搬物不慎致腰部扭伤，当即腰部剧痛，活动障碍，步履艰难。体征：脊柱生理弧度消失并侧弯，腰段向左侧突、向右凹，左侧第4～5腰椎（$L_{4\sim5}$）椎旁压痛，并放射至左小腿外侧直达小趾。直腿抬高试验右90°、左40°，加强试验左（＋），左大趾屈伸肌力减弱，左膝腱反射减弱，跟腱反射正常，屈颈试验（＋），挺腹试验（＋），左小腿外侧及足背皮肤痛觉减弱。X线摄片提示$L_{4\sim5}$椎间隙变窄，椎体前缘有唇样骨质增生。CT扫描提示$L_{4\sim5}$椎间盘突出。诊断：$L_{4\sim5}$椎间盘突出症。经在硬膜外腔内麻醉后，用组合整骨推拿手法复位，腰腿疼痛症状消失，主要阳性体征转为阴性。后经推拿治疗10次，1个月后恢复工作，3个月后随访恢复正常。

## （二）治疗肩周炎经验

### 1. 治疗方法

（1）取穴：肩髃、肩内俞、肩外俞、肩井，并根据患病部位取配穴，如疼痛放射至肘部，取臂臑、曲池、合谷穴；肩胛肌上提时疼痛，加手太阳小肠经的秉风、曲垣、天宗穴等。

（2）手法：主要手法为㨰、推、拿、按四法，辅助手法为搓、摇、抖及配合被动高举、后伸动作，冷天加擦法和热敷。

㨰法有祛风散寒、疏通经络、活血止痛、滑利关节的作用；推法有调和营卫、祛瘀消滞作用；拿法有祛风散寒、疏通经络作用；按法有开通闭塞、调整阴阳失调的作用；擦法和热敷有温经通络、祛瘀生新、理气止痛作用。

### 2. 典型病例

（1）周某，女，47岁，1961年10月17日初诊。患者左肩痛3年，曾经针灸、电疗等治疗，效果不佳。来诊时左肩不能高举，活动时每有“格格”之声，后伸欠利，并牵掣颈项疼痛，遇阴雨天及疲劳过度时，疼痛更甚。右肘轻微肿大、疼痛。检查：肩部按之疼痛，颈项强直，肌肉轻度萎缩，两肩抬举、后伸受限。

诊断：漏肩风。

治疗方法：

取穴：肩髃、肩井、天宗、肩内俞、风池、风府、曲池、合谷。

手法：推、㨰、摇、拿、按、抖、搓等法。

经上法治疗25次后，两肩疼痛消失，两臂活动正常，高举、后伸均已正常。3个月后，左肩又疼痛，经34次治疗，疼痛基本消失，颈项左右转侧无障碍，属基本恢复。

（2）叶某，男，48岁，1961年10月19日初诊。患者于1961年4月间发生右肩部疼痛，上举不便，后伸欠利。曾经药物、针灸等治疗，效果不显。检查：右臂（患侧）后伸、高举受限，肩部活动受限。肩髃、极泉、肩井、曲池穴均有明显压痛。

诊断：漏肩风。

治疗方法：

取穴：肩髃、肩内俞、肩外俞、肩井、曲池、合谷、天宗、极泉。

手法：㨰、拿、按、摇、抖等法。

经上述手法治疗30余次后，右臂疼痛消失，活动自如。

## 第二十一节　陈省三技法总结

**【陈省三简介】**

陈省三，男，1936年出生，主任医师。历任浙江中医药大学针灸推拿学院教授、中华中医药学会第二届推拿专业委员会名誉主任委员、中华中医药学会推拿学会第三届推拿专业委员会顾问委员。

**【学术思想及贡献】**

陈省三主任医师根据30多年临床经验，总结了一套仰卧位拔伸整复手法治疗颈椎病的方法，其要点是：

（1）充分利用手法灵活多变的特点，结合颈椎的解剖结构情况，采用定点持续拔伸、定点间歇性拔伸和弧线变量拔伸方法，使应力集中作用于异常的颈椎节段，调整骨节错缝并使之恢复正常；用揉、拨、推等手法通过松解颈椎周围软组织，起到改善筋出槽的作用。经过多年的临床实践及对比性试验研究表明，仰卧位拔伸整复手法临床安全性高、患者依从性好。

（2）定点拔伸的力学分析显示，仰卧位拔伸整复手法操作的质量控制要求拔伸力作用点位于$C_3$～$C_4$颈椎棘突间，操作时要将颈椎弧度托起，力的方向与水平方向呈15°～20°，力量为（8.0±0.5）kg，持续时间≥1分钟，反复5次。

与颌枕吊带牵引相比，仰卧位拔伸整复手法的牵引力似乎较小，而时间也明显少于后者，但效果与之相似，分析其原因可能是：①人体在正视位为了支撑头颅，颈后肌肉群收缩，收缩力为1G（G为头颅重量），且椎骨上的正压力达到2G。但仰卧位时，肌肉放松，此二力均减小至0，消除了部分阻力。②椎体黏弹特性明显，在加载和卸载过程中吸收能量，因此着力点的选择直接影响应力的分布与最大应力的位置。取$C_2$～$C_4$棘突间隙为着力点时，

颈椎病多发部位的 $C_5$、$C_6$ 椎体后缘所受应力最大，减少了能量损失，使拔伸力直达病所。③仰卧位拔伸时，头及颈项部虚悬，根据杠杆原理，头的自重对颈椎产生一定的牵拉力，经测算，此力与术者施加的拔伸力所形成的合力，约相当于患者体重的20%。

总之，陈省三主任医师的仰卧位拔伸整复手法具有力度小、定点准、疗效好等特点。

## 【技法研究】

### （一）仰卧颈椎整复法

（1）患者取坐位或俯卧位，术者以一指禅推、㨰、拿、按、击等手法放松颈项、肩及上背部，操作5～10分钟。

（2）患者取仰卧位，颈下不加枕头，术者立其头端、双手重叠，自第3、4、5颈椎下将颈部稍微托起并向后拔伸。拔伸时应注意以下几点：

1）术者两上肢基本呈伸直状态，靠身体后仰之力带动上肢进行拔伸。

2）术者的手应吸定一处（颈部后方），不能滑移，同时不可将颈部两侧卡住。

3）拔伸的力量大小以患者的脚尖被拉动为度。

4）拔伸的持续时间不少于1分钟，稍长更佳，可反复3～5遍。

（3）患者体位同前。术者以食、中、无名指三指指腹着力，由下而上沿直线平推。其3条线分别为督脉（由大椎至风府），椎旁左右各1条（定喘至风池），两手协同、交替进行，每线 3～5 遍，或以局部透热为度。

（4）患者体位同前。术者以拇指指腹着力，沿项韧带及其两旁自下而上弹拨，两手交替进行，每条线 3～5 遍。可结合按揉风府、风池及阿是穴各 3 分钟。

（5）患者体位同前。同第 2 步将患者颈部微微托起。在拔伸状态下左右旋转颈椎 45°左右，反复 3～5 遍；然后一手托于其颈部后方，另一手扶其头顶部，在颈椎前屈 10°～15°的情况下左右旋转至最大幅度，并分别作一个有限制增大幅度的旋转动作。

（6）患者体位同前。术者自患者颈根部将颈椎稍稍托起，然后拔伸。两手向头部滑移至发际，反复 3～5 遍，以透热为度。

以上操作每次 25～30 分钟，隔天治疗 1 次，10 次为 1 疗程。

### （二）腰椎间盘突出症推拿法

具体可分牵引、放松、复位、锻炼 4 个步骤：

#### 1. 牵引

让患者仰卧在牵引床上，固定胸廓与骨盆，行电动牵引。所用力量以患者能承受为度，持续牵引 15～30 分钟。

#### 2. 放松

腰椎间盘突出症患者，在腰臀部大多有不同程度的肌肉痉挛，牵引后，绑带固定处也有不同程度的不适感。放松时一般患者取俯卧位，术者先用一指禅推法在患侧夹脊穴、三焦俞、肾俞治疗 10 分钟，随后用㨰法在腰部、臀部、下肢部操作 5～10 分钟，接着用拍击法沿腰、臀、下肢部拍击 2～3 遍，这样可以起到松解肌肉痉挛、疏通经络的作用。经多年临床发现，大部分腰椎间盘突出症患者，常伴有臀上皮神经损伤，所以放松腰臀部肌肉组织，若从臀上皮神经分布区着手，往往可以取得意想不到的效果。取患侧髂后上棘下方疼痛明显处，与肌纤维垂直方向施用弹拨手法 5 分钟。手法治疗后，患者腰、臀、腿部肌肉即有放松感。

3. 复位

腰椎间盘突出症治疗的关键是复位，即通过一些特定的手法，使突出物回纳或者改变其与周围组织的位置，从而减轻或消除突出物对神经根的挤压。施复位手法时，大多取一些动作幅度小、患者痛苦小、容易接受和配合的手法。包括以下三种方法：

（1）腰斜扳法和扳腿法：患者取侧卧位，患侧肢体在上。医者施腰部斜扳法，左右各 1 次。在施扳法后，医者一手从小腿下托住患侧膝部，另一手扶住患者踝部，屈膝、屈髋、摇动腿部，并向后顺势牵拉下肢。先患侧后健侧。

（2）屈膝屈髋法：患者取仰卧位，医者使其作被动屈膝屈髋动作 3～5 下，先屈患侧肢体，后屈健侧肢体。

（3）对年轻体壮的腰椎间盘突出症患者，还可配合应用“不倒翁”法进行复位。让患者坐在治疗床上，双手尽量抱紧双膝部。医生和助手一手托住患者膝部，另一手托住患者腰部，使患者以尾骶部为支点，前后连续摇动腰部 3～5 次。

4. 锻炼

腰椎间盘突出症经过牵引、放松、复位后，其临床症状很快就缓解了，但是容易复发。临床实践表明，腰椎间盘突出症复发与腰背部和腹部肌肉功能低下有关，而且与脊柱本身形态有关。所以临床治愈（症状消失或基本消失）的患者，为防止复发，还必须进行腰背部和腹部肌肉的锻炼，而且这种锻炼要坚持半年到一年。

## 【传人】

（1）范炳华，男，1952 年出生，教授，主任医师，浙江省名中医，硕士研究生导师。历任浙江中医药大学第三临床医学院副院长。

（2）詹红生，男，全国百名杰出青年中医，博士研究生导师，博士后合作导师。现任上海中医药大学中医骨伤学国家重点学科带头人、上海中医药大学中医药研究院骨伤科研究所所长、中华中医药学会骨伤科分会常务委员兼副秘书长。

## 【临床经验】

1. 仰卧颈椎整复法治疗颈椎病验案

吴某，男，38 岁，教师。于 1992 年 10 月就诊。自觉颈项肩背部时有僵硬不适，伴头痛、颈部活动时有弹响声半年余。近日劳累后加剧，查体：颈部生理弯曲消失，活动一般；$C_3$～$C_6$ 棘突及其左侧压痛明显，无放射痛；项韧带呈条索状；头部叩击试验、臂丛神经牵拉试验均为阴性，旋颈试验阳性。X 线平片示：颈椎曲度变直，$C_4$～$C_7$ 椎体后缘骨质增生并伴后关节紊乱，左斜位片 $C_3$～$C_5$ 椎间孔可见上关节突突入，前后径变小。综上诊断为颈椎病

（颈型合并椎动脉型）。治疗采用仰卧颈椎整复法和头面部抹、扫散、点振百会等手法，每次治疗 25 分钟，隔日 1 次。3 次后症状明显减轻，10 次后症状基本消失，体征转阴。X 线复查，后关节紊乱消失，余无改变。复巩固治疗 10 次而愈。嘱坚持功能锻炼，注意劳逸结合。1 年后随访无复发。

2. 治疗腰椎间盘突出症验案

陶某，女，23 岁，银行职员。在搬物时，突感右腰部疼痛难忍，并向下肢放射，行走困难。西医诊为腰椎间盘突出症，建议手术摘除椎间盘，患者因恐惧手术遂来就诊。检查：脊柱侧弯，右腿直腿抬高试验阳性，屈颈试验阳性，挺腹试验阳性，$L_4$、$L_5$ 脊柱旁右侧压痛并向下放射。临床诊为腰椎间盘突出症，后经 CT 检查提示：①$L_4$～$L_5$ 椎间盘向右突出。②$L_5$～$S_1$ 椎间盘向四周膨出。经牵引、放松、复位治疗后，上述症状基本消失，继续加强锻炼半年。1 年后随访，无复发。

## 第二十二节　贺绍文技法总结

### 【贺绍文简介】

贺绍文，男，1937 年 2 月出生，江西永新人。主任医师，教授。毕业于江西医学院医疗系本科，历任江西中医学院教授、江西解剖学会理事、中国民主同盟第八届中央委员会委员、中国民主同盟江西省分会第十届委员会常委。

## 【学术思想及贡献】

贺绍文教授创立“柔术按摩疗法”，在1998年“全国第七届中医药及中西医结合学术交流会”上交流，得到与会者的一致好评。发表学术论文10余篇，被收入《中国中医专家临床用药经验和特色》、《中国中医药最新研创大全》等书，先后出版《小剂量按摩治疗小儿麻痹后遗症》及《乡村医生按摩基础及临床应用》等著作。于1998年5月以当代特色名医、专家的荣誉资格，入录《中国特色名医大辞典》，同时入录由永新县志办编纂的《禾川才子传》一书。先后两次参加全国中医学院统一教材《正常人体解剖学》、《人体解剖组织胚胎学》编写。其提出的“人体解剖学分段式教学法”先后获得江西中医学院优秀教学成果二等奖。

## 【技法研究】

现将柔术按摩疗法简介如下：

### （一）定义

柔术按摩疗法指术者以手指或手掌吸定于施治部位或穴位上，进行左右、前后的内旋或外旋揉动的一种按摩操作手法。

### （二）操作

术者肩和上臂自然放松，用腕部（或肩部）活动带动手部作轻柔和缓的回旋揉动，揉动的幅度视施术部位的范围而定，揉动时操作部位应始终接触患者皮肤，使被施术处皮肤（或连同皮下组织）随揉动而滑移。着力的轻重、速度的快慢应视需要而定。揉动的轨迹多绕成环形。

（三）分类

一般可分为掌揉、肘揉、前臂揉、指揉法。

1. 掌揉法

（1）单手掌揉：是用单手掌部操作，此法多用于腹腰部。

（2）双手掌揉：是用双手掌部同时操作，此法多用于胸、腹、背、腰部等处。

（3）单手小鱼际揉：是用单手小鱼际部操作，此法多用于额、胸、腹部等处。

（4）双手小鱼际揉：是用双手小鱼际部同时操作，此法多用于额、背、腹部等处。

（5）单手大鱼际揉：是用单手大鱼际部操作，此法多用于额、背、腹部等处。

（6）双手大鱼际揉：是用双手大鱼际部同时操作，此法多用于额、背、腹部等处。

（7）单手掌根揉：是用单手掌根部操作，揉动速度50～60次/分，此法多用于胸、腹、背部等处。

（8）双手掌根揉：是用双手掌根部同时操作，此法多用于胸、腹、背部等处。

（9）加力单手掌揉：是用一手掌部叠于另一手手背，加力操作，此法多用于脐、腹、背部等处。

2. 肘揉法

（1）肘揉：是用屈肘时突出的尺骨鹰嘴部操作，此法可用于背、腰、臀、大腿部等处。

（2）加力肘揉：是用一手帮助加力，而用另一手屈肘时突出的尺骨鹰嘴部操作，此法可用于壮实患者的背、腰、臀部等处。

3. 前臂揉法

是用前臂尺侧肌腹隆起部操作，此法多用于背、腰、下肢部等处。

4. 指揉法

(1) 单手指揉：是用单手手指的指端及罗纹面操作（五指中任一指均可，按需择用），此法多用于头、胸、面、四肢等处。

(2) 双手指揉：是用双手手指的指端及罗纹面同时相向操作（双手十指中任一对指均可，按需择用），此法多用于头、面、胸等处。

(3) 单手指间关节揉：是用单手拇指（或食、中、小指中任一指，按需择用）的指间关节（或近侧指间关节）部操作，此法多用于头、额、颞等处。

(4) 双手指间关节揉：是用双手拇指（或食、中、小指中任一对指，按需择用）的指间关节（或近侧指间关节）部相向操作，此法多用于头、额、颞等处。

(5) 单手五指揉：是用单手五指指端及罗纹面操作，此法多用于胸、腋下、腰背部等处。

(6) 双手五指揉：是用双手十指指端及罗纹面操作，此法多用于胸腹、腰背部等处。

(四) 作用

柔术按摩疗法具有调和气血、疏经活络、温经散寒、活血化瘀、理气松肌、消肿止痛、宽胸理气、消食导滞及促进血液循环和淋巴系统畅通等功效，可治疗脘腹胀痛、胸胁胀闷、便秘泄泻及外伤所致红肿疼痛等病证。

## 【临床经验】

1. 治疗梨状肌损伤性坐骨神经痛

采取柔术推拿按摩法，分别循坐骨神经、胫神经的走行部位，施以指弹扣打、掌擦、掌推等法（各施1～2遍），并自上而下对患肢施以搓法。再令患者仰卧，医者一手握住踝关节上部，另一手扶于膝盖上，同时用力，使患肢作内外旋转运动1分钟左右，然后作被动伸屈髋关节运动各5次，最后自上而下沿整个下肢施以双手虎口敲法及双手掌心搓法各2遍，术毕。

现介绍验案如下：

兰某，女，25岁，农民。初诊：1977年7月25日。患者产后2月余，突然发生左腰臀部疼痛，并沿大腿后面放射。来诊时卧床不起、不能转侧已4天，公社医院用西药及跌打伤科医师推拿按摩治疗，均未见效。检查：痛苦面容，仰卧，病侧髋、膝关节微屈，翻身时疼痛加剧。脊柱未见偏歪，拇指触诊检查见左梨状肌呈束状隆起、钝厚，压痛明显，余无异常发现。考虑为产后体弱，感受风寒，致梨状肌损伤，引起梨状肌损伤性坐骨神经痛。经用柔术推拿按摩配合针刺疗法治疗1次后，疼痛明显减轻，并能起身下床。二诊后即能步行3里多路。连续治疗5次后，病获痊愈。随访近3年，一直未再复发，长期参加农业劳动，挑担负重均无妨碍。

2. 治疗颈椎病

以柔术按摩疗法，辅以恰当的牵引及功能锻炼，对颈椎病治疗常能取得较为满意的疗效。

具体治疗方法如下：

（1）手法：常用按、摩、擦、揉、推、拿、揉、伸、摇等手法。

（2）取穴：常取风池、风府、肩井、肩髃、曲池、合谷等穴。

（3）操作步骤

1）患者端坐，全身自然放松，医者立于患者身后。

2）医者一手握患肢腕部，将患肢抬平并牵拉，以其痉挛的软组织及痛点周围为重点，施用掌摩、掌擦、拇指指腹推及拳揉等手法，从其项部开始，自上而下，自前而后至前臂，依次各施术 2～3 遍，以放松颈、肩及上肢软组织，缓解颈肩部肌肉的痉挛。

3）医者以拇指指腹依次点按风池、风府、肩井、肩髃、曲池、合谷各穴，每穴均取镇定手法各点按约 10 秒钟，以解痉镇痛。

4）医者以双拇指指腹从患者双风池穴始，沿项部两大筋（斜方肌、肩胛提肌）外侧，由上而下直至双侧肩井穴依次摩动 2～3 遍，再以双拇指指腹揉法在上述部位连续揉 2～3 遍，以解除组织间的粘连。

5）医者以双手拇指和另四指相对呈钳形，分别提拿项部两大筋及背上部脊柱两侧的斜方肌、竖脊肌各 1 次。

6）医者以双手拇、食指相对，分别揉按两耳部 1 遍，在耳郭的颈、肩穴上尤应加重揉按。

7）嘱患者放松颈部，医者两前臂尺侧压住患者双肩，两手拇指分别顶住两侧风池穴，其余四指托住下颌，然后前臂及掌指逐渐向相反方向适当用力，将患者头部徐徐向上托伸，在托伸的同时，缓缓摇晃其头部。

8）触及明显偏歪旋转的棘突，可采用坐位定点旋转复位手法。采用此手法，动作宜快捷轻柔，旋转幅度不宜过大，当听到“咔嗒”声响后，即速将其头转回正位，并用手掌摩擦其项部。

现介绍验案如下：

李某，男，58岁。1998年10月8日初诊。自诉10天前曾发生落枕，未治而愈；近2天来，自感颈部活动受限，左上肢串麻、酸胀，头后伸及向左侧旋转时，左上肢有触电样感觉。检查：第4颈椎棘突旁压痛，且有棘突偏歪。牵拉和压头试验均为阳性，左上肢皮温稍降低。诊断：神经根型颈椎病。经施用柔术按摩手法及坐位定点旋转复位治疗1次，症状明显减轻，嘱其配合功能锻炼及牵引，经10次治疗，诸症悉除，至今未见复发。

## 第二十三节　栾长业技法总结

### 【栾长业简介】

栾长业，男，1937年出生，主任医师，教授。1956年毕业于鞍山汤岗子卫校。历任威海市疗养院推拿研究室主任、中国传统医学手法研究会山东省分会常务理事、山东推拿学会副主任等职。

## 【学术思想及贡献】

栾长业教授开创了栾氏推拿学派，最早将推拿疗法用于外科急腹症——小儿蛔虫性肠梗阻的治疗，并取得了良效。发明了“龟尾”穴拔火罐治疗婴幼儿消化不良性腹泻的特效疗法。由于此法操作简便，疗效确切，又无痛苦，于1982年被《中国医学百科全书》收录在该书推拿分卷中。

栾长业教授首次绘制了成人与小儿彩色推拿挂图各一套，填补了推拿学科自古以来无专业挂图的空白；并总结出融医疗推拿与保健按摩为一体的“人体六大常规系列推拿法”，成为北方派乃至全国保健按摩流派的代表手法。他先后发表30多篇论文，著作有《按摩疗法》、《小儿推拿疗法》、《小儿推拿图解》、《栾氏推拿法》、《常见颈肩臂痛与手法治疗》、《常见腰腿痛病与手法治疗》等10余部。

## 【技法研究】

栾氏推拿手法具有协调兼顾、动静结合、手法多样、适应证广的特点。栾氏推拿四大基本手法和人体六大常规系列推拿法对顽固性颈椎病、颈与腰椎间盘突出症疗效独特。现将人体六大常规系列推拿法简单介绍如下：

### （一）头面部常规推拿法

患者仰卧闭目，医者坐于床前。

手法步骤：①分抹法：医者以两手拇指指腹着力，从患者两眉弓之间的印堂穴开始，沿眉弓上缘向太阳穴分抹。②揉眉弓法：仍用双手拇指着力，从印堂开始，沿眉弓揉向两侧太阳穴。在有穴位处，可稍加按压。③拘点鱼腰：以两手中指端部分别拘点攒竹、鱼腰、瞳子髎等穴。④抹眼球：以两手拇指指腹着力，四指固定于两侧颞部，从内眼角睛明穴开始，经眼球抹至两眼外角。⑤压穴法：以两手拇指指腹着力，依次按压印堂、攒竹、睛明、迎香，合于人中，再压地仓，合于承浆，然后压大迎、颊车、下关，再改用中指用力，沿翳风、听会、听宫、耳门，压至太阳。⑥压三经：用大拇指指腹着力，从印堂穴开始，沿督脉向上按压至百会穴，然后再从两眉弓上之阳白穴开始，沿膀胱经压至络却穴。⑦摩擦法：又名揉运太阳，以两手拇指固定于患者额部，手指微屈，用两手食指桡侧着力，紧贴患者两太阳穴处，做环形摩擦揉运，范围宜由小到大，直至整个头顶部。⑧提擦法：以两手拇指紧贴于患者头顶，其余四指置其头部左右两侧，然后做提球又滑掉的动作。⑨五指揉拿法：五指分张微屈，两手分别置于头之两侧，然后自两侧至额中，再自额中至后头，乃至全头部，逐步移行揉拿。⑩扫散法：患者改侧头位，医者以一手拇指指腹着力，自上而下，自前而后，高频推擦其侧头部数十次；再改用掌根着力，自上而下推擦侧枕部。⑪揉拿拘点法：继上法，以拇指与食、中、无名指指腹对称用力，在拿住项筋后自大椎至风池反复揉拿，再用中指端拘点风池。⑫指梳法：医者立于患者一侧，身前俯，两手五指分张微屈，置于患者头部中央督脉线上，然后以双手指端接触着力，自前而后快速梳理。⑬分发法：继上法，两手分张并置于发中，然后以腕关节上下灵活摆动，两手交替弹打头发。⑭指振叩击法：以指振法和掌叩法先后振叩前额数次，以指弹打两侧头部及头顶部。⑮总收法：以两手拇指指腹用力，先分抹前额、抹眼球、揉迎香、掐人中、按地仓、运太阳，然后用大鱼际从耳前推理至耳后，再改用小鱼际着力，沿颈项大筋，推至肩井。

（二）腰背部常规推拿法

患者俯卧，医者立于一侧。

手法步骤：医者在患者背部施行推抚法、揉拿法、掌揉法、指压法、肘压法、㨰法、擦法，再拿板筋、捏脊，继而用叩击法叩击脊柱中央、肩上及脊背、腰骶部。最后使用运动法，可根据腰背部疾病的性质及原因选用1～2种适宜的运动法，其中按腰扳肩和按腰扳腿可作常规法。

（三）胸部常规推拿法

患者仰卧，医者立于一侧。

手法步骤：医者在患者胸部先施行推抚法、掌揉法、指压法、㨰法，再施以梳肋法（两手分开，紧贴患者两肋间用力向两侧外下方梳理，自上而下，逐一进行）、梳胸法（以四指指腹着力，从患者上胸部轻松地梳至季肋部，当到达膻中时，要左右摆动几下），继而拘点天突，最后以抓揉法、分推法、抚托法结束操作。

（四）腹部常规推拿法

患者仰卧，医者立于一侧。

手法步骤：医者在患者腹部先以脐部为中心进行推抚法、旋摩法、掌托法、叠转法，再以两手拇指端着力，从患者鸠尾直下压至中极穴，再从上脘两侧压至天枢，揉拿腹肌3次，接着用疏通法，即先用两手将患者整个腹肌拢起，交右手握住，再以左手全掌从鸠尾处向下推抚，至脐下小腹处按住不动，右手再自脐上向剑突方向振赶。然后摩脾胃，以“S”形扭揉腹部，再用研摩法、合法、提抖法刺激腹肌，最后以右手手掌根部着力，由脐下向上作高速振颤，再用指弹法、旋摩法结束操作。

（五）上肢部、下肢部常规推拿法

操作均用抚法、揉拿法、㨰法、揉压法、叩打法、理法、搓法、运动法等常用推拿手法。

以上系列推拿法应用于临床时，可以自由组合，灵活应用于全身各系统的病证。栾氏推拿法经长期临床实践，其适应范围逐渐扩大，现扩展到外、伤、妇、儿、五官等科疾病，其中对肥大性脊椎炎、颈椎病、高血压、冠心病、蛔虫性肠梗阻、肠粘连更有独特疗效。

【传人】

栾大海，栾长业之子，任职于栾氏推拿有限公司，擅长治疗肩周炎、颈椎病、胸椎小关节紊乱等常见病。

【临床经验】

1. 推拿治疗蛔虫性肠梗阻

某女，6岁，患儿于昨日夜间开始脐周有阵发性绞痛，伴恶心、呕吐，一天未排便。腹部检查：脐下1cm处可摸到3cm×6cm条状包块2处，有压痛，压之变形，肠鸣音亢进。诊断为蛔虫性肠梗阻。经口服蓖麻油、抗痉挛药物及灌肠等综合治疗后，上述症状无明显好转，患儿出现疲乏无力、精神萎靡不振等中度脱水症状，又静脉滴注葡萄糖盐水1000ml，症状仍不见改善，决定手术治疗。

因患儿家属拒绝手术，经外科医生与按摩医生研究，决定用按摩疗法治疗。经近1小时的反复按摩，症状逐渐消失，排便2次，先后排出蛔虫180余条，于2日后痊愈出院。

2. “龟尾”穴拔火罐治疗婴幼儿腹泻

某患儿，男，1岁半，5天前因睡觉时腹部暴露受寒，致腹泻频频不止，开始每天仅3～4次，后来多达每天12～13次。患儿哭闹不安，不思饮食，经用“小儿安”和抗生素治疗3天无效而来院就诊。检查：体温正常，腹部胀满，肠鸣音增强，其他无变化。诊断为婴幼儿寒湿型腹泻。经用“龟尾”穴拔火罐治疗2次，腹泻等症状消失，临床治愈。

3. 对不典型上背痛的治疗

某女，43岁。自诉3天前食道发闷不适，似有异物阻塞，吞咽困难，经有关检查无异常，服用抗生素无效，转推拿科诊治。检查发现右上背部有明显压痛，背阔肌紧张，确诊为急性肌纤维组织炎。采用推拿加拔火罐方法，治疗1次症状即明显好转，治疗3次后症状全部消失。

## 第二十四节　俞大方技法总结

**【俞大方简介】**

俞大方（1938～1999），男，教授，上海市人。上海中医学院附属推拿学校61届毕业生。曾任上海中医学院针灸推拿系副主任、推拿教研室主任、第三期全国高等中医院校推拿师资班任课教师、全国高等医药院校教材《推拿学》主编。1985 年，赴美国洛杉矶推拿行医。

## 【学术思想及贡献】

俞大方教授穷毕生之经验，融诸家之精华，主编全国高等医药院校教材《推拿学》（俗称“五版”教材）。这一版推拿学教材是承上启下的推拿学专业书籍，既继承了前几版教材的优秀之处，又对推拿学新的发展加以介绍，并且奠定了推拿学教材的编写主导思想，影响着“六版”推拿学教材、“十五”推拿学教材和“十一五”推拿学教材的编写模式。

在推拿机理的研究上，俞大方教授既注重传统中医理论的应用，又结合现代医学的发展成果，提出了“推拿治疗的基本原理不外乎是‘力’、‘能’和‘信息’三方面的作用”的理论。首次把“纠正解剖位置异常”、“改变有关的系统内能”、“信息调整”相结合，使推拿学理论有了新的发展。

俞大方教授在推拿手法的研究上首次提出了手法的刺激性质与量对“补泻”的相关作用；手法的频率和方向对“补泻”的相关作用等研究命题，从而使手法应用更加细化，为提高推拿临床疗效奠定了理论基础。至今俞大方教授对高频率“一指禅推法”（缠法）能够治疗外科痈肿疮疖的原理解释仍然是经典论述。

## 【技法研究】

俞大方教授认为，推拿是用手法作用于患者体表的特定部位或穴位来治病的一种疗法。手法的治疗作用主要取决于以下几方面因素：一是手法作用的性质和量；二是被刺激部位或穴位的特异性。换言之，对某一疾病用一定性质和量的手法，作用于某一部位或穴位，就会起到特定的治疗作用。如果以同一性质和量的手法，刺激不同的部位或穴位，所起的作用则不同；不同性质和量的手法，刺激相同的部位或穴位，所起的作用也不一样。因此，不能单纯地用手法的性质和量来区分推拿的治疗作用；同样，也不能单纯地用被刺激部位或穴位的特异性来区分推拿的治疗作用。所以研究推拿治疗作用必须把手法和部位（或穴位）两者结合起来。

俞大方教授在临床上根据手法的性质和作用量，结合治疗的部位，提出了推拿治疗作用的“八法”。现将“八法”分述如下：

（一）温法

温法是适用于虚寒证的一种疗法，它使用摆动、摩擦、挤压等手法，用较缓慢而柔和的节律性操作，在每一个治疗部位或穴位连续作用，持续时间长，患者有较深沉的温热刺激。例如俞大方治疗五更泄泻者，用按、摩中脘、关元以温中散寒，一指禅推、擦肾俞、命门以温肾壮阳，从而达到温补命门、健运脾胃的目的。

（二）通法

通法有祛除病邪壅滞的作用。临床治疗时手法要求刚柔兼施。如四肢用推、拿、搓法，则能通调经络；拿肩井则有疏通气机、通行气血之作用；点、按背俞穴可以通畅脏腑之气机。

（三）补法

是补气血津液之不足和脏腑机能之衰弱。通常以一指禅推、摩、揉、擦等法为主，但要求手法轻而柔，不宜过重刺激。临床常用的有补脾胃、补腰肾两种方法。具体如下：

（1）补脾胃：所谓的补脾胃，就是增强脾胃的正常功能。推拿治疗时常用一指禅推法、摩法、揉法在腹部作补法治疗，重点在中脘、天枢、气海、关元穴。再用按法、揉法、擦法在背部膀胱经治疗，重点在脾俞、胃俞穴。这样可以调整脾胃功能，起到健脾和胃、补中益气的作用。

（2）补腰肾：就是补肾之阴阳。治疗时在命门、肾俞、志室用一指禅推法或擦法。再用摩法、揉法、按法治疗腹部的关元、气海，从而起到培补元气以壮命门之火的作用。

（四）泻法

一般用于下焦实证。由于结滞实热，引起下腹胀满或胀痛、食积火盛、二便不通等，皆可用本法施治。临床一般可用摆动、摩擦、挤压类手法治疗。手法的力量要稍重，手法的频率可由慢而逐渐加快。如食积便秘，可用一指禅推、摩神阙、天枢两穴，再揉长强，以通腑泻实。阴虚火盛、津液不足、大便秘结者，用摩法在腹部作泻法治疗，则可起到通便而不伤阴的作用。

（五）汗法

汗法是发汗、发散的意思，可使病邪从表而解。汗法多用拿法、按法、一指禅推法等，如一指禅推、拿颈项部之风池、风府，能疏散风邪；按、拿手部之合谷、外关，可祛一切表邪；大椎为诸阳之会，用一指禅推、按、揉等法治之，有发散热邪、通三阳经气之作用；一指禅推、按、揉风门、肺俞，皆可祛风邪、宣肺气。拿、按肩井穴，则可开通气血。气血通行无阻，病邪则无所藏匿。所以，凡外感风寒、风热之邪，用拿法、按法、一指禅推法，可奏祛风散寒、解肌发表功效。

（六）和法

即和解之法，含有调和之意。推拿运用此法时，手法应平稳而柔和，频率稍缓，可用振类及摩擦类手法治疗，以调脉气，和经血。在临床应用中，“和”法又可分为和气血、和脾胃、疏肝气三方面。和气血的方法有四肢及背部的㨰、一指禅推、按、揉、搓等或用轻柔的拿肩井等方法。和脾胃、疏肝气则用一指禅推、摩、揉、搓诸手法用于两胁部的章门、期门，腹部的上脘、中脘，背部的肝俞、脾俞治疗。

（七）散法

散者即消散、疏散之意。推拿所用的散法，一般以摆动及摩擦类手法为主，手法要求轻快柔和。如外科痈肿用缠法治疗；气郁胀满，则施以轻柔的一指禅推、摩等法；有形的凝滞积聚，可用一指禅推、摩、揉、搓等手法，频率由慢转快，可起到消结散瘀的作用。

（八）清法

指运用刚中有柔的手法，在所取的穴位、部位上进行操作，达到清热除烦的目的。

【传人】

赵毅，男，1955年出生，教授，硕士研究生导师。现任上海中医药大学针灸推拿学院推拿教研室主任，兼任上海市中医药学会推拿分会副主任委员、全国推拿专科医疗中心专家委员会委员、上海市中医药信息协作中心推拿分中心主任等职。

【临床经验】

俞大方教授之“手法点穴快速治疗”，主要用于肩关节周围炎患者。该法疗效确切，方法简单，颇受患者喜爱，具体操作如下：

1. 操作方法

让患者正坐椅子上，术者立于患者背后，用一手中指、食指并拢，由轻到重点揉患肩天宗、臑俞二穴各49次后，一手拇指压住患侧缺盆穴，一手扶住患者头部向患侧推压1次。然后再用同样的方法在对侧推压1次，施术时常可听到“喀嚓”声，患者即刻感觉轻松舒服。在施术中，由于颈部的位置较为特殊，一定要根据患者的体质、个人的耐受力适当掌握点穴推压的力度，避免发生新的损伤或意外。

2. 典型病例

马某，女，60岁，于1984年12月26日就诊。右肩关节疼痛、酸胀8月余，在外院诊断为颈椎病、右肩关节周围炎，曾行点滴、局部封闭、针灸、理疗等治疗，均未见效。查体：体瘦，神差，体温36℃，血压130/95 mm-

Hg，生命体征平稳，右上肢抬举不利，天宗、臑俞二穴明显压痛，诊断与外院一致。当即施行“手法点穴术”治疗后，诸症缓解。考虑到患者体质问题，嘱其隔1天后再治疗。但患者一直未来，2周后相遇告知已愈，患肢活动功能已恢复。

3. 讨论

肩关节周围炎有多种不同名称，如漏肩风、五十肩、肩痹、老年肩等。中医认为，其病因系肝肾亏损，气血虚衰，筋肉、肌腱失于濡养，血不荣筋所致。俞大方教授据其多年的经验认为，肩关节周围炎多为颈椎钩椎关节半脱位，损伤交感神经和脊膜返回支神经根，而引起肩部肌肉运动功能障碍所出现的系列症状。导致钩椎关节半脱位的原因与中医的理论基本相符，即随着年龄的增长，各脏器功能衰退，肌肉、肌腱的弹性下降，各关节稳固性减弱。施用本法治疗，可使其复位，使症状得以消除。

## 第二十五节　邵铭熙技法总结

### 【邵铭熙简介】

邵铭熙，男，1939年出生，江苏锡山市人，主任医师，教授，博士研究生导师。毕业于苏州中医专科学校，师承全国名老中医施和生先生，1959年到江苏省中医院工作。1994年被授予“江苏省名中医”称号。历任江苏省中医院推拿科主任、中华全国推拿学会副主任委员、全国小儿推拿专业委员会主任委员、江苏省推拿专业委员会主任委员。

**【学术思想及贡献】**

邵铭熙教授始终以“继承而不泥古，发扬而不离宗”的思想为指导，继承发扬祖国医学推拿事业，逐步形成了理论完善、手法系统、疗效独特的四指推法推拿流派与学术体系，并为江苏省各级医院培养了“四指推法流派”的大量专业推拿人才。主要著作有《实用推拿学》、《中医学概论》、《针灸推拿学》等。

邵铭熙经过多年的临床积累与学习研究，形成了自己独特的学术风格，具体总结如下：

**（一）中西结合，病证互参**

邵铭熙在熟读四大经典的同时，不断学习和吸收生理、病理、解剖、生物力学等现代医学的新思想、新理论，重视中、西医互参，辨证与辨病相结合。

**（二）推拿方法柔和深透，灵活变化**

邵铭熙认为：“法之所施，使病家不知其苦方为手法。”四指推法流派手法柔和深透，柔中有刚，刚柔相济，强调以柔顺为要旨，其主要手法和辅助手法，相互协调，相得益彰。四指推法在人体不同部位，灵活增减“推”和“拿”，真正做到因人、因部位制宜，灵活变化。

**（三）提出推拿治疗三原则、六治法**

邵铭熙提出推拿治疗三大原则：早期以祛邪为主，中期祛邪兼顾扶正，后期以扶助正气为主。他在多年的推拿临床中，不断摸索、总结，对临床常见骨伤病证创立了六大治法：①重视整体，上病下治，左右同治；②经筋为病，以痛为腧；③病在气血，治法迥异；④急则缓之，以柔克刚，缓则重之；⑤合而围之，分而治之；⑥因人、因时、因病、因部位制宜。

（四）拓展病种，综合治疗

现代医学认为，中央型腰椎间盘突出症为推拿治疗禁忌证。邵铭熙从中、西医两方面来分析、认识该病，充分发挥中医推拿之祛风寒、化痰湿、通气血、补肝肾的作用，运用柔和深透的四指推法流派诸手法治疗该病，取得了满意的疗效。

【技法研究】

邵铭熙继承了业师施和生之“四指推法”技法。临床手法点、线、面俱备，以刚柔相济著称，力主手法要“机触于外，巧生于内，法从手出，手随心转”，并主张以力学观点为指导，使手法轻柔、深透。其手法精要有以下几点：

（一）四指推法

操作时以大拇指及食、中、无名三指指腹着力于患者某特定部位或穴位上，肩关节及上肢肌肉放松，肘关节屈曲约140°，腕关节略垂，通过掌指关节的连续屈伸运动，产生持续的作用力。一般大拇指的力量须与其余三指所施力量之和相当。此法应用于头面部时，可演变为食、中、无名三指推；应用于颈项部时，又类似于一指禅推法，力量主要集中于拇指指腹。该手法适用于人体四肢、腰脊、胁肋、颈项及头面部，具有疏经通络、行气活血之效。

（二）鱼际揉推法

此为揉法和推法的复合手法，操作时要求小鱼际吸附于患者一定的部位或穴位上，肘关节伸直，力量由前臂传至鱼际，作较为轻快的回旋，用力均匀，频率快，幅度小，以加强“渗透”，做到“重而不滞，轻而不浮”。该手法适用于人体项背、腰臀及四肢各关节部位，具有活血化瘀、温经通络之效。

（三）振颤法

临床根据施治部位的不同，又分为掌振、拇指振、中指振三类。

（1）掌振：术者用掌根或全掌紧贴患部，通过前臂肌肉有节律的收缩和肘关节有节律的伸屈产生振动。适用于腰、背、腹等接触面较大的部位。

（2）拇指振：用拇指的罗纹面按在人体某穴位上，作连续的振颤，单手或双手可同时操作。一般适用于腰部腧穴。

（3）中指振：中指伸直，食指微屈并按在中指之上，其余三指自然屈曲，中指连续振颤作用于人体一定部位，宜单手操作。

振颤法适用于全身各部位，尤以胸腹、腰背部更为常用，具有温中理气、化瘀止痛、调和气血之效。

（四）点压法

操作时要求术者以单手拇指指端按压于一定的部位或穴位上，深压并轻揉。点压时需手握空拳，拇指指端紧贴穴位，前臂及腕协调用力下压，力量由轻而重、由浅入深，以患者能忍受为度。由于点压属于较强的刺激方法，所以临床上多用于肌肉较为丰厚部位。

（五）后伸拔伸法

此法主要适用于腰部软组织损伤合并有关节错缝者。操作时，要求患者俯卧，医者一手拇指指腹点压于患者腰部痛点，并经棘突向健侧推顶；另一手前臂将患者下肢膝关节徐徐托起，并渐渐后伸拔伸，以达理筋整复、解剖对位之目的。

综观全套手法，四指推法以指腹为着力面，具“清、散”之功，就补泻配伍而言，其侧重于泻；鱼际揉推法乃柔中有刚，刚柔相济之法；而振颤法，能量极易渗透，具温补之效；点压法以刚为主，泻力极强；后伸拔伸法，特点为出其不意，可纠正关节错缝。

## 【传人】

张仕年，男，副主任医师，针灸推拿学博士。现任江苏省中医院推拿科主任、江苏省中医重点临床专科学科带头人，兼任中华中医药学会推拿专业委员会委员、中华中医药学会小儿推拿专业委员会委员、江苏省中医药学会推拿专业委员会秘书长。

## 【临床经验】

邵铭熙教授在多年的临床实践中，对急、慢性软组织损伤的治疗颇有研究。现介绍其验案如下：

（1）某男，30 岁，教师。自述 2 小时前洗脸转头时，突感颈部疼痛，活动不能。检查：头歪向右侧，转则痛甚，牵及左肩，左侧项肌紧张，$C_3$ 棘突偏歪，棘旁压痛明显，触之痛甚，肌肉愈紧。

诊断：第3颈椎关节紊乱。

治疗：邵铭熙教授认为，疼痛难忍为其标、关节紊乱为其本。此时若直接施手法于局部，则肌肉痉挛愈甚，若强行施手法于痛处，则病情加剧，亦违手法之理。故先取2寸毫针，针刺同侧落枕穴和后溪穴，刺激量由弱转强，同时嘱患者转动颈部，幅度由小到大，数分钟后，待疼痛缓解，标证渐去，施四指推法于局部，肌肉松解，再行颈部整脊手法而治其本。

（2）吴某，女，35岁，银行职员。主诉：腰臀疼痛3个月。3个月前因骑车不慎，跌倒在地，扭伤腰部，继后常感腰部疼痛，时有向双臀部放射痛，服药后症状缓解，停药症状又作，时作时止，至今未愈。检查：两侧肌肉紧张，以右侧为著，$L_{4、5}$棘突右旁开1cm处有深压痛，叩击痛（＋），且向双臀部放射，“4”字试验左、右均（－），直腿抬高试验左、右均正常。X线检查：腰骶椎轴线向右侧侧弯。CT检查：腰椎未见异常。

诊断：$L_{4、5}$小关节紊乱。

治疗：本病关键在于腰椎小关节紊乱，是病根所在，若此疾未去，则迁延难愈。先采用常规针刺与推拿手法，使肌肉放松后，再行腰椎后扳拔伸法，以达理筋整复之功。治疗3次康复，3个月后电话回访，宿疾未作，活动自如。

（3）刘某，女，38岁，职员。主诉：腰及左下肢疼痛1年余。1年前，因弯腰拾物不慎，扭伤腰部，致腰部疼痛，活动不利，卧床休息3天，疼痛未减，反见向左下肢放射，前来我院骨科诊治，CT 示：$L_{4、5}$椎间盘突出。经腰椎牵引、内服活血通络及消炎镇痛药后，腰及左下肢疼痛不明显，仅留有左臀横纹处疼痛不适，行走时有牵拉感，又来我院疼痛科诊治，予以局部封闭治疗 3 次，疗效不佳，遂前来推拿科诊疗。检查：腰部平坦，两侧肌肉无紧张，无明显压痛，直腿抬高试验左、右均正常，仅在左臀横纹中点处有明显压痛（相当于承扶穴处）。

诊断：腰椎间盘突出症恢复期。

治疗：患者痛有定处，固定不移，乃瘀血阻滞、经络不通所致。予以四指推法、点按顶推等法，作用于痛点，待局部肌肉放松、气血通畅后，予以梅花针叩刺，火罐拔之，约放出瘀血 5ml 左右，隔周再施上法，治疗 3 次后症状消失。6 个月后电话回访，宿疾未作。

## 第二十六节　李业甫技法总结

### 【李业甫简介】

李业甫，男，安徽省定远县人，教授，主任医师，安徽省名中医，第 2 批全国名老中医。从事推拿医疗、教学、科研工作 40 多 年。历任安徽中医学院附属第一医院推拿科主任、中华中医学会推拿专业委员会理事、中国传统医学手法研究会常务理事、安徽省推拿专业委员会主任委员。

## 【学术思想及贡献】

李业甫教授擅长运用一指禅推法、㨰法、拿法、揉法、点法、摇法、推扳法、定位旋转复位法、牵引推拿复位法等，主治颈椎病、颈椎间盘突出症、颈椎半脱位及颈椎小关节错缝、急慢性腰痛、腰椎间盘突出症等，可达立竿见影、手到病除的独特疗效。

李业甫教授发表医学论文40余篇。出版医学著作23部（主编11部），其中《自我保健穴位推拿》于1995年获省第3届优秀科普作品二等奖，《中国推拿手法学》和《中国推拿治疗学》于1989年获省高校优秀教材成果三等奖，《中国传统特殊疗法集萃》和《实用推拿与牵引疗法》出版后畅销东南亚；编制推拿教学电教录像带4部，《中医推拿手法荟萃》于1997年获省级优秀教材成果二等奖，《自我保健推拿》科教电影片，全国公映，1993年被文化部对外联络处选中，译成7种语言，在世界各地广为传播。

## 【技法研究】

### （一）胸穴指压疗法

胸穴指压法是推拿疗法的一种，它根据体表、内脏相关学说理论，运用手法按压胸部敏感压痛点（即胸穴），通过经络的调节而起到调和阴阳、治疗疾病的作用。

（1）适用范围：对多种病证都有较好疗效，其中以痛症疗效最佳。对内脏和身体一些部位因机能失调而引起的急性头痛、胸痛、胃脘痛、腹痛、胃溃疡、十二指肠溃疡、肾结石、膈肌痉挛、心悸、昏厥、胸闷、喘息、胃神经官能症等以及颈、肩、臂（背）、腰、骶部软组织扭挫伤、肩关节周围炎、肌纤维组织炎、功能性疼痛等均有显著疗效。还可以用于手术麻醉及某些疾病的辅助诊断。

（2）治疗原则：辨证施治，选穴少而精；依病取穴，灵活相配；失穴勿失经。

（3）手法操作

1）滑动指压法：术者用较强的指力抵紧胸穴，以穴位处结节状或条索状物为中心，顺着肋骨下缘或骨的表面来回滑动手指，使患者有较强的触痛感。此法适用于重症、急症及胸穴不太敏感者。治疗软组织疾患时，在局部反应压痛点上进行大幅度较强滑动，其活动方向与患者的肌肉走向呈十字交叉，这叫“大幅度滑动指压法”。或将手指着力于深部，深入反应压痛点内，反复活动，这叫“深部滑动指压法”。

2）持续指压法：术者以中等强度指力，持续抵压胸穴，不滑动手指。此法主要适用于轻症、小儿、年老体弱者或胸穴过度敏感者。

3）振颤指压法：为了使指压胸穴保持较强的反应，术者用手指抵紧穴位并做运气，令局部产生连续性颤抖动作。一般来说，胸穴反应越强，治疗效果越好，所以在治疗时应采取较重的指压手法，但小儿、老人、体弱及胸穴特别敏感者，手法压力要适当减轻。对于身体健壮、胸穴不敏感者或肌肉肥厚处的穴位，手法压力宜加重。总之，要根据每个患者具体情况和耐受性来决定指压力量的强度，既要使患者能够忍受，又要使穴位有较强刺激反应，这样才能收到应有的效果。

（二）捏脊疗法

捏脊疗法是推拿疗法的一种，主要用于儿科，常治疗小儿疳积症，又曰“捏积”。

（1）常用背部腧穴：脊柱在背部的正中，乃是经络中的督脉所在，背部属阳，脊柱的两侧是足太阳膀胱经循行的路线，肺俞、心俞、肝俞、胃俞、大肠俞等背俞穴位于此经，是脏腑的俞穴。其他穴位还有风府、大椎、腰俞、至阳、命门、三焦俞、气海俞、关元俞、华佗夹脊、腰阳关、八髎等。

（2）常用手法：捏、拿、推、捻、提、放、按、揉八种手法常结合应用，完成整个脊柱操作过程。

（3）操作方法：医者站立或坐于患者左侧或右侧，先用双手掌自上向下推、擦至皮肤温热、肌肉放松为度。然后，两手呈半捏拳状，两手食指中节背紧抵脊旁。用双手拇、食指从患者尾骶部（长强穴）开始，将皮肤轻轻捏起，两手交替进行，随推随捏，随捏随进，一直捏到大椎为止。从腰骶部开始，向上每一椎体，就要利用双手的腕力，提捏1次。

在临床治疗中，捏脊手法有“补”、“泻”、“平补平泻”之分。“补”法即从长强穴捏至大椎穴，3～5次，手法要求轻柔、缓慢。施“泻”法时，3次均从大椎穴开始，与“补法”的方向恰好相反，捏第1次时，无须做提的动作；捏第2、3次时可适当提捏，并在至阳穴处外提1次，然后重按肾俞穴8～10秒钟，两手收住。施“平补平泻”法时，第1次捏脊从长强穴起至大椎穴止，第2次从大椎穴起至长强穴止，第3次又从长强穴起至大椎穴止，然后按揉肾俞穴8～10秒钟，向外侧分推，收势。

捏脊原则是：虚则补之，实则泻之，虚实难辨则平补平泻。

### （三）脏腑图点穴疗法

脏腑图点穴疗法是推拿疗法的一种。它是根据经络穴位和脏腑部位，用点穴方法，从脏腑治疗着手，调理脏腑气血，恢复脏腑功能，故称脏腑图点穴疗法。它既能治疗五脏六腑的疾病，也适用于部分妇科和儿科疾病，具有如下特点：

（1）点穴部位以经络穴位和脏腑部位两者结合。治疗脏腑疾病所取穴位，既按经络的脏腑所属，同时又照顾到该脏腑所在的部位。因此其作用是双方面的。如治胃肠道疾病，常取阑门、建里、天枢等穴。

（2）手法较一般推拿手法简单。常用手法包括：点、压、推、拨、分、扣、按等。

1）点：以中指或食指按住某一穴位进行旋转，为点法。根据旋转的方向不同分补、泻、调三种。补即向右旋转，用于虚证；泻即向左旋转，用于实证；调即左右往返旋转，为平补平泻。

2）压：用中指按住某一穴位，食指压在中指之上，向右侧微微下捺为压。用手掌或手背下压少腹，亦为压。压法能起到通泻的作用。

3）推：按而送之为推。推法也具有泻的作用。分斜推、直推、分推三种。斜推即用右手的食指和中指，从侧腹部沿小腹斜推至中极穴，有泻下的作用，适用于腹部；

直推即在腹部用中指、食指从脐部推至小腹，在背部用手指直推督脉；分推即用左、右手分别从椎旁分推至两侧。

4）拨：按而动为拨。不同部位，有不同的拨法。拧拨即用右手食指和拇指并按两穴位的筋，顺其筋势，慢慢地向下拨弄至适当部位，适用于背部；俯拨即用拇指按住某一部位的筋，顺其势，拇指向外侧慢慢地拨动到适当部位。

5）分：用拇指或食指的指端，按住某一穴位的筋挑送为分。适用于各个穴位。

6）扣：用拇指、中指或食指做半月形，扣住两穴或两部位运行之，适用于胸腹、背部和四肢。

7）按：用指按穴，向下微捺，为按。用拇指或食、中指按而捺之。适用于各个穴位。

（3）以治疗脏腑气机紊乱病证为主。如：治疗气结、气滞、胃肠道功能紊乱效果较佳。

（4）疗效好，痛苦少，患者易于接受。

## 【传人】

（1）白效曼，女，主任医师，安徽中医学院附属医院医师。擅长治疗颈椎病等软组织损伤疾病。

（2）余润明，男，主任医师，安徽中医学院附属医院推拿科主任。

## 【临床经验】

李业甫教授擅长运用推扳法、定位旋转复位法、牵引推拿复位法等，治疗颈椎病、颈椎间盘突出症、急慢性腰痛、腰椎间盘突出症等，每获良效。现介绍其验案如下：

刘某，女，35岁，教师，2002年12月15日就诊。

主诉：颈部疼痛，活动不利1天。自诉12月14日晨起即感到颈部疼痛，不能转侧，疼痛放射至右肩背部，头颈歪向左侧，曾服用中西药物及外贴伤湿止痛膏无效。

查体：下颌向左侧歪斜，颈部肌肉紧张，右乳突部牙痛明显，第4颈椎棘突向右侧偏歪。

诊断：落枕。

治法：舒筋活血，通络止痛，理筋整复。

取穴：风池、风府、肩井、天宗、大椎、肩中俞、肩外俞、阿是穴。

操作：以拇指、中指相对按揉双侧风池穴，拇指点按风府、天宗、大椎、肩中俞、肩外俞穴，各1～2分钟，以局部产生酸胀得气感为度；拿肩井穴3分钟；弹拨患处阿是穴3分钟；按揉颈后部两侧肌肉3分钟；一手扶患者头部，一手以掌根按压枕后患侧至肩部，由上而下，由轻到重。1次治疗后患者颈部疼痛症状明显减轻，功能活动恢复。共治3次，每次30分钟左右，患者症状消失而痊愈。

## 第二十七节 严隽陶技法总结

### 【严隽陶简介】

严隽陶，男，1942年出生，苏州市人，主任医师，教授，博士研究生导师，博士后合作导师，第三批中医药临床师带徒专家。历任上海中医学院推拿系主任、上海中医药大学附属岳阳中西医结合医院院长、国家中医院管理局中医推拿重点专科主任、中华中医药学会推拿分会主任委员、上海市中医药学会常务理事兼推拿分会主任委员。

## 【学术思想及贡献】

严隽陶教授是推拿学科现代化发展的主要奠基人，在临床、教学及科研领域为中医推拿学的发展作出了巨大贡献，具体表现在以下几个方面：

### （一）在临床方面

继承了一指禅推拿和㨰法推拿两个学术流派的精华，积累了丰富的临床经验，并逐渐形成了自己独特的手法技能和学术思想体系，提出治疗疾病需遵循《素问·异法方宜论》中“圣人杂合以治，各得其所宜”的思想。在治病时除选用推拿手法外，还强调综合运用推拿功法、运动疗法、康复疗法、物理疗法、中药方剂、饮食疗法、针刺等，在具体施治时则根据患者不同的体质、年龄、病情及不同证候等采用适宜的组合，进行辨证施治。认为推拿疗法在治疗不同系统疾病时，其临床思维方法和诊断、治疗理论应受多元化理论的指导，提倡将现代解剖学、生理学、病理学等理论与中医脏腑学说、经络学说等理论有机结合、灵活运用。在构架推拿学科的学术体系时主张打破多学科的理论壁垒，并以推拿手法、功法防病治病的特点作为融合点。

### （二）在科研方面

强调推拿学科的现代研究应该采用多学科相结合的研

究方法。其科研成果主要包括：

（1）确定推拿生物力学研究方向，建立了国家中医药管理局三级实验室，完成国家自然科学基金项目4项，并研制成功了Ⅱ型推拿手法测试仪，相关论文获国家中医药管理局科学进步二等奖。

（2）坚持“推拿与现代康复医学”相结合的原则，在推拿学中引入现代康复医学评估理念，成立了康复功能评估室。

（3）开展推拿生物效应研究，从传统的中医理论和现代解剖、生理、病理学多方位入手，总结手法的作用及生物效应。

（三）在教学方面

（1）创建推拿专业。于1979年开始在上海中医学院针灸推拿系招收本科生，使推拿学科走上高等学府的殿堂，并将推拿教学专业课细化为推拿学基础、骨伤推拿学、小儿推拿学、实验推拿学和推拿古代文献与学术流派等专业课程。

（2）创建推拿专业博士点。1997年推拿学科与中医骨科联合，成为全国首个推拿专业博士点，严隽陶教授成为全国首位推拿专业博士研究生导师。2001年，该推拿专业博士点成为全国唯一的博士后流动站，严隽陶教授成为博士后流动站合作导师。至今，已先后培养博士后2名，博士、硕士30余名。

（3）担任普通高等教育“十五”及“十一五”国家级规划教材《推拿学》主编，并参加了大型权威性的中医学术工具书《简明中医辞典》、《中国医学百科全书·推拿》

等书籍的编写。

（4）成立“严隽陶老中医工作室”，为推拿学科培养后备人才建立了新的途径。

## 【技法研究】

严隽陶教授的手法操作以“刚柔相济，柔者为上”为特点，代表性手法㨰法及一指禅推法舒缓柔和、持久深透，既有一定的力度、能深透到深层组织，又不使用蛮力，患者被治疗的组织不会因压力刺激而产生疼痛痉挛，反而有轻松舒适的感觉。在㨰法操作时还常与患者肢体被动活动相结合，以松解粘连、改善关节活动度，对运动系统和神经系统疾病有非常好的疗效。

在治疗上常用的手法还有按法、揉法、搓法、摇法、扳法等，并与“易筋经”、“少林内功”等推拿功法相结合。严隽陶教授认为，推拿功法不仅是推拿工作者自身锻炼的基本方法，也是用于指导患者进行功能训练的一种康复手段。将传统功法“易筋经”的“静力性”下肢裆势练功方法与现代体育的动力训练相互结合，能达到更好的治疗效果。

作为推拿界的资深专家，严隽陶教授明确提出了康复推拿这一概念，开展了一系列康复推拿研究，使祖国传统推拿疗法与时俱进，与现代康复技术有机整合。两者有机地结合，能更好地发挥传统推拿的自身优势，也有利于祖国推拿疗法走向世界。

## 【传人】

（1）沈国权，男，生于1951年，我国首位推拿专业硕士，主任医师，教授，博士研究生导师。上海中医药大学附属岳阳中西医结合医院推拿科主任。

（2）房敏，男，我国首位推拿专业博士，主任医师，教授，博士研究生导师。上海中医药大学附属岳阳中西医结合医院院长、党委书记。

## 【临床经验】

严隽陶教授在临床上擅长推拿治疗颈肩腰腿痛、中风后遗症、小儿腹泻等疾病。近年来随着推拿临床疾病谱的变化，还治疗了许多老年骨骼肌减少症患者。其临床治疗方法及经验介绍如下：

1. 治疗脑梗塞后偏瘫

（1）患者取俯卧位。医者先以㨰法施于背部脊柱两侧约5～8分钟，在㨰腰骶部的同时，配合腰后伸被动运动，接着㨰臀部及下肢后侧及跟腱，同时配合髋外展被动运动，为时3分钟；然后点肾俞、命门、环跳、殷门、承扶、委中、承山等穴，以酸胀为度。

（2）患者取侧卧位。医者施㨰法于风市、阳陵泉等穴3分钟，并按揉上述穴位，以酸胀为度。

（3）患者取仰卧位。医者施㨰法与大腿前侧、小腿前外侧至足背，并对患侧膝关节作极度屈曲。在足掌踏床的姿势下㨰足背部，然后按揉伏兔、梁丘、膝眼、足三里、丘墟、解溪、太冲诸穴，以酸胀为度；拿委中、承山、昆仑、太溪诸穴，以酸胀为度。

（4）患者取坐位。医者施㨰法于肩井穴和肩关节周围到上肢掌指部 5 分钟。在㨰肩前缘时结合肩关节上举、外展的被动运动，按揉肩内陵穴，以酸胀为度；拿曲池、合谷穴，以酸胀为度；摇掌指关节，捻指关节，最后搓肩部及上肢。

（5）患者取坐位或仰卧位。医者施一指禅推法于下关、颊车、地仓、人中、承浆穴 5～8 分钟。

推拿治疗隔日 1 次，10 次为 1 个疗程。在治疗的同时，嘱患者进行坐位平衡、起立平衡、站立平衡以及步态训练等运动训练。

2. 治疗面瘫

依据《素问·血气形志篇》“形数惊恐，经络不通，病生于不仁，治之以按摩醪药”的理论，在治疗面瘫时主张在急性发作期，及时地施以轻快柔和的推拿手法控制炎症水肿，使神经产生兴奋性，增强肌纤维的收缩，使患侧面部的神经、肌肉功能得以恢复。推拿治疗面瘫虽可改善局部血液循环，缓解神经受压，起到祛风散寒、舒筋活络的作用，但切忌在患侧翳风穴及面部使用强刺激的手法。在推拿治疗的同时，让患者进行皱眉、举额、露齿、鼓腮、吹哨等动作，可促进患侧面部的神经、肌肉功能恢复。

面瘫具体推拿操作步骤为：

（1）患者取仰卧位，医者坐在一旁，先施一指禅推法于印堂、攒竹、鱼腰、丝竹空、迎香、地仓、下关、颊车等穴，往返治疗，并可再以鱼际揉法施于以上部位，由眉上向外下方至耳前，再由地仓向外上方至耳前，3～5次。

（2）用拇指指腹抹揉患者前额部，由下而上往返治疗，使局部产生温热感。

（3）在患部均匀擦少许滑石粉，医者用小鱼际部着力，在患侧面部作搓揉法，以透热为度。

（4）医者站其身后，以一指禅推法或揉法施于风池穴及项部，随后拿风池、合谷，结束治疗。

3. 治疗老年骨骼肌减少症

在老年骨骼肌减少症的推拿手法取穴上，强调遵循《黄帝内经》“治痿独取阳明”的原则，并根据老年骨骼肌减少症呈增龄性发病，年龄越大，病情越重，往往伴有腰膝酸软、下肢无力等症状，治疗时还应适当补益肝肾。所以手法操作选穴中，取阳明经穴，旨在调理脾胃、补益气血、滋养肌肉；佐膀胱经穴以培补肝肾、润宗筋、利关节。

4. 治疗肩关节周围炎

严隽陶教授提出了分期推拿治疗的方法以及治疗与运动相结合的治则，使推拿治疗肩关节周围炎效果更显著，奏效更快。在分期治疗时，早期手法轻柔缓和，不宜配合被动运动，以达到解痉止痛的目的。粘连期则强调适当增强手法力量，并配合肩关节的被动运动以松解粘连，并强调在整个治疗过程中，患者的肩关节功能锻炼必不可少。

根据肩关节周围的解剖特点，结合临床观察，本着“动则松，松则通，通则不痛”的原则，采用运动关节类手法辅以弹拨、拔伸、擦法、一指禅推法等，把治疗重点放在与肩关节周围炎发病密切相关的肱二头肌、三角肌、冈上肌等。在施行扳动类手法的过程中辅以按摩搓拿等轻快手法，以适时缓解患者因手法所致的短暂性疼痛，有利于手法连续施行。再结合肩关节功能锻炼操，常取得事半功倍的效果。

## 第二十八节　钱裕麟技法总结

**【钱裕麟简介】**

钱裕麟，男，1942 年出生，一指禅推拿流派传人，上海中医学院附属推拿学校 1961 级毕业生，曾任上海中医学院附属推拿门诊部、岳阳医院推拿科推拿医师。1990 年于上海市黄浦区陆家浜路开办诊所。2004 年 10 月赴日本行医讲学两年。

**【学术思想及贡献】**

钱裕麟先生师从钱福卿、钱志坚、王纪松等人，深得一指禅名家真传；同时在曹寿民指导下，将中医辨证施治原则运用于一指禅推拿之中；胡玉衡传授其“一指禅推拿治疗宗法”，韩樵指导其意拳站桩功，传授其一指禅推拿治疗骨伤科疾病等。其主要贡献有：

（一）提出一指禅推拿十八法

钱裕麟先生在一指禅推拿学派原有一指禅推拿十四法（推、拿、按、摩、搓、抄、滚、捻、缠、揉、抖、摇、抹、拘）基础上，加入弹（弹琴指）、运（颤）、分、合等手法，将其演变成一指禅推拿十八法。其手法强调以柔为贵、刚柔相济、功力内透、连贯细腻。学习时除了要求苦练指力和手法技巧外，还把“易筋经”作为基础练功法。他在临床上以中医基础理论为取穴位、定经络的指导，在辨证取穴、局部取穴的基础上，还直接选取经络循经推拿。

（二）扩展了一指禅推拿的应用范围

一指禅推拿手法的适用部位，包括头面、颈项、肩背、胸腹、腰臀和四肢各部。其手法适应人群包括成人和小儿，钱老尤其擅长用手法治疗头痛、感冒、眩晕、失眠、心悸、呃逆、胃脘痛、糖尿病、腹泻、便秘、劳倦内伤、月经不调、痛经、咳喘、高血压病、冠心病、中风等内、妇、儿科杂病以及颈椎病、漏肩风、关节疼痛等骨科疾病，大大扩展了一指禅推拿的应用范围。

（三）继承并公开讲授一指禅推拿宗法

钱裕麟先生全面继承了钱福卿老先生“一指禅推拿治疗宗法”的学术思想和全部技术，他不但将这些宝贵的推拿经验传承于其弟子，又于2007年12月在上海中医药大学专门开设了首期一指禅推拿高级研修班，将一指禅宗法公开讲授，并以“功法、手法、经典、临床”四大体系要求学生学习一指禅推拿，以发扬一指禅宗法的精髓。这是1978～2007年间首次由嫡系传人讲授的一指禅推拿高级研修班。

【技法研究】

钱裕麟先生的一指禅推拿共有十八法，一般顺序为：推法、拿法、按法、摩法、摇法、揉法、搽法、点法、搓法、捻法、弹法（弹琴指）、缠法、抹法、抄法（拘法）、运法（颤法）、抖法 、分法、合法。钱裕麟先生尤以一指禅“小步子”推法——缠法见长，用于成人和小儿各种疾病的治疗。现列举其典型手法如下：

（一）弹法

医者用食、中、无名、小指四指远端节指间关节屈伸弹动，俗称弹琴指，其操作时弹动力要均匀，每分钟弹击120～160次为宜。临床可用于全身各部，尤以头面部、颈项部最为常用，具有舒筋通络、祛风散寒等作用。对项强、头痛等症，常用本法配合治疗。

（二）分法

医者用双手的指面、掌面由选定的部位或经穴向两侧分推，称为分法。该法实为推法之一种，故又称分推法。分法有轻重之分，轻者，手法较缓和，宜轻宜慢，刺激较浅，仅在皮表操作，适用于小儿；重者深沉快速，刺激较深，多透达肌肉、筋骨组织深层，适用于成人患者，有调和气血、通经活络、理气止痛、开胸顺气、清脑宁神等作用。具体操作分指分法和掌分法，多用于治疗头痛、头晕、失眠、脘腹胀满、胸闷心烦等症。

（三）合法

医者用双手的手指或手掌由选定的部位或经穴两侧向里合而拢之，称为合法，又称和法。操作时双手（指）掌要对称运动，同时操作，持续且均匀。操作时起手一般较轻，以后逐渐增加力量至合拢，具有舒筋通络、补气活血、宽胸理气、调和脾胃等作用。具体操作分指合法和掌合法，常用于胃肠功能紊乱、消化不良、脘腹胀满、胸闷不舒、胸胁挫伤等症。

（四）运法

医者用拇指或食、中指端在一定穴位上由此往彼作弧形或环形推动，在一指禅宗法十八种手法中就是振颤法，包括紧振法和松振法。

（五）点法

医者用手指指端或指间关节突起部着力于一定的部位或穴位向下点压。钱氏运用点法常以指端为着力点固定，要求向下按压时不可移动，力度由轻到重，再逐渐减力。要求垂直用力，禁用暴力，点而留之。因该手法简便易行，刺激较强，力量强弱易控制，常应用于全身经络的穴位，有放松肌肉、镇痛活血之功效，可治疗颈、肩、腰、腿痛，胃脘痛，肢体麻木等疾病。

（六）扶手一指禅推法

该手法是一指禅推法在应用中的变通，医者以食指插入中指的远端指间关节中，然后自然的做出大鱼际内含的样子，在这样的手形下，沉肩、垂肘、悬腕、指实、掌虚，以食指和中指桡侧为支撑接触部位，其他部位放松，就可以很轻松的操作一指禅推法。该手法使用过程中要与拨法相区别，二者虽手形相似，但用力技巧不同。

此外，钱裕麟先生要求其学生操作一指禅推法时要做到身姿不走样、手法不走样、精气神不走样，并对一指禅推法操作提出如下要领：

（1）沉肩、垂肘、悬腕、指实（直）、掌虚，蓄力于掌，发力于指（注：大拇指盖住拳眼，约平于食指中节指间关节近侧），手握空拳，轻而不浮，重而不滞，快（紧）

推慢移。

（2）含胸拔背，心静思凝，气息调匀，头正身正；眼观鼻，鼻观心，心应手。

（3）手法要柔和、持久、深透、有力。

（4）大指着力点不能硬顶按摩部位，指间关节、掌指关节要柔软，前屈后伸活动，不能突发快重，而应由轻而重，由表及里，由近及远，循序渐进，步步而深，丝丝入扣。

【传人】

（1）朱正奇，男，1957年出生，中学毕业后在卫生学校学习西医，恢复高考后考入上海中医学院。曾在上海中医药大学推拿系执教，作为上海市推拿学科第一个公派出国讲学者，应邀赴意大利米兰大学医学院讲学；1988年，赴斯里兰卡帮助筹建中国医疗中心；1989年，回沪开设了“朱正奇私立推拿诊所”。

（2）朱吉君，男，1976年3月16日出生于宁夏回族自治区青铜峡市。中国一指禅中医推拿学术流派第六代传人。继“沉肩、垂肘、悬腕、指实、掌虚”之后提出了“过腕节格律”，即指吸定、腕端平、肘内旋、横向动、肘发力、过腕节、端至体、体至端。

此外，钱裕麟的弟子还有赵毅、林贤等人，此处不一一介绍。

【临床经验】

钱裕麟先生作为一指禅推拿的嫡传弟子，其手法功力深厚，其临床经验主要有：

（1）对项强、头痛等症，常用弹法配合治疗，以达疏筋通络、祛风散寒之目的。在治疗头部疾患时，对于小儿，常配合用轻柔的分推法，在头面部表皮操作；而对于成人患者，则以稍重的分推法配合治疗。

（2）对胸腹部疾患，除运用缠法操作外，还配合应用合法，操作起手时一般较轻，以后逐渐增加力量至合拢，以宽胸理气、调和脾胃。

（3）钱裕麟先生临证时还特别重视经络穴位在治疗上的重要作用，常常辨证选穴以增强疗效。除运用经络推拿治疗外，还常配合点穴治疗。

## 第二十九节　戴俭国技法总结

### 【戴俭国简介】

戴俭国，男，主任医师，教授。曾与臧福科共同创立“松动振法”，擅长治疗颈椎病、腰椎间盘突出症、肩周炎等疾病，编著了《实用推拿治病法精华》等著作。曾任安徽省芜湖市中医学校教授、芜湖市中医骨伤推拿专业委员会副主任。

### 【学术思想及贡献】

戴俭国教授生于骨伤世家，戴家从事骨伤推拿，迄今百余年，传至戴俭国，已有四代。其先祖于清光绪年间在安徽含山县东关一带行医，专攻骨伤，兼事推拿，手法宗

《医宗金鉴·正骨心法要旨》之“正骨八法”。后传于其祖父戴静庵，再传于其父戴勤庶与叔父戴勤瑶。在长期的医疗实践中，戴俭国教授除精于骨伤治疗外，在“正骨八法”的基础上，广采推拿诸流派之长，结合临床经验，对伤科手法进行了不断改革与完善，逐渐形成了一套以“八字推”、“提拿弹”、“点拨”、“提抖”、“揿压”、“盘运”等手法为主的伤科推拿手法，并提出以辨证论治为指导思想，主张“诸法复合使用，提高手法治疗之功效”，强调手法使用要“以刚统柔，刚柔相济，因人施法，随证加减”。

**【技法研究】**

（一）家传伤科推拿手法

（1）八字推法：用拇指指腹与食指中节背侧，同时着力于一定部位，虎口趋于合并或完全张开缓缓平推，并依虎口张开的程度分为大、中、小三种八字推法。操作时一般每次推 6 遍（即大、中、小八字各推 2 遍）。此法常用于脊柱两侧，具有疏通经脉、行气活血、理顺筋络等作用。

（2）提拿弹法：用拇指与其他四指或三指对称地拿取一定部位或穴位，缓缓提起，突然用力一弹，犹如开弓放箭之势。操作时以 1～2 次为度。本法刺激力强，常用于颈、肩、背、腰、胁等部及大腿内侧与跟腱部，具有解痉止痛、松解粘连、疏松筋络等作用。

（3）拨络法：用拇指或四指或中指指腹，按住一定部位作上下、左右拨动，如拨琴弦。操作时一般连续拨络 2

～3 次。该法刺激力较强，常用于颈、腰、背部及四肢，具有理筋活络、松解粘连、解除痉挛等作用。

（4）按法：用双手小鱼际或虎口食指侧夹住或按住一定部位，作快速搓揉但不移动。操作时以局部深层得热为度。本法较温和，常用于颈肩部、肩部、膝部及腕部，具有行气活血、温经通络、祛风散寒之效。

（5）提抖法：用双手或单手拇指与其他四指对称地提拿一定部位，作快速的小幅度抖动。操作时每次 1～3 分钟或更长。常用于腰、肩及膝部，具有舒筋活络、宣通气血、舒松关节等作用。

（6）点拨法：用拇指指峰点取一定部位后，作快速的拨动。操作时点压后稍停即作迅速拨动 3 次。本法刺激力极强，常用于腰背及四肢关节，具有镇静止痛、剥离粘连、疏通狭窄之功。

（7）盘运法：用双手固定肢体远端或握住关节部作有节律的旋转、屈伸活动。此法乃摇法、扳法及被动活动的综合。操作时以关节主动活动为主，配合被动活动，用于颈、腰部及四肢关节疾病的治疗，具有滑利关节、活血散瘀、消肿止痛等功效。

（8）端压法：用双手拇指顶住患者风池穴，其他四指托住下颌部，两前臂分别压于两肩部，同时向上端托与向下按压。操作时一般每次 1～2 分钟或更长。此手法主要用于颈部，具有整复错缝、松解粘连、舒筋活络等作用。

（9）揿压法：双掌重叠按住脊柱的一定部位，或上下、或左右交替作有节律的反复按压弹跳，亦称按跷。操作时每次 10 分钟左右或更长。具有放松关节、矫正畸形、整复错缝之功，用于脊柱关节紊乱及腰椎间盘突出的复位等。

（二）治疗踝部扭伤技法

患者取坐位或卧位，患肢屈膝90°。助手固定患肢小腿中下段，术者一手托住足跟，一手以拇指分别按揉阳陵泉、解溪、京骨、后溪、照海及阿是穴各1分钟左右，然后按揉踝关节周围约3分钟。再握住足背部拔伸约1分钟，在维持拔伸牵引的状态下，使踝关节跖屈、内翻，在最大限度时迅速改向外翻背伸，同时用掌根按压外踝，拇指沿外踝内侧缘向下推抹至外踝后下方。当足背伸至最大限度时，术者以腹部抵住患足底部，两手掌抱其内、外踝部，用力相对挤压2次。最后在轻微拔伸状态下，屈伸活动踝关节3～5次，结束手法。术后，局部贴敷药膏，用杉树皮（或硬纸板）剪成大小不等的半月形小夹板4～6块，分别放置在外踝前下方和内踝的前下方，绷带包扎固定。两天后除去药膏，继续固定3～7天。解除固定后，用温经通络的中药煎水薰洗患足1周左右，每日1～2次，每次30分钟。

（三）治疗外伤胸胁痛技法

以“行气消瘀、通络止痛”为原则，采用推拿手法治疗，对病情严重者或“劳伤”患者，则可酌情辅以药物治疗。

（1）取穴：主穴取内关、足三里、阿是穴。配穴取云门、章门、期门、大肠俞、肾俞。

（2）手法：以拿法、点法、按揉法为主要手法，辅以抹法、平推法和擦法等。

（3）操作：患者取坐位，医者立于患侧。医者一手固定患者肩部，一手以食、中、无名三指沿肋骨间隙从背部向胸骨方向抹2～3次；然后在患侧背部膀胱经第一侧线上分别自上而下按揉诸穴2遍，用拇指推法从大杼穴平推至肾俞穴2遍，先点、后揉阿是穴8次，再拿患侧内关穴2～3分钟，拿内关1分钟后，令患者咳嗽数声，在每次咳嗽时同时加重拿法的刺激。对于胸痛严重者，配合拿云门穴；胁痛严重者，配合拿章门、期门2穴；陈旧性外伤胸胁痛，配合按揉肠俞、肾俞等穴。最后按揉足三里穴1分钟，结束手法。

以上手法一般每日1次，亦可每日2次，一般1～3次即可获痊愈，但对陈旧性外伤胸胁痛者，则需要5～10次方可痊愈。

（四）治疗颈椎病技法

（1）取穴：风府、风池、大椎、陶道、肩中俞、天宗、印堂、太阳、阿是穴等。

（2）手法：以推揉、点拨、提拿、按等手法为主，以搽、搓、摇、拍打、点压等手法为辅。

（3）基本操作：患者取坐位（或卧位）。医者立于患者后侧，拿肩井，按天宗并揉之，从风府推至陶道，按揉颈项及两侧，指拨并按揉颈肩部两侧，拿风池、肩中俞、阿是穴并揉之，活动颈部，配合摇法，按揉颈项部，点譩譆、阿是穴，按揉、拍打背部，击肩部并搓揉之。①神经根型：上述基本操作加点拨颈椎两侧，拿弹患侧颈部并按揉之，搽颈肩部及患侧上肢；②椎动脉型：上述基本操作加推印堂至风府，按百会，揉太阳，按太阳片刻，沿少阳经推至肩中俞；③交感型：上述基本操作加指拨颈前部两侧，按揉缺盆，推头部。

## 【临床经验】

（1）唐某，女，46岁，工人。

主诉：腰部扭伤疼痛1周。1周前因抬重物扭伤腰部，当时疼痛，腰部活动障碍，经医务室针灸拔罐治疗，症状好转。次日症状加重，且日甚，并连及左腿疼痛，遂来诊。

检查：腰椎向左侧弯，腰部左侧微肿，腰眼压痛，腰眼下方椎骨旁压痛剧烈，且向臀部及小腿窜痛，左腿不能高抬。某医院X线拍片示：腰椎向左侧弯，生理弧度改变，两侧椎间隙不等，椎体轻度增生。诊断为"腰椎间盘突出症"，中医诊断：损腰，筋错，恶血留于太阳经。

治疗：理筋通络，消瘀止痛。取膀胱经之肾俞、环跳、委中等穴及阿是穴为主穴治之。以八字推、点拨两法为主，宣通膀胱经经气、活血消瘀；按揉、盘运诸法为辅，理顺筋络、调和气血。

操作：患者俯卧。医者立于患侧，先以八字推法从大杼推至骶尾部，再按揉膀胱经诸穴并分抹之，点拨按揉肾俞、腰阳关、环跳及阿是穴（即压痛点，在点拨时令患者咳嗽，同时加重刺激量）；按揉腰、臀部及患侧下肢（或用㨰法）。患者侧卧，医者立于患者前侧，盘运腰部（左右各1次）。患者俯卧，医者立于健侧，按揉、拍打腰部。

（2）王某，男，24岁，工人。

主诉：左侧胸胁部疼痛15天。3天前不慎被撞伤胸胁部，当时无感觉，次日即感伤处疼痛，且渐甚。呼吸不畅，咳嗽、喷嚏时均有震痛，挺胸时疼痛加重，胸透无异常。

检查：胸廓挤压试验阴性，肋骨无异常，左第6、7肋间压痛明显，局部微肿。诊断为“胸部软组织损伤”。

治疗：活血通络，消瘀止痛。

操作：患者取坐位。医者立于患侧，一手固定患肩。先以指推法自大杼穴平推至肾俞，后用食、中、无名三指沿肋骨间隙从背部向胸骨方向施抹法，分别按揉患侧背部膀胱经第一侧线上诸穴，点拨按揉背部阿是穴（压痛点），拿内关（拿时令患者咳嗽数声，同时加重刺激量），并按揉之。拿揉云门或章门、期门穴，最后按揉足三里穴结束。治疗1次即愈，随访3年余未复发。

## 第三十节　王国才技法总结

### 【王国才简介】

王国才，男，1942年出生，上海人，教授，主任医师。1961年毕业于上海中医学院附属推拿学校。历任山东中医药大学针灸推拿学院教授、硕士研究生导师，山东中医药大学附属医院推拿科主任医师。先后被评为全国高等中医药对外教育优秀教师、山东省专业技术拔尖人才、山东省名中医药专家与第三批全国老中医药专家学术经验继承导师。

【学术思想及贡献】

王国才教授师从一指禅推拿宗师朱春霆、王松山、钱福卿和㨰法推拿创始人丁季峰，以及内功推拿名医马万龙等推拿前辈。他认为推拿的发展方向应是全面继承中医推拿的理论与技法，以中医理论为主，中西医结合互补，借助现代相关学科的理论与新技术丰富与发展中医推拿，所以“尊古而不泥古”是推拿发展的大方向。他发表学术论文 20 余篇，撰写专著 7 部，主编全国高等中医药院校“十五”规划教材《推拿手法学》。

王国才教授认为，推拿要想发展，首先要提高手法技术水平，而手法技术的继承与发展又首先要研究手法的作用机理，只有手法的作用机理清楚了，才能更好地继承与发展手法技术。推拿手法作用于人体主要是宏观“力”与微观“气”两方面的作用因子在起作用。由于中医对“气”一直缺乏客观的技术手段进行研究，因此在 20 世纪 80 年代，他选择了研究推拿手法宏观“力”作为突破点，提出并进行了“推拿手法力学信息”课题研究。推拿手法在本质上仍然属于以力为特征的一种物理治疗手段，手法动作时产生的“动态力信号”作用于人体各种感受器，引起不同感受器发放动作电位并向中枢传导有关的神经冲动，从而产生对人体的调节作用。他先后发明了 I、II 型推拿手法测定仪，首创“推拿手法实验室”，倡导手法定量化实验研究法与实验教学法，开创了手法运动生物力学研究新领域。

【技法研究】

王国才教授在全面继承传统推拿手法技能的基础上，还创造了一些独特有效的手法。其手法经验总结如下：

（一）振法

振法分中指振法与掌振法两种，中指振法以中指指端着力，适用于全身经穴；掌振法用手掌着力，以掌心劳宫穴对准所取穴点操作。施术时，术者需进入功法状态，用意念使丹田之气沿手太阴肺经至胸中，再经手臂内侧手三阴经运行至掌心劳宫穴或中指端，待术手有气感时，即可催动前臂屈腕肌群与伸腕肌群自动、小幅度交替收缩，而产生持续小幅的振颤，这种手法的振动频率可达8～11次/秒。本法对失眠、健忘、植物神经功能紊乱、胃肠功能失调、运动员赛前紧张等症有显效。

（二）整脊手法

王国才教授在脊柱整复术方面有很多独创性手法，他运用现代生物力学原理创造了“旋脊法”、“整肋法”、“仰卧位腰椎斜扳法”、“颈椎扳法”、“颈椎纵轴拔伸法”、“颈椎弧度拔伸法”等一系列独特有效的整脊手法。

（1）旋脊法：在掌压后凸脊柱的同时用拇指旋拨棘突，或单用拇指用力拨动棘突使其产生旋转，对矫正脊柱后凸、侧弯、椎体旋转、棘突偏歪有显效。

（2）整肋法：包括“提肩压胛法”与“旋肋法”两个部分，对矫治高肩胛症与由于脊柱侧弯引起的胸廓畸形有特效。

（3）仰卧位腰椎斜扳法：患者处于最舒适、最易放松的仰卧位。扳动时患者一侧下肢屈髋 90°，医者动作手握在其膝外侧，由于加长了力臂，所以使手法轻巧省力，成功率高。而且在扳腿旋腰的过程中，作用力传经髋臀、骶髂关节，最后抵达腰椎及整个脊柱，同时对所经关节产生牵拉、抻扳的作用，故临床疗效可明显提高。

（4）颈椎扳法：颈椎扳法整复时，颈椎姿势不同，则受力节段不同。

1）传统瞬间暴发力扳法：多用于身体素质较好、病情较轻、年轻的患者。患者取仰卧位或正坐位，头前屈15°左右，不能超过 30°。扳动时，在扳机点处扩大 5°～15°，不要盲目地大力、大幅度扳动，也不能一味地追求关节弹响声。

2）抻展缓力扳法：用于年老体弱、患有高血压或严重糖尿病等疾病的患者。术者一手拇指抵住病变有粘连、交锁的椎体棘突的侧后方，另一手扶住对侧头颞部。抻摇结合做 3～5 次，先患侧后健侧，最后再向健侧抻展 3～5 次。

3）颈椎侧屈扳法：按抵点多在 $C_4$、$C_5$ 和 $C_6$ 的一侧横突。术者一手拇指或虎口用力抵住患者一侧颈椎的横突，另一手抵住对侧头颞部，双手反向用力做侧屈抻展瞬间速扳或缓力扳法。

4）颈椎纵轴拔伸法：指沿着颈椎纵轴线进行手法拔伸的方法，主要用于颈椎病椎间隙变窄者。临证施术常用仰卧位拔伸法和低坐位拔伸法两种方法。

（5）颈椎弧度拔伸法：指沿着颈椎生理曲线弧度拔伸牵引的方法，主要用于颈椎后凸畸形者。具体手法包括坐位拔伸法、仰卧位拔伸法及颈椎生理曲度过大者拔伸法。

## 【传人】

（1）季远，男，出生于1961年，主任医师，教授。现任山东中医药大学附属医院推拿科主任，硕士研究生导师。主编著作5部，参编著作6部，在国内外医学杂志发表科研论文30余篇。

（2）李华东，男，出生于1966年，医学博士，副主任医师。主要从事中医推拿临床与教学工作。主编《百病手部穴位指压疗法》、《百病经穴指压疗法》、《百病足部穴位指压疗法》著作3部，参编《中国推拿》等著作5部。

## 【临床经验】

1. 治疗特发性脊柱侧弯验案

某女，14岁。1年前其母发现其脊柱侧弯，右侧背部隆起，患儿自觉背部紧张不适。查体见脊柱侧弯，胸段向右侧凸，腰段向左侧凸，右侧肩胛骨高起。诊为特发性脊柱侧弯。治宜理筋整复，舒筋活络。

操作步骤：

（1）㨰、按揉等手法放松患者脊柱两侧骶棘肌，凸侧用弹拨、按揉等较重的手法，凹侧用㨰法、掌根揉等较轻快柔和的手法。

（2）根据患者棘突旋转的方向逐个做相反方向的旋棘法，然后掌根逐个按压肋脊角做旋肋法，最后嘱患者配合呼吸做提肩压胛法。

（3）㨰、按揉放松肩背腰部，做仰卧位腰椎旋转扳法和卷腰法。嘱患者每日坚持脊柱伸展练习，如拉单杠、做体侧拉伸等。

该患者隔日治疗1次，15次为1疗程，半年后改为每周治疗2次，每疗程后休息1～2个月。坚持治疗近3年后，夏天穿薄衣裙时基本看不出脊柱侧弯和高肩胛症。

2. 治疗寰枢关节半脱位

某女，8岁。颈部向左侧偏歪伴疼痛40天。初诊：患者40天前游泳时，头部右转使左侧项部入水拍打致左侧项肌疼痛，转头不灵，休息后不能缓解，特来就诊。症见：颈部向左侧偏歪，转侧不利，左侧颈部疼痛，无头痛、头晕，纳眠可，二便调。查体：颈椎向左侧弯曲，头向右侧旋转时，左侧胸锁乳突肌紧张，并牵涉性疼痛，颈椎左旋（一）。舌质淡红，苔薄白，脉弦涩。中医诊断：关节错位，证属瘀血痹阻。西医诊断：寰枢关节半脱位。治宜活血化瘀，理筋整复，调整关节。

操作步骤：

（1）用㨰、揉、点、按、拿等手法放松患者颈项部肌肉以舒筋活血，并点按颈项部及上肢部腧穴以通络止痛。

（2）拘揉患者左侧寰枢关节，缓缓拔伸颈项部，以患者能耐受为度，做颈项部旋转扳法，先向右侧，医者左手在下以拇指顶按住凸起的棘突向对侧推动，另一手在上推其侧头部向右侧旋转至最大限度，反复伸展至手下有松动感，左手掌跟稍发瞬劲，可闻及弹响声，患者自觉症状明显缓解。再施左侧旋转扳法，然后推擦颈项部，拿三肩，搓抖上肢，提拿肩井。

以上法继续治疗2次，患者症状基本消失。

## 第三十一节　费季翔技法总结

### 【费季翔简介】

费季翔，男，1943 年生于江苏武进孟河。1965 年毕业于上海市中医师带徒班，同年分配至安徽中医学院附属医院工作，曾任安徽中医学院第一附属医院针推中心主任，安徽中医学院推拿教研室主任。费氏乃世医之家，自 1604 年至今已历十二世、300 多年，费季翔即是十二世医。高祖费伯雄曾为清道光帝及其母后诊疾，在咸丰、同治年间，名噪大江南北；其曾父费绳甫光绪年间在沪上以善治危、大、奇、急之症著称，被医界尊为医圣；其父费赞臣乃上海名老中医之一。

### 【学术思想及贡献】

费季翔主任师承推拿名家，尤精于临床，历多年之经验，于 1989 年首著《实用推拿手法图解》一书，首次以图片的形式进行手法操作上的解说，使手法操作的学习更具直观性。

费季翔主任认为，推拿是我国传统医学中独特的防治疾病的一种方法，必须对患者运用一定的手法，才能达到防病治病的目的。因而手法的基本训练和临床运用非常重要，推拿专科医生尤其需要熟练掌握此项专门技能。

费季翔主任指出，推拿手法是推拿防病治病的关键手段，手法的优劣和熟练程度及如何适当地运用手法，对治疗效果具有直接的影响。要使手法达到持久、有力、均匀、柔和、刚柔相济的程度，一定要经过刻苦的手法训练和临床实践，才能由生而熟，熟而生巧，乃至得心应手，运用自如。

【技法研究】

费季翔主任在临床实践中能充分运用手法研究成果，使研究与实践相结合，用理论指导临床，以临床经验推进理论发展。现将费季翔主任的推拿技法介绍如下：

（一）推拿压脊法治疗项背疼痛

（1）患者俯卧，医者站于患者体侧，面对患者，用叠法或㨰法施于患者上背部之足太阳膀胱经脉上，即两侧肩胛骨脊柱缘与脊柱之间，时间约 2 分钟左右。本法有舒筋活血、缓解痉挛作用，可使上背部紧张、痉挛之斜方肌、菱形肌、肩胛提肌及其筋膜和上胸段之棘上韧带得以放松、舒展。

（2）用拇指罗纹面按揉天髎穴（手少阳三焦经穴，位于肩胛骨的内上角处，为肩胛提肌之起点）及出现压痛的有关穴位和部位，以进一步疏经通络、解痉止痛。

（3）医者站于患者头部之一侧，双掌根重叠，自 $T_1$ 棘突依次按压至 $T_7$ 棘突，可重复 1～3 次。

（4）医者站于患者体侧，双掌交错，从上至下，同时按压两侧肩胛骨脊柱缘与脊柱之间，最后用手掌平推法自 $T_1$ 至 $T_7$ 推 10 次，拿两侧肩井穴结束。

上述治疗方法每周 3 次。

### （二）三种牵引推拿法治疗腰椎间盘突出症

（1）踩跷牵引：首先患者俯卧牵引 15 分钟，然后在胸下和骨盆处各垫 20cm 厚垫子，术者站在患者的 $L_4$～$S_1$ 处有节奏地用脚尖和脚跟踩跷 300～500 次。

（2）悬吊压腰牵引：患者俯卧牵引 15 分钟，在牵引的同时，悬吊两下肢，使躯体与床面形成 25°～30°夹角，下腹部离床面 15cm 左右为宜；然后助手将两下肢往返摆动，带动患者下腰部左右摆动，此时术者双手重叠，在患者下腰部椎间盘突出一侧椎旁压痛点处向下做节律性、弹性和顿挫性按压 60 次左右。

（3）推扳斜扳牵引：患者俯卧牵引 15 分钟，在牵引过程中进行推扳治疗。术者用双手抵住腰椎侧突部位；另一术者在对侧用双手抵推相对应部位，反复数次，以纠正侧弯的腰椎。牵引完毕后，放松围腰进行斜扳，左右各 1 次。最后嘱患者侧卧。术者用一手掌抵住突出部位，另一手托住下肢向后扳动，使腰椎尽量向前、下肢尽量向后，反复 3 次。

患者经以上三种牵引推拿法治疗完毕后，均用皮围腰护腰，卧硬板床休息 12 小时，每周治疗 1 次。

### （三）运用掐法治疗皮科疾病

掐法是指医生用拇指、食指、中指的爪甲，切取患者一定的部位或穴位，并用力作持续按压或一紧一松的顿挫性按压的治疗手法。有的学者称本法为“爪法”、“切法”、“指针疗法”等。掐法是属于较强刺激的手法，主要适用于面部及四肢部的穴位或部位，常用于急救。根据医者着力形态的不同，可分为指掐法和对指掐法。

掐法动作要领：

（1）肩臂放松，指力内收，力贯指端。

（2）选穴要准确，动作要敏捷，节奏要均匀，频率快则每秒 2～3 次，慢则每秒 1～2 次。

（3）用力轻柔缓慢，不能过猛，应由轻渐重，由浅入深，务必深透。

（4）被掐局部不能产生青紫现象，更不能掐破皮肤。掐后应轻柔局部，以缓解疼痛等不适，临床上常与揉法一起运用，组成掐揉复合手法。

掐肿胀法操作：患者坐、卧不拘，医者用右手拇指的指端着力，置于局部肿胀部位的远心端，用力顿挫性掐压，并慢慢向近心端推移，使肿胀部位被压成一道道密集的压痕，与未被掐压的部位对比，有明显的差异，如此反复数遍，至肿胀消散为止。操作时，用力要由轻渐重，缓缓加压，以患者能忍受为度，切不可掐破皮肤。此法具有消肿散瘀的作用，用于治疗荨麻疹、虫咬肿块、肌肤损伤肿块等。

在临床实践中运用掐法治疗蚊虫叮咬，可以取得手到痒止的功效。

**【临床经验】**

颈椎病是发生在颈段脊柱的慢性退行性疾病，是由于颈椎骨质增生、椎间盘退行性改变以及颈部损伤等因素引起脊柱内外平衡失调、刺激或压迫颈神经根、椎动脉、脊髓或交感神经而引起的一组综合征，又称颈椎综合征。目前，多数专家倾向于将颈椎病分为颈型、神经根型、脊髓型、椎动脉型、交感神经型和混合型。本病多见于中老年人群，男性多于女性，近年来有明显低龄化趋势。本病临床表现为头、颈、肩臂麻木疼痛，肢体酸软无力，病变累及椎动脉、交感神经、脊髓时则可出现头晕、心慌、大小便失禁、瘫痪等症状。现介绍费季翔主任治疗颈椎间盘突出症的临床经验如下：

（1）治疗方法：患者取坐位。医生站立于患者背后，一手放在其头顶部，将头推向健侧前方，另一手拇指置于偏歪棘突旁处，放在头部的手在轻轻推动的情况下，慢慢向前或突出的一方回旋，直至后仰头位。同时置于棘突的拇指，向健侧前方适度推、拨棘突，若拇指下有“咕噜”滑动感，即已复位。复位后，松解颈肩部紧张的组织。一般手法施术后即感轻松、舒适，病可除半。陈旧性突出症，一次复位不成功，可采用多次复位，手法同前。如伴有头痛、头晕、失眠、视力模糊时，可用拇指点压风池、安眠穴位，手法中强度。手法治疗后患者头部即感轻松舒适。

（2）典型病例

兰某，女，44岁，北京市某单位工人。

主诉：颈部摔伤2个月。

现病史：2个月前，脚绊钢筋摔倒，下颌着地将颈部扭伤。经几家医院治疗无明显疗效。现双上肢麻木，手有触电感觉，头痛，头晕，恶心，视物模糊不清，有时视物双影，双下肢行走不便，脚心凉，双腿肌肉紧缩，共济失调。1986年11月17日碘油造影提示$C_{4\sim5}$椎间隙变窄，诊断为$C_{4\sim5}$椎间盘突出症。住院25天，无明显疗效，决定手术治疗，患者未同意。1986年12月12日入我院治疗，症状同上。

查体：神清，一般状况良好。触诊发现颈椎棘上韧带剥离，$C_5$ 棘突偏歪。$C_{4、5}$棘突压痛明显，伴有向上肢放射性酸麻胀感。椎间压迫试验（+），双手握力消失，Hoffman征（+），颈部运动功能前倾15°、后伸0°、左旋10°、右旋10°，臂丛牵拉试验（+），双上肢肌力下降，双拇指背伸肌力下降，双下肢肌张力增强，Babinski征（+），小便有时失控。

诊断：$C_{4\sim5}$椎间盘突出症伴 $C_{3、4、5}$椎旁软组织损伤。

治疗：用推、扳、压等手法按摩治疗3个疗程，巩固1个疗程，功能恢复正常，症状消失，返回原工作岗位，至今无复发。

## 第三十二节 金义成技法总结

### 【金义成简介】

金义成，男，1944年出生，江苏建湖县人，主任医师，教授。历任上海中医学院推拿教研室主任、岳阳医院推拿科主任、上海市中国传统医学推拿协会理事长、全国推拿学会儿科专业委员会副主任委员。

### 【学术思想及贡献】

金义成教授主攻小儿推拿，为我国小儿推拿领域的学科带头人、海派儿科推拿代表人物。他坚持在重视继承的基础上着力创新，为中医推拿学的振兴和发展贡献了其毕生的才智和力量。其学术思想主要包括：

（1）在手法应用方面，汲取了一指禅推拿、内功推拿和㨰法推拿三大传统流派的临床经验，集众家之所长，克服了一家一式的局限性；创立了海派儿科推拿，认为“海派”既有上海特定地域特征，又有“海纳百川，融汇百家”之意，丰富了儿科推拿的内涵，并扩大了儿科推拿的应用范围和病种。

（2）强调固本归元，认为到推拿科就诊的患者急性病较少，慢性病较多，因而需将“缓则治其本”原则放到首位。

（3）治法强调“通”字。“通”字具有通经、疏通、通利、宣通、通顺、活血通瘀等多层意义，是对推拿手法作用的高度概括。因为人与自然是一个整体，人体本身也是一个整体，而生命存在的形式是运动，生命运动就是流通不息、动态不居和循环往复，在人体的反应是，不通则痛。“通”就是使不通变通，使疼痛、阻塞和疾病解除，使生命得以延续。

（4）突破固有的“穴位”概念，提出“穴部”概念。该提法的依据为施术者推拿治疗时，施术者的手部或其他部位触及患者的肌肤，即便是某一局部，也不可能只是像针刺穴位那样的一个点，而是穴位（或疼痛部位）及其周边区域的那一片，小至指尖、指腹，大至手掌、指掌关节、肘部、脚掌、膝部，甚至更大的范围，它应该是一个局部，因此“穴部”概念的提法更加切合实际，同时也符合以“通”字为主要内涵的推拿创新理论。

（5）在临床实践和教学的同时，他还坚持著书立说。其专著有《海派儿科推拿图谱》、《小儿推拿学》、《推拿学基础》、《小儿病推拿法》、《保健推拿法》、《推拿大成》、《实用推拿图谱》、《小儿推拿》等36种，发表科普文章数十篇，另有影视片8部。其中《小儿推拿》和《中国推拿》两部著作影响较大。

## 【技法研究】

作为海派推拿名家，金义成教授深受一指禅推拿流派影响，并在其著作《实用推拿图谱》中指出：一指禅推法是一指禅推拿流派的代表手法，也是推拿练习时的主要手法，在练习时要求心平气和，沉肩、垂肘、悬腕、手握空拳、指吸定，不可抬肩、也不可支肘，以腕关节摆动带动手指活动，向外摆动幅度较大，向内摆动幅度较小。临床应用时应根据操作部位而相应变化。例如：推额部、颞部、胸部时以拇指偏峰着力；推头顶时，可以在头顶置一毛巾以防止滑动；推项部时则可双手操作；推腹部时则可视患者对手法的适应情况而指端着力，或用跪推法，或用拇指本节着力；推背部时，肘关节的曲度可根据具体情况而收、展；推膝眼时，另四指可以稍着力以扶持；推眼眶时，常作“∞”字移动；推鼻部时，可用指稍加力顶持，以便“深透”。

金义成教授素以小儿推拿见长，在传统小儿推拿按、摩、掐、揉、推、运、搓、摇等8法的基础上，融入了上海几大流派的㨰、擦、拿、扳、抹、捻、捏、抖等手法，合称小儿推拿16法。由于小儿肌肤柔嫩、腠理疏松、神气祛弱，在推拿时特别强调轻快柔和、平稳着实；在具体运用时，还强调手法的补泻，如旋推为补、直推为泻等。

金义成教授海派儿科推拿法与传统儿科推拿法相比，尚有以下特点：

（1）吸取了其他推拿流派的特长。在上海素有一指禅推拿、㨰法推拿、内功推拿三大流派，而一指禅推拿原本在儿科方面就有应用，其手法“以柔和为贵”，加之“推穴位、行经络”的特点，用于儿科方面尤为可行。㨰法推拿源于一指禅推拿，两者有许多内在联系。内功推拿则以擦法为主，用于儿科也在情理之中。海派儿科推拿吸收了三大流派的特长，在手法上更加丰富，并强调“轻而不浮、快而不乱、柔中有刚、重而不滞”。

（2）穴位应用更加广泛。传统儿科推拿，多以特定穴为主，较少应用其他穴位。海派儿科推拿由于吸收了其他推拿流派的手法，因此取穴更加广泛。基于推拿以手法为防治病证的主要手段，加之小儿特定穴有点、线、面之特点，因而提出了“穴部”的观点。且穴位和部位同用，如拿某穴或擦某穴，实际上就是拿某穴部位或擦某穴部位，这样就更加体现出推拿手法治疗的特点。

（3）临床治疗范围扩大。

【传人】

陈志伟，女，医学硕士，副主任医师，硕士研究生导师，严隽陶老中医康复推拿工作室成员。擅长运用小儿推拿手法治疗腹泻、便秘、厌食、反复呼吸道感染、哮喘、斜颈、斜视、遗尿及脊柱侧凸等儿科常见病。

【临床经验】

金义成教授在临床上擅长运用推拿治疗慢性结肠炎、胃炎、小儿腹泻、斜颈、哮喘、青少年脊柱侧弯、颈肩腰腿病、强直性脊柱炎以及亚健康等。现以其治疗小儿消化不良及慢性溃疡性结肠炎手法为例，介绍其临床经验如下：

1. 小儿消化不良治疗经验

该病又称婴儿腹泻，是2岁以下婴幼儿最常见的疾病之一。治宜健脾利湿止泻，并根据具体病情辨证加减。推拿手法为：补脾经300次，揉板门100次，揉脐100次，摩腹5分钟；按揉足三里100次，揉龟尾100次，推上七节骨50次。寒湿泻者佐以疏风散寒、温中止泻，治以揉外劳宫100次，补大肠100次，推三关300次，揉天枢100次，按揉脾俞、胃俞各100次；湿热泻者佐以清热利湿、和中止泻，治以清大肠100次，清小肠100次，退六腑300次，去推上七节，加推下七节50次；伤食泻者佐以消食导滞、和胃止泻，治以清胃经100次，清大肠100次，揉中脘100次，去推上七节，加推下七节50次；脾肾阳虚泻者佐以补脾温肾止泻，治以补大肠100次，补肾经300次，揉肾顶100次，揉脾俞、肾俞、命门各100次，揉肾俞、命门，以透热为度，捏脊3～5次。同时强调小儿的调护，注意清洁、清淡饮食，必要时补液治疗。

2. 慢性溃疡性结肠炎治疗经验

慢性溃疡性结肠炎为一种原因不明的慢性结肠炎症。治宜益气调肠、解痉止痛。推拿方法：用食、中、无名指三指同时按揉脐部和两侧天枢穴，约2分钟；以一指禅推中脘、气海、关元穴，每穴2分钟；用手掌摩腹10分钟；拿两侧肚角3～5次；按揉内关、支沟、足三里、阴陵泉、太冲等穴，每穴1分钟；擦背部膀胱经第一侧线，横擦肾俞、命门及八髎穴，均以透热为度；按揉章门、期门穴，每穴1分钟；最后用搓法搓胁肋部，自上而下3～5遍，结束治疗。在治疗时要使患者尽量放松，对于病情严重者，需注意从整体出发，兼顾其全身其他疾病的诊治。本病治疗时最好嘱患者配合练功，以加强疗效。

## 第三十三节　金宏柱技法总结

### 【金宏柱简介】

金宏柱，男，1949年出生，博士研究生导师，教授。18岁起师从苏北名医李镇凡先生学习中医，1974年进入江苏新医学院中医系，1977年留在南京中医药大学第二临床医学院工作。历任南京中医药大学第二临床医学院院长、针灸推拿学院院长、针灸研究所所长、江苏省康复学会常务理事、江苏省体育科学学会常务理事、江苏省推拿专业委员会主任委员等职，为我国著名运动养生专家。

### 【学术思想及贡献】

金宏柱教授作为针灸推拿学科的学术带头人，以“针灸、推拿疗法防治脊柱和脊柱相关性疾病”和“中医运动保健处方”为研究方向，主持了多项部、省级科研课题，因而在全国针灸推拿专业的学术领域，有着领先地位和较大影响。

从1990年起陆续出版《中国推拿练功学》、《气功养生》、《推拿治疗和气功保健》、《传统医疗保健图谱》、《家庭推拿按摩》、《推拿学基础》、《推拿学临床》、《推拿手法学》（“十五”国家级规划教材，任副主编）、《简明推拿学辞典》、《中国推拿》（英汉对照）、《推拿学》（“十一五”规划双语教材，任主编）、《推拿学实训教材》（卫生部“十一五”国家级规划教材，任主编）、《英汉对照推拿治疗常见病图解》等专业著作37部，主编并制作卫生部视听教材3部。

金宏柱教授从医、执教数十载，学验俱丰，逐渐形成了独具特色的治疗方法——疏经通督推拿法。“疏经通督”中“经”包括经络及经筋，主要是指膀胱经；“督”指背部脊柱功能区，主要指督脉。疏经通督推拿法重视脊柱平衡与经络平衡，强调脊柱是一个整体，注重从整体出发进行治疗，从整个督脉诊治，保证督脉通畅。

## 【技法研究】

下面以神经根型颈椎病为例，介绍疏经通督推拿法的具体方法。

患者取俯卧位，胸部垫枕（医者面对患者，站立于患者床头侧），或端坐位（医者站立于患者身后）。

（1）放松手法：采用㨰法松解颈、肩、背部的肌肉，上、下往返操作2～3次。然后一手扶患者下颌部，另一手托住其颈枕部，对颈椎做适度的拔伸牵引，间断操作5次，每次30秒。

（2）疏经手法：以按揉法在风池、天柱、病变颈椎的夹脊穴、大椎、肩中俞、肩外俞、肩井、曲池、外关、后溪等穴位进行操作，每穴约 1 分钟；然后沿颈椎夹脊穴进行弹拨，约 3 分钟，以达疏经效果。

（3）通督调整手法：根据 X 线片和触诊结果判断椎体棘突位移的情况，包括位移的方向和程度，进行定点调整扳转操作。具体操作：患者取坐位，医者立于其后，让患者配合做颈椎前屈、后伸、左右旋转等被动运动，幅度由小至大，动作不宜太快。然后将患者头部前屈 15°，医者以一手托住其下颌并徐徐向棘突偏歪方向一侧旋转，另一手拇指指端向对侧方向抵住偏歪的棘突处（或横突处），当旋转至最大幅度时，医者可感到旋转力到达拇指指端所抵住的患椎处，随即一手用力作一个稍增大幅度、有控制的快速旋转扳动，与此同时，顶按棘突的拇指协调用力，将患者棘突向健侧推动，此时可听到颈椎关节发出响声。然后依次对胸椎、腰椎进行不定位扳法治疗，以达通督之目的。

**【传人】**

马荣连，男，南京中医药大学博士。从事针灸推拿临床工作近 20 年，擅长运用针灸、小针刀治疗颈椎病、肩周炎、腰椎间盘突出症、骨性关节炎、各种急慢性疼痛及脊柱相关性疾病。近年来运用电针治疗男性前列腺良性增生及女性盆腔炎、月经不调等取得一定疗效。现任江苏省针灸学会临床分会委员、江苏省推拿学会常务委员。

## 【临床经验】

1. 根据推拿治疗伤筋的“松则通、顺则通、动则通”作用原理，治疗中风后遗症经验

某男，68 岁。病史：患者于 1 年前突发右侧肢体偏瘫。核磁共振示“两侧侧脑室体部及基底节区、脑干区多发性脑梗死”，当地医院诊为“多发性脑梗死”。经用中西药、高压氧、针灸等治疗 1 年，患侧肢体肌力及活动功能有所恢复，但肌痉挛明显，肌张力增高。哈欠、卧位时翻身、站立等均能导致全身震颤。上肢抬举不能过肩，屈指握不成拳，不能伸指，下肢抬高 30°，趾关节不能活动，踝阵挛达 15 秒。行走需人搀扶，上肢屈曲呈挎篮状，下肢呈划圈步态。曾用西药美多巴、安坦等，肌痉挛缓解不明显。患者情绪悲观，烦躁易怒。

查体：神清，语言较流畅，颈软，伸舌右偏，舌红少苔，脉细弦。血压 120/70 mmHg。患侧肌张力：上肢 3 级，下肢 4 级。肌力：上、下肢均为 3 级。肢体活动能力评分：上、下肢均为 1 级。

中医诊断：中风偏瘫（中经络）。

西医诊断：多发性脑梗死后遗症。

治疗：停用抗痉挛药物。给予“松、顺、动”理念为指导的针刺推拿，并结合现代康复训练方法进行康复治疗。首次治疗后即刻疗效：上、下肢被动活动较治疗前容易，踝阵挛降到 9 秒。第二天就诊时述：治疗后行走、哈欠、翻身时全身震颤明显减轻。治疗 30 次后，独立行走平稳，划圈步态、挎篮肘完全消失，上肢上举完全，可完

成拇指对指动作，可独立完成穿衣服、扣纽扣等动作。查体：上、下肢肌张力 1 级，踝阵挛偶见，上、下肢肌力均为 4 级，肢体活动能力评分为 3 级。半年后随访，肢体痉挛无反复，通过自行锻炼，肢体活动能力较停止治疗时有进步。

2. 腰椎后扳拔伸法结合手法、针刺，治疗腰椎间盘突出症经验

患者取俯卧位，先施行针刺 15 分钟（$L_{4\sim5}$椎间盘突出取大肠俞、环跳、阳陵泉，$L_5 \sim S_1$ 椎间盘突出取关元俞、秩边、承山，均用泻法），起针后再行推拿手法治疗 15 分钟（选用四指推和擦法在腰部施术 10 分钟，臀部及下肢共 5 分钟，手法频率均约为 120 次/分钟，中等刺激量），以缓解疼痛，放松肌肉和韧带。接着医者一手拇指顶住患椎的患侧横突（通常为有压痛的横突，如 $L_4$ 横突或 $L_5$ 横突），另一手沿健侧大腿的内侧下方向外侧下方处穿出，环绕并用肘关节夹住大腿中下方并缓缓托起（如有助手可嘱一助手牵引患侧下肢，另一助手固定患者骨盆以上部分），然后用力先被动后伸再内旋健侧大腿，有时医者可感到手下横突滑移或有“咔哒”声，说明腰后关节已恢复正常。推拿、针刺每日 1 次，腰椎后扳拔伸法 5 日 1 次，10 日为 1 个疗程。

## 第三十四节　沈国权技法总结

### 【沈国权简介】

沈国权，男，1951 年出生，全国首位推拿专业硕士研究生，主任医师，教授，博士研究生导师。上海中医药大学附属岳阳医院推拿科主任、推拿临床教研室主任、上海市针灸推拿临床医学中心脊柱推拿专科主任；兼任中华中医药学会推拿分会副主任委员、上海市中医药学会推拿分会副主任委员等职，享受政府特殊津贴。

### 【学术思想及贡献】

沈国权教授师从㨰法流派创始人丁季峰和严隽陶，对国内外诸家推拿学术流派深有研究，融汇中西医医学理论，在 20 世纪 90 年代独创了脊柱“短杠杆微调手法”，拓宽了手法治疗范围，提高了疗效，增加了手法的安全性。现将其学术思想介绍如下：

#### （一）将传统医学与现代医学结合，取长补短，提高手法的临床疗效

沈国权教授以中医的整体观为出发点，对国内外手法理论深入剖析，结合现代医学的基础科学、临床科学，开拓性地创立了脊柱短杠杆微调手法。他将中医的整体观作为指导思想，认为人体的脊柱是人体的一个中轴，协调并控制头部和四肢的活动；它也是中枢神经、脊髓通过的地方，从椎间孔发出的神经，控制着全身的感觉和运动，协

调着内脏器官的功能，所以人体的许多疾病也会反映在脊柱部位。脊柱在结构上作为躯体的中心，为了维持人体的直立状态，其改变也是一个连锁式的改变，这就要求医师在做微调手法时应有一个整体的观念，不仅要调整产生症状的病变局部，还要注意调整整个人体脊柱的力线，这样才能取得稳定而有效的治疗效果。

### （二）指出推拿手法具有治疗和损伤的两重性

脊柱微调手法在调整脊柱时，需要改变椎体之间的细微结构，这就需要调整的手法要有一定的力度，并且使作用力能渗透到软组织的深部（即需要调整的关节），这就是手法要求的“刚”；但同时组织微小结构的改变也是一种损伤，严重时会引起疼痛等副反应，这就要求手法的用力不能是暴力，而应是一种技巧性的发力，即要求“柔”。在实际操作中要把握好两者的关系，做到刚柔相济，才能取得理想的治疗效果。对于疼痛明显或局部肌肉紧张的患者，可以通过㨰法等放松手法先做放松性治疗，或通过体位的调整使局部的疼痛缓解，肌张力下降，再行微调手法的治疗。在治疗中不能盲目加大手法的力量及关节的运动幅度，以免造成医源性损伤。

### （三）以“调整”理论代替“整复”理论

沈教授认为，脊柱手法的应用是通过运动节段空间序列的调整，为神经、血管创造一个较为宽松的内环境，从而阻断疾病的病理循环链。用调整来代替整复的操作，减少了医源性损伤的产生，使得微调手法的安全性得以提高。

### （四）指出经筋病“以痛为腧”观点的局限性

认为经筋病强调“以痛为腧”的观点，必须结合临床的辨证、辨经和辨病才能使其发挥应有的作用，提高推拿手法的治疗效果。首先，疼痛是许多疾病所共有的症状，无法完整反映病因。其次，疼痛的部位不一定是发病的部位，如临床上常见的内脏牵涉痛。再者，疼痛部位未必是需要治疗的部位，如腰三横突综合征的患者，在腰三横突处有明显的压痛，在痛点予以推拿手法治疗，有时症状反而加剧。

## 【技法研究】

沈国权教授所创脊柱短杠杆微调手法具体操作方法及作用如下：

### （一）颈椎旋转微调手法

1. 坐位上颈椎旋转微调手法

（1）姿势：患者坐于凳上，颈部肌肉放松。医者站于其背后，以一侧拇指顶住患者错位的颈椎后凸的关节突内下侧，另一侧手掌托住患者下颌及颞枕骨下缘。

（2）动作：医者托患者头颈部之手先将其向上提托，再对患者头颈施加纵向拔伸力量并引导患者头颈向患侧旋转10°左右，在感觉患者颈部肌肉放松、与医者手法操作协调的前提下，再突然加大头颈旋转运动幅度3°～5°，拇指同时向上、向外推冲关节突，即可整复。

（3）临床应用：适用于整复寰枕关节及寰枢关节旋转型错位及$C_{2\sim3}$节段旋转型错位。

2. 侧卧位上颈椎十字交叉旋转微调手法

（1）姿势：患者侧卧于治疗床上，棘突偏凸侧朝上，颈部肌肉放松。医者站于其背后，以一手拇指自上而下顶住患者错位颈椎偏凸之棘突，另一手拇指自后向前抵住上一椎之同侧下关节突，两拇指成十字形垂直交叉关节。

（2）动作：医者两拇指分别按压棘突向下，关节突向前移动，使错位节段被动旋转 5°左右；在感觉患者颈部肌肉放松、与医者手法操作协调的前提下，再突然加大拇指顶推力量，扩大节段旋转运动幅度 3°～5°，即可整复。

（3）临床应用：适用于整复 $C_{2\sim3}$ 节段旋转型错位。

3. 坐位下颈椎侧屈微调手法

（1）姿势：患者坐于凳上，颈部肌肉放松。医者站于其背后，同侧手拇指伸直，抵住错位椎骨偏凸之棘突；对侧手掌缘抵住患者颈根部。

（2）动作：医者抵颈根部之手逐渐将患者颈部向对侧推挤并尽量向上提托片刻，使其侧屈至 5°～10°，在感觉患者颈部肌肉放松、与医者手法操作协调的前提下，突然加大颈部侧屈幅度 3°～5°，同时拇指向中线推冲棘突，即可复位。

（3）临床应用：适用于整复 $C_{5\sim6}$ 以下节段旋转错位。

（二）胸椎按压微调手法

（1）姿势：患者俯卧，胸前垫以软枕，两上肢自然地分垂于治疗床之两侧，呼吸自然。医者立其体侧，掌根按在错位胸椎健侧后凸之横突上（其定位在偏凸棘突上一椎棘突的对侧）。

（2）动作：医者先以沉稳的力将患者胸椎向下按压，

压力随患者呼吸运动周期而增减，待其呼吸匀和后，在某一呼气末适时将后凸之横突向外下方冲压。

（3）临床应用：适用于第10胸椎以上节段胸椎及肋椎关节错位。

### （三）腰椎短杠杆微调手法

1. 俯卧位腰椎掌根交叉按压横突微调手法

（1）姿势：患者俯卧，头部自然下垂于床端前，两上肢分开垂置于治疗床两侧。医者立其旁，两臂交叉，一掌根按压于错位腰椎对侧之横突（棘突外侧2cm），另一手臂紧贴该手臂，掌根按压下一椎同侧之横突。

（2）动作：嘱患者缓慢呼吸，医者手掌逐渐将腰椎向下按压并使其逐渐向棘突中线旋转。待其呼吸协调后，在某一呼气末适时加大掌根按压横突及旋转力量。

（3）临床应用：适用于腰椎旋转错位。

2. 俯卧位腰椎交叉按压棘突整复法

（1）姿势：患者体位同上。医者两手臂交叉，以近患者足端一掌根按压于患椎棘突，以近头端另一掌根按压于患椎下一椎之棘突上。

（2）动作：医者先以分离力量使组成活动节段椎间隙拉开并维持片刻，趁其呼气末适时加大按压力量，根据患椎前倾或是后倾，冲推患椎棘突下端（前倾）或者上端（后倾）。

（3）临床应用：适用于腰椎倾斜错位、滑脱、突出。

## 【传人】

房敏，我国首位推拿专业博士，主任医师，教授，博士研究生导师。现任上海中医药大学附属岳阳医院院长、上海市针灸经络研究所所长；兼任中华中医药学会推拿分会主任委员、上海市中医药学会推拿分会主任委员等职。

【临床经验】

沈国权教授所创脊柱短杠杆微调手法，通常以组成该节段上、下两椎的棘突或横突为骨杠杆。与长杠杆手法相比，在手法的可控制性方面更为准确。由于短杠杆手法直接在病变节段的棘突、横突或关节突上发力，只要操作者对人体骨性标志熟悉，就很容易准确地控制所要整复的节段位置。如施力于 $C_5$、$C_6$ 对角位横突上的交叉按压微调手法只能使 $C_5$、$C_6$ 节段发生被动旋转，绝不会引起其他节段的旋转。其次，短杠杆手法避免了手法应力的多链接传递，不会伤及无辜组织。再者，短杠杆手法的节段被动运动集中于目标作用节段及其邻近，基本可避免脊柱内外神经、血管组织的应力性损伤。即使对脊髓型颈椎病患者施加手法调整，也可在保证手法安全性的基础上，取得理想的脊髓减压效果。

考虑到脊柱手法往往是在具有椎间盘退变、椎间隙狭窄、椎骨骨质增生、骨质疏松等多种病理改变的患者身上进行操作，这些患者脊柱运动的安全空间要远小于健康者的正常值，即使在进行生理性的脊柱运动中，也有出现神经、血管受压的现象，如脊柱体位性神经痛、头颈位置性眩晕。要降低手法操作的风险性，必须减小脊柱的被动运动幅度，降低手法操作的力量，关键要降低脊柱手法复位阻力。因此在操作时可采用以下方法：①降低肌肉紧张度；②适当分离关节面；③适当紧张韧带、关节囊等胶原组织；④掌握正确的运动和施力方向。

## 第三十五节　范炳华技法总结

【范炳华简介】

范炳华，男，1952 年出生，教授，主任医师，硕士研究生导师。毕业于上海中医学院针灸推拿系。现任中华中医药学会推拿分会副主任委员、浙江省中医药学会推拿分会主任委员、浙江省运动医学会副主任委员、浙江省中医药学会康复分会委员。

【学术思想及贡献】

范炳华教授擅长运动推拿法，现将其学术思想简介如下：

（一）注重手法功力

软组织损伤的推拿，手法是关键，范炳华教授非常重视手法的基本要求——“持久、有力、均匀、柔和”，手法要求能持续运用一定的时间，并必须具有一定的力度，手法动作要有节奏感，避免时快时慢，时轻时重；要求手法轻而不浮，重而不滞，刚柔相济，使手法的功力能到深层组织，强调手法作功是“1＋1”的功力累积，而不是“1＝1”的耗散，达到“深透”的目的。

（二）讲究应用技巧

（1）因人制宜。范炳华教授认为，临床运用手法时，要因人制宜。人有老幼，体有强弱，手法必须有选择地应用。

（2）因伤制宜。对轻度软组织损伤出现的肌肉紧张、痉挛等症状，手法作用力应以平面用力为主，力度以轻柔为好；对中度软组织损伤，如挫伤、肌腱韧带损伤，则以平面用力和垂直用力手法兼用，力度轻重适中；对重度软组织损伤，日久出现肌肉、肌腱、筋膜等软组织增粗、变硬、挛缩、粘连时，则以垂直用力和斜向用力手法为主，施用与组织纤维垂直方向的按压、拨推等手法为主。

（3）“四宜四不宜”原则。范炳华教授认为，对运动损伤，推拿治疗的目的是使软组织的形变复原，达到运动力学结构的重新平衡。不同的损伤作用力，可造成软组织损伤不同的形变，不同的组织以及不同的组织分布，其运动力学结构特征也各不相同，因此对不同的损伤形变，应选择与损伤形变相适应的手法治疗，才能取得良好的疗效。对运动损伤推拿手法的使用，范炳华教授归纳为“四宜四不宜”原则。即宜小不宜大，宜大不宜小，宜深不宜浅，宜浅不宜深。总之，使手法作用力透达病所是取得推拿疗效的关键。

（4）讲究作用力方向。推拿手法作用力的方向与推拿的疗效有着直接关系，根据不同的损伤部位，选用相应的手法作用力方向，是推拿疗效好坏的关键。对损伤部位显露者，手法平面用力、垂直用力均可；对损伤部位处于骨缝、关节内不易显露处者，手法则以斜向用力为主，使作用力直达病所；对关节紊乱、错位（骨错缝、筋出槽），则以牵引、抖摇、旋转等手法予以矫正、复位，达到新的平衡。

## 【技法研究】

### （一）肩关节杠杆扳法

肩关节杠杆扳法操作步骤如下：

患者取坐位，肩关节放松。术者立于患肩侧方，以一手的前臂自腋后向腋前穿出置于腋下，另一手托其肘尖部，使肘关节屈曲约75°～90°于胸前，并用力向内推按，置于腋下之前臂同时向上抬，使关节松动。

要求动作平稳，以患者能忍受为宜。一般重复操作3～5次。主要用于治疗肩关节周围炎、肩关节粘连以及肩部外伤、骨折、脱位固定后引起的关节功能障碍等症。

### （二）椎动脉型颈椎病的推拿手法

椎动脉型颈椎病（CSA）又称“颈性眩晕”，是指椎动脉颅外段受颈部病变的影响导致血流障碍引起以眩晕为主症的临床综合征。目前，临床上常用的治疗方法以中西医药物治疗和传统针灸推拿治疗为主，而后者的疗效得到了更多的肯定。范炳华教授通过临床病例收集，对符合纳入标准的CSA患者进行三维CT椎动脉造影（3D－CTA）及经颅多普勒（TCD）检查，并予以特定的推拿治疗方法，以观察椎动脉形态学、血液流速以及眩晕主症推拿前后的变化，探讨其发病机制，验证特定推拿手法干预对本病的疗效。

推拿方法根据3D－CTA检查结果，按椎动脉不同节段的形态学改变，采用三部推拿法，即：$V_1$段采用开源增流法，$V_2$段采用补偿平衡法，$V_3$段采用解痉通畅法。

1. 开源增流法

主要针对椎动脉起始段（$V_1$ 段）纤细椎动脉高位横突孔进入导致游离段过长引起的椎动脉供血不足。

（1）取穴：双侧颈臂穴（经外奇穴，缺盆穴内 1 寸）。

（2）手法作用力方向：用拇指或食指罗纹面向内、下方向作按揉法。

（3）手法操作时间：一侧纤细者，以纤细侧为主，对侧为辅；两侧纤细者，左右侧交替进行，操作时间 10 分钟。

（4）手法刺激强度：垂直强度（1.5±0.5）kg，水平 X 轴及 Y 轴方向力量强度均为（1.5±0.5）kg。

（5）手法作用频率：每分钟 100～110 次。

2. 补偿平衡法

主要针对横突孔内段（$V_2$ 段）椎动脉痉挛纤细引起的椎动脉供血不足。

（1）取穴：颈段华佗夹脊穴（双）。

（2）手法作用方向：用一指禅推法，使力作用于后关节处。

（3）手法操作时间：一侧纤细者，以纤细侧为主，对侧为辅；两侧纤细者，左右侧交替进行，操作时间 10 分钟。对颈椎序列不整、后关节紊乱者，取仰卧位行牵引状态下左右旋转整复手法，牵引力以患者足尖微微拉动为宜，旋转幅度控制在颈椎生理活动许可范围内，左右各 1 次。

（4）手法刺激强度：垂直强度（3.5±0.5）kg，水平 X 轴方向力量强度（2±0.5）kg。

（5）手法作用频率：每分钟 110～120 次。旋转整复手法在 1 个疗程内整复 3 次。

3. 解痉通畅法

主要针对椎动脉寰枕段（$V_3$ 段）受椎枕肌、寰枕筋膜因素影响，引起的椎动脉痉挛造成的椎一基底动脉（$V_4$ 段）供血不足。

（1）取穴：风池穴（双）。

（2）手法作用方向：用拇指尺侧偏峰按于风池穴，左拇指推右侧风池穴，右拇指推左侧风池穴。手法作用力沿寰枕关节向内侧（脊柱）方向推动。

（3）手法操作时间：左右侧交替进行，操作时间 10 分钟。

（4）手法刺激强度：垂直强度（3.5±0.5）kg，水平 X 轴方向力量强度（2±0.5）kg。

（5）手法作用频率：每分钟 110～120 次。

以上推拿治疗隔日 1 次，每次 30 分钟，5 次为 1 个疗程，治疗 2 个疗程。

三部推拿法是在 3D－CTA 影像学指导下，根据不同的椎动脉形态学改变的部位和性质，进行定点、定位、定方向的手法治疗，其作用部位更明确，手法针对性更强。其机理为：$V_1$ 段主要表现为椎动脉痉挛、纤细和走行异常等改变，主要考虑椎动脉受前、中、后斜角肌的挤压、牵拉和刺激有关，选用颈臂穴推拿，可缓解其对 $V_1$ 段椎动脉的影响，起到“开源增流”的作用。$V_2$ 段主要表现为椎动脉一侧纤细或双侧纤细，考虑为椎动脉受牵拉或骨质增生压迫、椎体排列紊乱等因素，刺激交感神经引起椎动脉痉挛所致，选用颈段华佗夹脊穴推拿，对纤细侧有解痉扩血管的作用，对对侧有增加代偿的作用，并对椎体排列紊乱予以纠正，可缓解交感神经的刺激，起到“补偿平衡”的作用。$V_3$段主要是受枕下三角的椎枕肌、寰枕筋膜的挤压、牵拉和无菌性炎性刺激引起椎动脉痉挛，造成椎一基底动脉（$V_4$段）痉挛、断续不显影等改变，故选用位于枕下三角的风池穴，向内上沿寰枕关节方向施力，可缓解椎枕肌、寰枕筋膜的挤压、牵拉和刺激，具有“解痉通畅”的作用。

## 【临床经验】

范炳华教授治疗椎动脉型颈椎病临床验案一例：

张某，男，67岁。颈椎病史10年，平时颈部经常酸痛伴眩晕，最近眩晕症状加重，经3D－CTA检查发现，颈椎5、6椎体左侧关节突关节骨质增生，压迫椎动脉成角畸形，导致椎动脉供血不足发生眩晕。采用经部五线五区十三穴，加枕下三角区、锁骨上区定位定向推拿法治疗15次，症状基本消失，未见明显发作。

由于颈椎骨质增生压迫椎动脉而引起的供血不足导致的眩晕，属于典型的椎动脉型颈椎病，临床上约占10%左右，椎动脉实质性受压迫造成血流不畅是主要原因。临床处理比较困难，手术切除增生物是彻底消除眩晕的唯一有效方法。但患者一般多愿意首先选择保守治疗，在保守治疗无效的情况下才考虑手术。推拿时可采用“亚”字型推拿法，具体操作采用颈部五线五区十三穴，加枕下三角区、锁骨上区定位定向推拿，根据椎动脉起始、上行、拐弯入颅等“必经之路”进行整体治疗，松解痉挛，消除炎症水肿，减轻压迫程度，缓解增生、炎症对交感神经的刺激，最大限度发挥血管潜能，促进健侧椎动脉血流量增加，达到止晕的目的。

## 第三十六节　周华龙技法总结

**【周华龙简介】**

周华龙，男，1956 年出生，主任医师，副教授。历任南京市中医院推拿科主任、南京市针灸学会副理事长、中国名医疑难病研究所特约研究员、中华临床医学会常务理事、江苏省推拿专业委员会副主任委员。

**【学术思想及贡献】**

周华龙主任从事医疗、教学、科研 30 多年，出版了《周华龙推拿集锦》、《神奇指压疗法》、《家庭推拿保健医术》、《特效按摩加小方治病》、《保健按摩 100 招》等著作 10 余部，发表学术论文 70 余篇。周华龙主任在继承朱金山老先生的学术思想基础上，吸取各流派的精华，经过多年的临床研究独创了“平衡推拿法”。周氏“平衡推拿法”遵循“上病下治”、“左病右治”、“前病后治”及“内病外治”原则，通过各种不同的推拿手法，取仰卧位、俯卧位、坐位等体位，按自上而下、从左到右的顺序进行平衡推拿手法操作，达到调整人体阴阳平衡、脏腑平衡、气血平衡等目的，起到治疗、预防和保健的作用。

针对 Bell 面瘫，周华龙主任提出了“补患泻健法”，在临床治疗中，获得满意的疗效，具有推广价值。

**【技法研究】**

周华龙主任将自己独创的“平衡推拿八法”应用于临床，治愈了大量的内、妇、儿、伤科疾患，现简要介绍其手法如下：

（一）头部的啄法

（1）手法：患者取坐位或仰卧位，医者站立或坐位，用单手五指指尖或双手十指指尖弯曲并拢呈鸟啄状在施术部位进行反复啄击，形同梅花针敲叩。要求力量因人、因病而异，由轻至重，循序渐进。

（2）功用：用于头部可逐瘀开窍醒脑，行气活血。用于脊柱部能通督整脊，振奋阳气，调理脏腑。

（3）主治：血管、神经性头痛，眩晕，中风后遗症，帕金森病，小脑萎缩，脑瘫，失眠等症。

（二）面部的牵正法

（1）手法：患者通常取仰卧位或端坐位，医者取坐位或立位均可，医者用左手或右手拇指、食指牵住患侧的特定施术部位，右手或左手施以各种不同的手法进行操作或左右手交替操作。

（2）功用：牵引矫正，以达平衡。

（3）主治：面神经瘫痪。

（三）咽喉部的合喉法

（1）手法：患者通常取仰卧位，医者以一手拇指、食指和中指分别从咽喉部的两边夹住喉结，通过腕关节上下抖动带动喉结运动。要求速度快而力量均匀。

（2）功用：活血行气，清咽利喉，促进局部的血液循环。

（3）主治：急性失音，急、慢性咽喉炎。

### （四）颈部的端提法

（1）手法：患者取坐位，医者侧立于其背后，用左手掌心贴于其前额，右手五指分别置于其颈后两侧风池穴部位（拇指在左侧，其余四指在右侧）向上进行端提。并点揉风池及风府，力量不宜过重。注意颈椎器质性病变时禁用。

（2）功用：松弛颈椎，滑利关节，减轻颈椎间盘的压迫，改善神经根和血管的压迫症状。

（3）主治：颈椎病。

### （五）腹部的三抖法

#### 1. 点抖法

（1）手法：患者通常取仰卧位，医者手掌弯曲呈弓形，用中指、食指、无名指尖端着力于患者的体表，通过腕关节有频率的上下抖动来达到施术和治疗目的。要求速度快而力量均匀、柔和，并有深透内部的感觉。

（2）功用：疏通经络，行气活血，调理脏腑。

（3）主治：脏腑功能失调。

#### 2. 按抖法

（1）手法：患者取仰卧位，医者用右手掌贴按于施术部位，通过上肢作一定频率的上下快速抖动，以上臂之力带动手部运动达到治疗目的。

（2）功用：温中散寒，活血化瘀，行气消积。

（3）主治：便秘，胃肠功能紊乱，消化不良，痛经，盆腔炎，阳痿，前列腺炎等多系统疾病。

3．环形抖法

（1）手法：患者取仰卧位，医者的手掌卷曲呈半圆形，施术时医者从掌根开始到小鱼际，再到小指、无名指、中指、食指、大拇指，最后到大鱼际，又回到掌根，如此反复，呈圆环形抖动。

（2）功用：行气活血，调理脏腑，消积导滞，化瘀止痛。

（3）主治：便秘，消化不良，腹部手术后肠粘连，腹痛，腹泻，不完全肠梗阻，痛经，盆腔炎，前列腺炎，阳痿等。

### （六）脊柱部的通督法

1．五指撒揉（五指通督法）

（1）手法：患者通常取俯卧位，医者五指撒开，以手指罗纹面为着力点，以脊柱为中心，平衡性地按一定施力方向，自上而下进行揉动。要求五指柔和而有力、深透而均匀。

（2）功用：疏通督脉，平衡脏腑。

（3）主治：脊柱及脊柱相关性疾病，脑瘫。

2．梳经揉法（梳经通督法）

（1）手法：患者取俯卧位，医者用拇指、食指、中指尖为着力点，分别在脊柱或脊柱两侧，以督脉、足太阳膀胱经、华佗夹脊为主，自上而下连续性地揉动。要求力量均匀，两侧、上下平衡。

（2）功用：疏经活络，调和阴阳，平衡脏腑。

（3）主治：脊柱与脊柱相关疾病，脏腑疾病。

### （七）腰腿部的三擦法

（1）搼擦法。

（2）滑擦法。

（3）吸定擦法。

以上三种擦法与常规推拿擦法操作类似，不同点在于每次手法的位移大小不同。

### （八）四肢部的挤捏法

1. 挤法

（1）手法：患者取坐位或卧位均可，医者分别将双手五指分开，以手指指腹为着力点，自上而下或自下而上进行挤捏。

（2）部位：上、下肢。

（3）功用：引血下行，引火归原；疏经活络，行气活血，止痛化瘀。

（4）主治：肢体麻木酸痛，血脉不和以及高血压、失眠等症。

2. 捏法

（1）捏穴法

1）手法：医者用手指指端捏按住患者某一穴位或痛点处，以有酸胀感为度。

2）部位：四肢部的主要腧穴。

3）功用：行气止痛。

4）主治：痛症、高血压、失眠等症以及用于临床急救。

（2）捏经络法

1）手法：患者取仰卧位或坐位，医者以手指指腹捏住肢体的有关经络部位，沿着其循行方向边捏边行。

2）部位：常对称运用于四肢部的手、足阴阳经络。

3）功用：舒经活络，温经散寒，理气止痛，调节、平衡阴阳。

4）主治：经络相关疾病。

## 【传人】

周伟，男，南京市中医院推拿科医师，南京市针灸学会理事，南京市推拿学会委员。主要从事中医推拿、针灸临床、教学、研究工作，尤其擅长治疗小儿咳嗽、腹泻、厌食、脑瘫等常见病。

## 【临床经验】

1. 平衡推拿法为主治疗脊髓型颈椎病

操作手法：

（1）患者取俯卧位，医者先用双手拇指从其颈椎至胸椎采用平衡性放松手法，循序渐进，不宜用过重手法。

（2）紧接着采用平衡性手法在颈夹脊穴部位，自上而下轻柔刺激，不宜用力过重。

（3）用平衡手法，在颈颊肌、冈上肌、斜方肌、三角肌、肱三头肌等部位反复施术。

（4）用平衡推拿法自颈椎棘突、胸椎棘突、腰椎棘突，上下左右排列，刺激施术。

10次为1个疗程，第1个疗程每日1次，第2个疗程隔日1次。

典型病例：

患者，女，44岁。因车祸造成颈椎多节段病变，有关医院建议手术治疗，患者恐惧手术，要求非手术治疗。后用平衡推拿等综合治疗4个疗程，症状减轻，又巩固治疗1个疗程，经5个疗程的治疗，患者痊愈。

2. 平衡推拿法治疗儿童肌性斜颈

典型病例：

某女，45天。初诊：家长述患儿是第一胎，足月生，头颈向右侧歪斜，1个月后发现右侧颈部有一肿块。检查：患儿一般情况尚好，右侧胸锁乳突肌中下段有一3cm×3cm大小的肿块，质地硬如软骨，推之不动，右侧颜面变小。辗转多家医院后，转来我院门诊推拿治疗，先施拇指揉法、多指揉法、拇指弹拨法，再用右手拇指罗纹面固定在包块上进行弹拨1～3分钟，并施加一定的压力，最后用平衡性颈部“扳法”5～10次后结束。治疗45次后痊愈，经1年随访未见复发。

## 第三十七节　王道全技法总结

**【王道全简介】**

王道全，男，1956年出生，山东五莲人，教授，主任医师，硕士研究生导师。1979年山东中医药大学医疗系毕业，历任山东中医药大学推拿教研室主任、山东中医药大学学术委员会委员、针灸推拿学院学位委员会委员、中华中医药学会推拿专业委员会委员。

## 【学术思想及贡献】

王道全教授多年来一直从事推拿医疗、教学与科研工作。对中医推拿理论有着较深的造诣。他打破推拿手法的门户之见，吸取各家手法之精华而融为一体。在治疗过程中，强调推拿需辨证施治，因人、因病选用不同的手法与穴位，并且重视整体施术。在施术过程中，还强调由轻到重再到轻的原则，即首先用轻而柔和的手法施术于患处及其周围，再逐渐运用较重的手法，最后采用轻柔放松结束手法。

王道全教授发表学术论文70余篇，将自己在临床中治疗颈椎病、腰椎间盘突出症、肩关节周围炎、骨关节炎、各部位软组织损伤等运动系统病证的经验都做了总结。他在儿科及内科疾病的治疗上也很有心得，还就捏脊疗法在临床中的应用进行了深入研究，将推拿治疗急腹症的概况也加以总结。

## 【技法研究】

王道全教授临证经验丰富，技法颇多，在推拿治疗运动系统疾病方面尤为突出。现就其特色技法进行简单介绍。

### （一）运用三步推拿法为主治疗腰椎间盘突出症

#### 1. 放松手法

患者取俯卧位，医者以手掌或大鱼际在患者上背部沿脊柱两侧的足太阳膀胱经自上而下进行按揉，向下至臀部和下肢部，反复3～5遍；再沿脊柱两侧骶棘肌自上而下施以深沉而柔和的㨰法，并配合腰部后伸的被动运动，施术5分钟。

2. 治疗手法

（1）点按弹拨法：患者取俯卧位，医者用双手大拇指弹拨腰椎两旁肌群，并点按压痛点及居髎、环跳、承扶、殷门、委中、阳陵泉、承山、昆仑等穴，力量要由轻到重，以患者“得气”为度。

（2）腰部斜扳法：患者取侧卧位放松，患侧下肢在上呈屈膝屈髋位，健侧下肢在下呈伸直位。术者面对患者而立，一手掌按住其肩前部，另一手掌或肘部抵住其臀部，先将其腰部尽量被动扭转，当旋转到最大限度时，两手做反方向快速用力扳动，此时可听到“咔嗒”响声，表示手法成功。先扳患侧，再扳健侧，左右各1次。

3. 结束手法

患者取俯卧位，术者用轻柔而和缓的㨰、揉、推法等，施于腰臀及患侧坐骨神经分布区，操作3～5分钟。最后以手掌擦腰骶部、小鱼际擦腰肌两侧，擦时要裸露施术部位，以适量冬青膏为介质，局部达透热为度。

### （二）独创益脑合擦手法治疗椎动脉型颈椎病

具体手法操作如下：

（1）头部益脑法：患者坐位，医者位于其前侧，一手固定其头部，另一手五指自然叉开，以五指端紧贴头皮，自前发际沿头部擦向后发际（若患者头发长可用布巾包裹再施术），由慢而快，先擦头左侧，再擦头右侧，最后擦头中部各20余遍；继之双手五指指端松开，大把提抓头皮20余遍；最后以双手小鱼际擦风池穴10余遍，局部温热为宜。配合抹前额、扫散头侧胆经、拿五经各5～6遍；指按印堂、太阳、四白、百会、鱼腰穴各0.5～1分钟。

（2）颈部合擦法：患者坐位，医者位于其前侧，两手十指交叉成弧凹形，紧贴于颈部两侧，做一张一合迅速来回摩擦动作，用力宜轻，速度宜快，颈项部达透热为度。配合颈部㨰、揉、拿捏、一指禅推法2～3分钟，颈椎拔伸1～2分钟，指揉桥弓、风池、风府、天宗、肩井等穴各0.5～1分钟。

### （三）提出小儿推拿补泻手法6种

包括手法快慢补泻、方向补泻、轻重补泻、次数补泻、顺逆补泻及平补平泻6种。快慢补泻法是指手法在患儿穴位上操作的速度，也就是频率；一般来说，手法快为泻法，手法慢为补法。方向补泻法是指在穴位上做不同方向的手法操作，向心性方向直推为补法，离心性方向直推为泻法。在小儿腹部穴位操作时，向左揉、摩为补法，向右揉、摩为泻法。轻重补泻法是指在患儿穴位上操作时用力的大小，轻手法为补法，重手法为泻法。次数补泻法是指在穴位上操作次数的多少，它是衡量手法补与泻的有效治疗量。适当的次数能使疾病很快治愈，患儿年龄大、体强、证实者，手法次数宜多，为泻法；患儿年龄小、体弱、证虚者，手法次数宜少，为补法。顺逆补泻法又称迎随补泻法，指手法顺（随）其经脉走行方向操作为补法；逆（迎）

其经脉走行方向操作为泻法。平补平泻法是以手法在患儿经络穴位上来回用力推，或左右各推揉半数。

【传人】

王道全教授在多年的教学中培养了大量的推拿人才，其中硕士研究生有周长春、王进、范圣华、田端亮、姜鹏勇、田明、孙均重、郭凯、李志远、孙小慧、王琳、田勇、姜丽丽、刘德安、刘杰、崔晓鲁等人。

【临床经验】

1. 点揉穴位治疗疼痛症

在临床上运用点揉法推拿不同经脉穴位，可治疗多种急性痛症，如点揉三阴交、揉太冲等可治疗肾绞痛；点揉委中、承山等穴，可治疗急性腰痛（腰扭伤）。

（1）急性肾绞痛。

某男，45 岁。5 天前突感腰部绞痛难忍，曾用阿托品肌注 0.5mg、针刺及中药等治疗，疼痛略缓。今日上午绞痛又作，用上法治疗，效果不佳，且逐渐加重，乃邀王教授诊治。查：痛苦面容，左侧肾区有叩击痛。尿检：红细胞（++）。B 超示：左侧输尿管结石。治疗当以止痛为先，医者以两拇指端分别按揉患者双侧三阴交穴 30 分钟，绞痛明显减轻；再配以揉太冲穴 2 分钟，肾绞痛即消失。

（2）急性落枕。

某男，40 岁。主诉：2 天前夜卧乘凉外感风寒，清晨起床后突感颈部疼痛、僵硬、扭项不利，曾贴伤湿止痛膏及局部热敷，效果不佳，遂前来就诊。查：头颈呈左前倾位，颈椎活动失灵，左侧胸锁乳突肌与斜方肌紧张，压痛（+），左天宗穴压痛明显，诊为落枕。治疗以一手拇指端或屈曲的拇指指间关节桡侧，在患侧天宗穴做点揉法，先轻用力点揉1～2分钟，再逐渐加大指力点揉，至局部有酸、麻、胀、痛、重感觉，得气明显时，嘱患者做自我颈椎前屈、后伸、左右侧屈运动2～3遍，活动幅度由小渐大，然后再轻揉1～2分钟，当治疗约5分钟后，颈项部疼痛顿感消失，颈椎活动自如。次日随访，病愈，已恢复正常工作。

2. 益脑合擦法治疗椎动脉型颈椎病

手法：益脑法、扫散法、五指抓拿法、抹法、分推法、指按法、大鱼际揉法、拿法、合擦法、颈椎拔伸法、推背法、总收法。

取穴：百会、四神聪、鱼腰、太阳、四白、头维、桥弓、风府、风池、天宗、手三里、内关、合谷。

要求：每日或隔日推拿1次，每次治疗15～20分钟，6次为1个疗程，可连续治疗1～3个疗程。手法宜轻柔灵巧，勿用蛮劲；背部不宜拍击、不要晃动头部；颈椎拔伸时颈椎要保持前倾位、勿后仰位，拔伸的力量由小渐大。

3. 推拿治疗退行性腰椎滑脱症

手法：㨰法、揉法、膊运法、肘运法、按法、点法、掌推法、擦法、卷腰法、垫臀法。

取穴：腰部夹脊穴、肾俞、关元俞、气海俞、大肠俞、八髎、阿是穴、环跳、承扶、殷门、委中、阳陵泉、足三里。

要求：每日或隔日推拿1次，每次20分钟，12次为1疗程，可连续治疗1～3个疗程。休息1周后，根据病情可继续推拿1～3个疗程。腰部手法宜由轻渐重，但滑脱处的棘突勿用按法，一般滑脱在Ⅱ度以下者，多可获临床治愈。

# 第四章　中南地区推拿名家技法介绍

## 第一节　刘开运技法总结

【刘开运简介】

刘开运（1918～2003），男，教授，主任医师。出身于中医世家，为苗汉后裔、御医后代，家族业医已三四百年，祖传中医、草医、推拿三套绝技，融汉、苗医药于一炉，独树一帜。曾任吉首大学医学院教授、中华中医药学会推拿分会副主任委员、湖南省推拿专业委员会主任委员、湖南省首批名中医。主编《中华医学百科全书·小儿推拿学》。

【学术思想及贡献】

（一）重视医学基础

刘开运教授非常重视医学基础，认为推拿是中医的瑰宝，深具中华文化的内蕴，虽同样是以中医理论为指导，以脏腑、经络的生理和病理为基础，以整体观念和辨证论治为特征，但究其实质，推拿是一种特殊的治疗方法，具有浓厚的中医特色。其“理、法、方”与中医临床内、外、妇、伤、儿等科虽然一致，但它与这些学科并不是并列关系，这些学科都是其基础。

### （二）强调整体观念

推拿是中医的精华，整体观念贯穿其诊疗的整个过程。刘开运教授一再强调，推拿必须在中医理论指导下按脏腑经络、十二经筋、十二皮部的分布循行操作，主要刺激十二皮部和十二经筋以及经络穴位，如此点、线、面相结合，局部与整体相协调，整体而全面地实施手法。

### （三）注重辨证论治

辨证论治是中医的灵魂，也是推拿的灵魂。刘开运教授认为："不讲辨证论治，就不是中医推拿，疗效就要大打折扣。"例如头痛，已按整体观念推拿头项及上肢，疗效也只有一时，还必须辨明是外感头痛或内伤头痛，再据此加上相应的脏腑经络穴位，施用相应的推拿手法进行推治。

### （四）尊重推拿传统

刘开运教授是很尊重传统的人，他认为只有继承才能发扬，我们只有站在前人的肩膀上才能站得更高、看得更远，不能打着现代化的幌子把传统丢掉。故推拿学习中他特别强调按传统方法进行练功和手法训练。

### （五）重视推拿手法

"成人推拿没有巧，只要手法练得好。"这是刘开运教授常说的一句话。他认为成人推拿的疗效与"理、法、方"关系非常密切，但疗效最后兑现的手段就是推拿手法，故我们在推拿治疗中应特别重视推拿手法。

### （六）鼓励大胆创新

刘开运教授要求初学者务必按传统、不做任何变动地掌握好基本手法，当掌握后又应该忘记传统，争取创新。只有在充分继承前人成果的基础上大胆扬弃、不断创新，才能给推拿学科注入新鲜血液，推陈出新。

## 【技法研究】

刘开运教授数十年致力于中医推拿教学与临床研究，造诣精深，尤擅长应用五经推拿治疗小儿疾病，屡有效验。

### （一）五经推拿方法

五经推拿（简称推五经）是刘开运教授推拿手法的核心部分，主要用于治疗小儿五脏病证（包括相应腑病）。五经是指与五脏相应的5个腧穴，各穴位置在相应手指的罗纹面，从拇指至小指分别称脾经、肝经、心经、肺经、肾经。五经推拿手法有：

（1）旋推：为补法。医者以大拇指罗纹面在患儿手指罗纹面作顺时针方向推动，推动1圈为1次，需连续而快速地推动。

（2）直推：为泻法（或清法）。医者以大拇指罗纹面从患儿手指罗纹面向指根方向作直线推动，亦需连续而快速地推动，从指根退回罗纹面时不用力。推动频率为每分钟200次左右，推动的节律要均匀，力度适中，以顺利推动并保持规定的频率为宜。

### （二）五经推拿特色

五行相生、相克理论和脏象学说是刘开运教授五经推拿运用的理论依据。五经应五脏，五脏应五行，彼此存在着相生、相克的关系。推拿五经时，刘开运教授十分重视五行生克的关系和小儿五脏的生理特性、病理特点和五脏病证的虚实，提出：脾经宜用补法不宜用清法（即泻法），若用清法，清后要加补法；肝经、心经宜用清法不宜用补法，若用补法，补后要加清法；肺经既可用清法，亦可用补法；肾经宜用补法不宜用清法。确立补母、泻子，或以补为主，或以泻为主，或补泻兼施的具体治法，确定适度的手法次数与疗程，对五脏进行系统调控，是刘开运教授五经推拿的特色所在。

**【传人】**

（1）石维坤，男，生于1949年12月。1975年毕业于湖南中医学院医疗系，分配至吉首大学医学院（原吉首卫校）从事教学、临床工作30余年。在全国著名推拿专家刘开运教授的指导下，对成人推拿、小儿推拿、中医骨伤科的教学和临床实践颇有所得，发表学术论文多篇。1997年被确定为老中医药专家刘开运的继承人。

（2）符明进，男，生于1952年，湖南吉首人，副主任医师，主要从事中医儿科推拿临床教学及科研工作。

**【临床经验】**

刘开运教授毕生致力于中医推拿教学与临床研究，学验俱丰，造诣精深，创立了以五行学说和脏象学说为基础、结合小儿五脏的生理特性和病理特点、以“推五经”为核心内容的刘氏推拿疗法，大大提高了临床推拿疗效。“推五经”是在患儿左手五指的第一指节指面进行推拿操作的方法，按拇指、食指、中指、无名指、小指的顺序，依次是脾经穴、肝经穴、心经穴、肺经穴、肾经穴，合称“五经”。推五经有直推、旋推两种手法。医者用右手拇指面从患儿指端直线推向指根的方法称直推法，有清热泻实的作用；在患儿指面做顺时针方向旋转推动的方法称旋推法，有温阳补虚的作用。现将刘氏推拿疗法“推五经”的应用介绍如下：

（一）按五脏进行病候归类

运用推拿治疗小儿疾病，首先必须按五脏进行病候归类，以确立主病之脏，抓住了主病之脏就抓住了主要矛盾，据此才能确定推五经的主次关系，脾病主推脾经，肺病主推肺经，这又称为归经施治的原则，在使用推五经时显得尤为重要，也是推五经要领之一。

（二）据五行制订补泻方案

五经配五脏，五脏配五行。为了提高推五经的补泻效果，必须按五行生克关系制订推五经的补泻方案。

（三）论补泻尚需灵活运用

一般而论，五脏之病，虚则补之，实则泻之，似属天经地义之说。运用推拿治疗，总原则亦是如此，但在具体推五经时，却不尽然，有的实证不能直接清泻，有的虚证不能直接温补，有的清后要加补，有的补后要加清等；初学者需认真体会，灵活运用。

（四）五脏虚实证推五经的方案

（1）脾虚证：主补脾，次补心，补后加清心，再补肺，并清肝，兼补肾。适用于脾气虚、脾阳虚、寒湿困脾等证。

（2）脾实证：主清脾，清后加补脾，次清心，再清肺，并清肝，兼补肾。适用于脾胃湿热、大肠湿热等证。

（3）肝虚证：主补肾，次补心，补后加清心，再清肺，稍清肝，略补脾。适用于肝血虚、肝阴虚的病证。

（4）肝实证：主清肝，次清心，再清肺，略补脾，并补肾。适用于肝气郁结、肝胆湿热、肝经实火、肝阳上亢、肝风内动等证。

（5）心虚证：主补心，补后加清心，次补脾，再补肾，兼清肝，略清肺。适用于心气虚、心血虚、心阳虚等证。

（6）心实证：主清心，次清肝，再清脾，清后加补脾，并清肺，兼补肾。适用于心火上炎、心阴虚内热、热陷心包等证。

（7）肺虚证：主补肺，次补肾，再补脾，兼清心，并清肝。适用于肺气虚、肺阴虚等证。

（8）肺实证：主清肺，次清肝，再清脾，兼清心，并补肾。适用于风热犯肺、痰热壅肺、痰湿阻肺、燥热伤肺、肝火犯肺等证。

（9）肾虚证：主补肾，次补肺，稍清肝，略补脾。适用于肾阳虚、肾气虚、肾精不足等证。

（10）肾实证：主清后溪（代清肾），次清肝，再清肺，兼清脾，稍清心。适用于下焦湿热、小肠湿热、膀胱湿热等证。

典型病例：

患儿，女，7岁。1999年8月15日初诊。

主诉（其母代诉）：患儿尿床2年余。

现病史：2年来，患儿不明原因遗尿，经多家医院中西医治疗半年多，疗效不理想。现患儿形体偏瘦，胆小怕人，少动懒言，舌淡苔白，尺脉沉细。

中医诊断：小儿遗尿，证属肾阳虚损、肾气不固。

治法：温补肾阳，固摄肾气。

随访：上述方法治疗 5 次后见效，2 周后尿床停止，3 周后痊愈，半年多来未再复发。

## 第二节 龙层花技法总结

### 【龙层花简介】

龙层花，女，1926 出生。1959 年广州市在职西医学习中医班毕业，广州医学院大专毕业。历任广州军区总医院理疗科医师、中华全国推拿学会理事、中国脊柱相关疾病研究会常委、《中华脊柱医学》杂志顾问。

### 【学术思想及贡献】

龙层花教授综合中医各派传统手法之长，并结合解剖、生理、病理、生物力学研究，集 50 多年经验独创一套中西医结合正骨手法——“龙氏”治脊疗法。该疗法具有科学严谨、诊断明确、定位准确、手法轻巧及安全舒适的特点，解决了传统中医颈椎正骨“扳法”中的盲目性及不能针对错位节段进行复位，容易造成其他正常关节的副损伤等缺陷，并能使正骨手法在其设计的“颈椎牵引椅”牵引下进行，开创并促进了脊椎病因学和治脊疗法的发展。

由脊椎关节错位或脊椎及其周围组织退变而造成神经、血管损伤者，称为脊椎病因。以脊椎病因理论为指导，应用中西医结合的综合疗法治疗这种病证，称治脊疗法，包括三方面内容：

（1）主治法：正骨推拿主要针对椎关节错位。牵引主要针对椎间盘退变及骨质增生。其目的为祛除骨性压迫对神经、血管的损伤。

（2）辅治法：热疗（理疗）、脱水疗法（药物）可消除无菌性炎症（神经根水肿）。目的是放松颈后肌群，起到止痛作用。水针疗法可促进劳损组织修复。

（3）预防复发：练习保健功、太极拳、气功；使用保健枕、硬板床及纠正不良生活姿势；防止外伤、受凉、劳伤等。

其中正骨推拿法是治疗颈椎病病因分型中颈椎关节功能紊乱型的主治法。它是以中医学传统的伤科正骨、内科推拿法为基础，与现代脊柱生理解剖学、生物力学相结合，根据脊椎小关节错位的病理变化，制订的治疗脊柱关节错位、椎间软组织劳损、关节滑膜嵌顿和椎间盘突出症的有效方法。这种手法既治骨、又治软组织，具有准确、轻巧、无痛、安全及有效的特点。

**【技法研究】**

正骨推拿法的手法操作分为四步，即放松手法、正骨手法、强壮手法及痛区手法。其中正骨手法是“龙氏”治脊手法的精华所在。

正骨手法的目的是达到复位。一般选 1～4 种正骨手法即可，治疗时间短暂而快捷。揉法可以贯穿于整个手法治疗的每个阶段（开始、结束及每个重手法之后），故又称调整手法。病情轻者只用放松手法与正骨手法即可，无颈椎关节错位或关节错位已复正者，可停用正骨手法，加强强壮手法。

龙氏颈椎病正骨十法具体操作如下：

（1）仰头摇正法：适用于枕寰、寰枢关节的旋转式错位。患者仰卧、低枕，术者一手托其枕部，另一手托其下颌，使患者头部上仰（仰头可使第2～7颈椎后关节闭锁成“定点”），侧转，嘱患者放松颈肌（缓慢动2～3下），待头转到最大角度时，稍加有限度的“闪动力”，即可使错位的关节复位，此操作中有时可听到关节复位的弹响声。也可取坐位操作。

（2）低头摇正法：适用于$C_{2\sim6}$后关节旋转式错位。患者侧卧、平枕、低头（中段颈椎错位者约屈20°，下段颈椎错位者前屈须大于30°），术者一手轻拿其后颈，以拇指按压于错位的横突后隆起处下方作为“定点”，另一手托其面颊部作为“动点”，以枕部为支点，转动头部，当摇头至最大角度时，动点的手用适度的“闪动力”，“定点”的拇指按压成阻力，使关节在动中因“定点”的阻力而复位。缓慢复位法根据需要可重复2～3次。

（3）侧头摇正法：适用于$C_{2\sim6}$钩突关节旋转式错位及侧弯、侧摆式错位。患者侧卧、低枕、头前屈，术者一手托其头部耳区，另一手轻拿其后颈，拇指“定点”于错位之横突下方，将头搬起呈侧屈状作摇头活动，动作同低头摇正法。

（4）侧卧摇肩法：适用于第 5 颈椎至第 2 胸椎间的旋转式错位。患者侧卧、平枕，上肢伸直，手置臀部，术者立其后方，用拇、食指夹于错位关节的横突后方，另一手扶于肩部，作向前推、向后拉的摇动，“定点”作对抗阻力，使旋转错位在摇动中复正。此法与低头摇正法复位原理及适应证相同，只是“动点”在下，改为摇肩，使作用力易于达到颈胸交界处。尤其对上位颈椎失稳的患者，可避免因低头摇正角度过大而损伤上颈段。注意摇肩时先将其肩向下推，以免关节闭锁影响复位。

（5）侧向扳正法：适用于 $C_{2\sim6}$ 侧弯、侧摆式错位的钩突关节错位。患者仰卧，术者立于床头，一手拿其后颈并以拇指按住患椎横突侧方、向隆起处按压（侧摆者只按一点，侧弯者由下而上按压）。另一手托住下颌并以前臂贴其面颊部，两手合作将患者头向上牵引并屈向健侧、再屈向患侧（让错位关节先开后合），当颈屈向患侧至最大角度时，拇指“定点”不放松，并与“动点”手协同作扳、按、牵联合“闪动力”以使错位关节复位。有时患者可改用侧卧位，去枕，抬头作侧扳动作，与侧头摇正法相同，抬头角度加大。$C_6 \sim T_2$ 侧摆、侧弯式错位者，可将“动点”改为推肩拉肩法，此法必须使错位椎间侧屈活动度加大才能成功。

（6）挎角扳按法：适用于 $C_{2\sim6}$ 后关节错位，或关节滑膜嵌顿，且关节肿胀者。患者取健侧卧位，低枕，将头偏向健侧前屈位，充分展开患椎关节。术者双手拇指轻力弹拨其颈部紧张肌腱（肩胛提肌、夹肌多见）作滑膜嵌顿的诱导松解，使嵌顿的滑膜退出，并揉捏颈肌使之放松。然后一手拇指“定点”于肿胀隆起的偏下方，另一手扶对侧头面部，将头扳起屈向健侧前外45°，再扳头向患侧后外45°上提，如此斜向扳按该隆凸关节，重复2～3次即可复正。

（7）俯卧冲压法（旋转分压法）：适用于颈胸交界区（$C_6$～$T_3$）的关节错位。以$C_7$棘突左偏、$T_1$棘突右偏伴压痛为例，患者俯卧于软枕上，头在床边悬空，颈部放松。术者立于床头，右手掌根部按于$C_7$棘突左侧，力点落在椎板（棘突根）部，左手掌根部按于$T_1$～$T_3$棘突右侧作定点，令患者深呼吸，当其呼气时，术者双手用适度的冲压力下按，右手“动点力”稍加大，可重复2～3次；由于术者双手作用力方向不同，对旋转式错位较易复正。对滑脱式错位，可改为双拇指同按于后凸的椎旁两侧，在双掌牵拉头颈时双拇指加按压力，以达到牵引推正之目的。本法亦常用于胸椎段错位。

（8）侧卧推正法：适用于颈椎前后滑脱式错位，对颈曲变直或反张者有效。患者侧卧、平枕、低头，术者用拇指、食指夹持后凸棘突两旁椎板处作“定点”，另一手托其下颌，使头作前屈后仰活动。当仰头时，“定点”之手稍加力向前推动，使反张的椎体在运动中被推正。滑脱较重者，在牵引下推正较易成功，或取仰卧位于推正时加牵引力，亦可复正。

（9）牵引下正骨法：用QY－6型牵引椅。牵引重量16～20kg，时间5～15分钟。选用推正法（滑脱式）、摇正法（包括摇头和旋转式摇肩）、扳正法（侧摆式）、综合法（倾仰式、混合式）等。

(10) 反向运动法：可以松解肌肉痉挛、肌性牵涉痛和肌肉挛缩，用于颈椎病正骨治疗后屈颈时仍感颈连背处有牵拉性疼痛者。患者坐于凳上，术者立于其后，用同侧拇指或屈肘按住患者背部痛点（稍上），另一手扶其肩部，嘱患者先仰头，然后用力前屈，在患者前屈头时，术者用力按住痛点，力的方向与屈头方向相反，使痛点肌肉因两人作用力相反而得以松解，反复1～3次，常可使顽固性痛点消失。

**【传人】**

钟士元，男，副主任医师，广州市市政医院康复科主任，广州中医药大学兼职副教授，兼任天津脊柱医学研究院研究员、香港中医骨伤学院常务副院长。

**【临床经验】**

龙氏治脊疗法治疗颈椎病验案一例：

朱某，男，56岁。右上肢烧灼性神经痛10余天，入院后用杜冷丁注射亦不能止痛，通宵不能入睡，左手将右手抱起在室外步行，要求医生将其右臂截肢，十分痛苦。触诊$C_{6、7}$横突右偏后移，压痛明显，X线片显示$C_{5\sim7}$椎间隙变窄，椎体前后缘骨质增生，颈曲变直，椎体后缘连线$C_{5、6}$中间断开，呈后移位。

诊断：混合型颈椎病。

治疗：因肩部肌肉痉挛，关节肿痛，“急则治其标”，应用“高频电针”在椎旁压痛点处针毫针2支，通共鸣火花电流2分钟，出针后颈痛即感觉减轻，肌痉挛缓解，继而作牵引下正骨的推正法、摇正法，复位后取卧位行颈部红光照射，患者即安静入睡1次，烧灼性神经痛基本缓解，按上述综合疗法治疗1个疗程后痊愈出院，随访6年未再复发。

## 第三节 袁靖技法总结

### 【袁靖简介】

袁靖，男，原籍为房陵（今湖北省房县）。其父袁正柱精通按导学，人称“摩先生”。袁靖于1955年由湖北省房县抵沪，承袭祖传按导学，并于1957年底返鄂，在武汉以按导术业医，1959年武汉市中医院聘任其创立按摩科，至今业医50多年。

### 【学术思想及贡献】

袁氏有形按导疗法，又名腹脉按导法、太极图按导法。根据祖国医学理论，人身之督脉、任脉、冲脉，皆起于人身少腹之下——胞中，是一源而三歧的脉系。督、任两脉循环来去不休，受纳十二经脉，贯穿十二脏腑，司呼吸吐纳之气。脉有阴阳，有形神，有动力，也有变化。袁氏按导疗法，在一揣手、一发指之间，脉的形神瞬息变换不同，因此其指力也应随时根据指下或手下感应而予以轻重缓急不同的压力施治，并先后施用于不同部位、穴位进行导引治疗。随手诊察，随手治疗，而不是刻板操作，这就是袁氏按导疗法的辨证施治要领。

袁老认为，脉有脉证，病有病证，患什么病证，就出现什么脉证，就是说脉证是见于病证之后的。但临床也可见到在病证还没有形成之前，其气血就已先乱了的脉象，也就是说脉证又可见于病证之前。按导时，指下触知患者脉证，就可相应知道患者即将发生的病证，而随手止其病之未发。

## 【技法研究】

### （一）腹部总持法

（1）按导小肠募关元穴：医者叠指置于关元穴按导，不论表证、里证、半表半里证，一经指触，有积皆行，有滞皆通。无积无滞者，按导此穴位可以健体强身。

（2）按导大肠募天枢穴：医者指摩患者肚脐左侧 1 寸或 2 寸，可感到有脉应指，动而不休；按导此穴可以活血行气，加强大肠传导。

（3）按导胃募中脘穴：按导此穴位可以调和胃气，胃气调则谷气生，人即得百谷以养其身。

### （二）腹部分持法

分持法是在对临床病证辨证后，分别应用不同按摩法起到导引作用而治疗疾病的方法，分述如下：

（1）腹部摩诊法：此法是医者在临证中摩患者脐周，观察有无积气、结块的诊察方法。如摩患者右胁下有积气如覆杯，即知患者所患为肝之积气，又名胞气。

（2）按诊法：此法主要用于治疗，但按中有摩，这里的摩是揣摩的意思，即边按边揣摩，边揣摩边按，与现代医学中的触诊、压诊同义。按诊在腹脉按导中包括一指按、二指并按、三指叠按、侧掌按、内劳宫按等，临床应辨证运用。

（3）匀气按导法：即医者用右手手掌按于患者腹部左侧一条大筋脉上，同时右手手指适当按在患者腹部右侧一条大筋脉上，手掌与手指相互往来推动，以调匀患者腹中气血。此法俗名匀气，故称为匀气按导法。

（4）提气按导法：此法仅适用于久病气血虚弱的患者。因为气血虚弱的人，若猝然施以按导，则患者可能难以接受，或喘不过气来而感到憋气。此时需先轻轻地以一指按在患者脐下关元穴上，按下抬起，不计次数，以调整患者丹田之气而使其呼吸之气上行。这种给患者上提呼吸之气的方法称提气按导法。

（5）复本按导法：此法可改善冠状动脉血流量，加强心肌收缩、舒张能力，适用于冠状动脉硬化、心动过缓、心动过速者。方法为取心之募穴巨阙施以按导。

（6）釜底抽薪按导法：此法可清泄胃肠中的宿垢，疏通血脉中的瘀积，是从下治上的按导法。

（7）节令长寿保健按导法：本法适用于春季的春分、夏季的夏至、秋季的秋分、冬季的冬至四大节令之前，在以上节令之前，施以按导，以保健强身。

### （三）腹部按导指掌运用法

腹部手法的运用和操作不同于躯干和四肢，切忌粗暴；一是因为腹腔内有五脏六腑，导引操作时完全依赖医生手下指掌的“揣摩”。其次是因为患者体质不一、病情各异，故腹部手法的运用，必须注意轻重缓急之差别。兹将腹部常用按导手法分述如下：

（1）一指轻按法：即医者用中指或食指或拇指指腹压于患者腹部某一穴位或部位轻轻着力。本法适用于体质虚弱的患者，指力不可过重，以免引起患者心慌、甚至头昏。一般腹部按导时，首选一指轻按法予以操作，然后再根据病情变化随时更换手法。

（2）二指并按法：即医者将食指和中指并齐，在患者腹部的穴位和部位进行导引治疗，其操作法同一指按法。

（3）三指叠按法：医者右手食指、无名指并拢、中指放于食指、无名指之上成“品”字形，以此手势按于患者腹部穴位或一定部位，然后医者左手掌根部压于右手中指背上，适当加力，其用力大小以及力量深透程度，应视患者体质、病情而定，一般腹部按导多采用此法。

（4）三指并按法：即医者将食指、中指、无名指并齐，在患者腹部的穴位和某些部位进行按导，法同一指、二指并按，只是操作范围稍大。

（5）两掌叠按法：医者右手掌在下，掌心对准患者腹部所按穴位，将左手掌内劳宫部压于右手背外劳宫之上，视病情适当加力。本法对素体湿重、肌肉肥厚、积滞于肠及寒结丹田的患者多用，两手叠按法是四肢截按法的专用手法，可导气循腰脊下达两股而出于足底涌泉穴，并可使医者之内功通过劳宫的热力渗透到患者体内，作用力深透、持久。

（6）边摩边揉法：即医者以两手拇指夹脊椎两旁，循患者足太阳膀胱经大杼至肾俞穴，从上至下，从下至上，反复摩揉。摩揉时注意指下硬结处或过敏点之反应，审其证，辨其病，随时根据手下指征进行施治。

（7）叠双掌波浪式揉法：此法也是袁氏独到手法之一，主要用于腹部按导。医者右手五指伸开，手掌紧贴患者腹部，左手掌根压于右手背掌指关节上，两手相互配合操作。即先以右手掌根按揉过去，再以左手腕回环按揉过来，如同江水后浪推前浪，一浪接一浪地揉以和之，往返施法，或轻或重，或缓或速，随证应用。

（8）三指叠揉法：术式同三指叠按法，只是操作时“内动外不动”地揉。本法主要用于中脘、天枢、丹田等穴。

（9）二指或三指并揉法：术式同二指、三指并按，具体操作如三指叠揉法。

（10）拇指拨揉法：即医者以拇指于经脉或穴位上边拨边揉。本法适用于背部足太阳膀胱经、极泉穴、阳陵泉穴。拨者为“一拨见病之应”，揉者为“揉以和之”。此法是导引除病之要术。

（11）掌根擂揉法：即医者用掌根部在操作部位上用力压揉至患者组织深部，待患者有酸胀感后再作深部拨动或旋转式揉动的方法。

（12）挲法：用手指或手掌在局部表皮按摩的方法，在唐朝称之为“摩挲”。摩是广义的“揣摩”，“挲”则纯属治疗手法，是在摩的基础上加以“轻擦”，如今之“打沙子”状在表皮轻轻“摩挲”。

（13）抿法：用手在局部抿称抿法。抿法是一种轻而柔和的操作手法，如同泥瓦工用抿刀粉墙之状，既可用于胸腹部，也可用于四肢肿痛部位。

（14）捋法：用手如同“捋胡须”样在四肢及指、趾末端捋，有改善微循环的作用。

（15）捺法：用手指顺着肌肉、肌腱之部位如写“捺”字时一样的操作称捺法，是一种较强烈的刺激手法。

（四）袁氏按导六方定位扳颈法

（1）所谓六方，即颈部为配合治疗而做出的屈颈、后伸、左右侧屈、左右旋颈的 6 个方向动作，并在此定位上寻找病灶，结合生物力学的科学原理，以按导医学之手法扳移修正相关颈椎，达到临床治疗效果。

（2）扳颈方法：医者一手托患者下颌，另一手以拇指、食指尽量伸开呈“八”字形，托住患者后脑枕区部，两手同时用力向上适度牵提，可起到松解患者颈部小关节和后缘间隙、减少神经根病灶压迫的作用，并可改善颈部相应病灶的血流量，促进局部血液循环。

【传人】

袁烽，袁靖之子，湖北省武汉市中医院推拿科医生。

【临床经验】

袁氏有形按导疗法治疗颈椎病验案一例：

曾某，女，48 岁，干部。

主诉：近 6 年来，头昏，头痛，眩晕，耳鸣，项僵，手指发麻，无力，胸闷气短，时有心悸，呕吐呃逆，怕冷喜暖，动则汗出，逐渐加重，自我行动困难，需人伴行，睡眠差，纳少，二便可，有关医院曾诊断为“美尼尔综合征”、“脑血栓”等病，后经多方会诊，查眼底无异常，综合脑血流图等检查，诊为混合型颈椎病。触诊：两侧头夹肌挛缩。X线片示：颈椎生理曲线改变，形成反弧度。

治疗：施以袁氏按导法。治疗1周后，头昏、眩晕等症状减轻。

## 第四节　黄敬伟技法总结

### 【黄敬伟简介】

黄敬伟，男，1933年出生，壮族，广西萍乡市人，主任医师，教授。1956年毕业于广西卫校医士专业，1958年考入广州中医学院医疗系。1964年任南宁地区医院门诊部主任，1986年任广西宁明县中医院院长，1993年任广东省茂名市奇难杂证医院院长，1996年受聘于北京藏医医院，2008年任广西民族医药研究院学术顾问。

### 【学术思想及贡献】

黄敬伟教授经过多年的临床实践，提出经筋学说，使得推拿界由重视应用经穴指导临床转而亦重视应用经筋学说指导临床。现将其经筋学说简介如下：

（一）经筋病变体征概念

经筋病变体征，是指在经筋体系所属的肌筋膜带及结缔组织等人体软组织所形成的临床病态表现，在经筋学科被称为经筋病灶。

（二）经筋病变体征检查要求

（1）按医疗常规询问病史、体格检查、常规化验，以了解全身健康状况，并为特殊检查提供基础依据。

（2）对基础检查发现可疑征象者，进行必要的特殊检查，以明确疾病性质。

（3）对经筋病证中可疑的恶性病变及骨性病变，要加以鉴别和排除。

（4）进行经筋专科有关检查，如肌电图检查、电刺激兴奋点检查、经络测定仪检查、经穴区带检查、内脏皮肤反应过敏区检查、经筋病灶检查等。

### （三）躯体阳性病灶高发区及病灶形征特点检查

在对经筋病灶的检查中，应特别注意病灶高发区域检查及病灶连锁反应区、线的检查，在此基础上再作多维病灶的检查。这是经筋病灶检查及治疗的关键。

以古代医典十二经筋图线形成原理为基础，结合人体动态活动的研究发现，机体的动态活动可产生类似医典十二经筋的牵拉线力作用。当这些线力群“超阈限”地作用于应力点时，便可导致应力点发生病理性筋结点（病灶点）；而后由点到线、由线到面、再由面的一维向多维化演变，最终导致经筋病变的点、线、面及多维系列病变的形成。这是经筋的内在病变规律。这一规律，不仅符合实际，而且科学地解释了十二经筋图线及古人所称之“筋结”形成原理，并且将这一原理运用于经筋查灶法的检查，可获得在躯体经筋病灶的规律分布图。

躯体高发病灶区、线以及多维性病变系列，便是根据上述原理和规律，进行实践而确认的经筋学说内容。

## 【技法研究】

经筋病灶检查，即经筋临床阳性体征检查（简称经筋查灶），是经筋专科特有的检查方法。本检查法以双手密切配合的物理触诊检查为主，查明经筋病灶所在部位、特点，及其连锁反应规律，为临床施治提供依据。经多年的临床实践证明，本检查方法具有灵敏度高、识别力强、定位准确、操作方便、安全可靠等优点，是目前诊断经筋病证便捷、有效的检查方法。

### （一）检查前准备及检查程序

患者一般取卧位，医者在询问病史、体格检查基础上，进行经筋查灶检查。全身性查灶，一般的检查顺序是从头部起始，延及颈、肩、胸、腹、背、腰及四肢。

### （二）检查方法及技术要求

#### 1. 检查方法

采用手触诊检查法。两手密切配合，左手着重协助固定诊察部位及提供诊察之方便，右手根据所检查部位的生理形态、肌筋的厚薄及层次、正常组织的张力、结构形状等情况，分别运用拇指的指尖、指腹及拇指与四小指的握合力（即指合力），构成主要探查工具。同时，运用指力、掌力、腕力、臀力及肘力协调配合，对行检区域作浅、中、深层次检查，由浅而深，由轻而重，以循、触、摸、按、切、拿、弹拨、推按、拨刮、钳掐、揉捏等手法进行检查。

#### 2. 基本技术要求

（1）熟悉行检部位区域的生理结构状况。

（2）能够发挥拇指指尖及指腹的灵敏作用。

（3）学会使用指合力的功能作用。

（4）双手密切配合，能及时、准确地发现及辨认阳性病灶。

（5）具有识别真假阳性病灶的能力。

（6）查出阳性体征，判断疾病形成性质，从整体进行辨别。

## （三）常见经筋病灶高发区

### 1. 常见经筋病灶高发点

（1）肌筋的起点及终止附着点。

（2）筋的交会点。例如，腓肠肌肌筋的承山交会点、髂肌与腰大肌肌筋于腹股沟（冲脉处）的交会点等。

（3）肌筋的力学受力点。例如，肩胛提肌肌筋 2～4 颈椎横突点、颈侧受力点及肩胛骨内上角点。

（4）游离骨质点。例如，第 12 游离肋端、剑突尖端点等。

（5）骨粗隆。例如，肱骨粗隆、肱骨内上髁、肱骨外上髁及股骨内外髁等。

### 2. 常见经筋病灶高发线

（1）骨缝沟、线。例如，颞上线、项上线、颅骨人字缝、冠状缝等。

（2）经筋循行径线连锁反应型病灶。例如，手太阳经筋循行的头颈侧→肩背→臂肘→腕部的线性灶；足阳明经筋循行的下腹→中腹→胸→颈部的连锁反应病灶等。十二经筋的循行路径，皆可查到相应的线性型反应病灶。

（3）面性型反应病灶：面性型的病灶，系指在同一平面，可查到多经并病的病灶。例如，手三阳经筋所循行的颈、肩、臂部位，常可查到三经并病的阳性病灶，是经筋疗法病灶区的划分基础。

（4）多维性型反应病灶：多维，系指具备两个层面以上的物理像结构，它构成物质的立体感。人体的构形，有前、后、左、右4个侧面，呈扁圆形构体。肌筋在机体动态活动过程中，较多发生左与右、前与后的既对抗、又协调统一的动作。故肌筋的损伤，具有多维性并存的客观规律。

## （四）经筋病灶好发区域

经筋病变可发生于人身躯体的多个部位，故经筋病灶遍布全身，星罗棋布；为便于诊治，黄氏在临床实践基础上，将经筋病灶好发部位，按医学通俗名称，结合经筋学科特点，划分出区域。现将经筋病灶好发区域列举如下：

### 1. 头部经筋病灶好发区

（1）眶隔筋区：即眼眶周围及鼻骨两侧筋区。

（2）额筋区：即前额筋区所属筋性组织。

（3）颞筋区：颈上线以下、眼至耳间筋区。

（4）耳筋区：耳上、耳前及耳的筋区。

（5）百会筋区：前、后发际连线中点及颅顶部。

（6）枕筋区及枕侧筋区：枕部及枕侧。

（7）颞合筋区：颞下部、耳前区及颧弓下沿筋区。

（8）面筋区：面颊及口周筋区。

### 2. 颈筋区

（1）风池筋区：风池穴及其左右上下之筋。

（2）风府筋区：风府穴及其左右上下之筋。

（3）乳突下筋区：乳突前后及其下部的颈筋区。

（4）颈侧筋区：后颈侧部。

（5）颈后筋区：后颈正中线及旁线。

3. 肩臂筋区

（1）冈上筋区：肩胛冈上部及颈至肩部的筋区。

（2）喙突筋区：喙突至肱前侧筋区。

（3）肩筋区：肩部的肩关节及上臂肌筋。

（4）肘筋区：肘关节及前臂肌筋。

（5）腕掌筋区：腕关节及掌指肌筋和关节。

4. 背部筋区

（1）肩胛筋区：肩胛冈、冈下窝及内侧缘和内上角、外侧缘等。

（2）肩胛间筋区：两肩胛骨间的肌筋。

（3）华佗夹脊筋区：脊椎两侧的肌筋。

（4）后肋弓筋区：后胸肋弓及胁部。

5. 前胸廓筋区

（1）胸锁筋区：胸骨同锁骨衔接部及锁骨下肌筋。

（2）胸骨前筋区：胸骨体、胸骨柄及胸肋关节肌筋。

（3）肋弓筋区：前肋弓各肋面及肋间肌筋。

（4）剑突筋区：剑突体及尖部肌筋膜。

（5）游离肋骨区：第 11、12 游离肋内体及其肋端肌筋膜。

6. 腰筋区

（1）腰脊筋区：腰脊肌及其筋膜。

（2）腰三角筋区：髂嵴与肋骨间肌筋。

7. 腹筋区

在九区划分法基础上加腹筋待检部位。

（1）腹部正中区：上中腹、中中腹及下中腹肌筋。

（2）左侧腹筋区：左上、中、下腹肌筋。

（3）右侧腹筋区：右上、中、下腹肌筋。

（4）髂窝肌筋区：左右髂窝及髂前上棘附近肌筋。

（5）下腹侧深层缓筋区：左右下侧腹足阳明“缓筋”。

（6）腹股沟筋区：左右腹股沟肌筋。

8. 臀骶筋区

（1）髂脊筋区：沿髂骨嵴周边及其后外的肌筋。

（2）骶筋区：骶骨后侧正中及两侧肌筋（八髂肌筋）。

（3）尾筋区：尾骨及骶裂孔肌筋。

（4）臀筋区：臀上、中、下及内外侧肌。

（5）坐骨区：左右坐骨结节肌筋。

（6）股关节筋区：股关节及其周围肌筋。

9. 下肢肌筋区

（1）股筋区：大腿根的腹侧肌筋。

（2）膝筋区：膝关节周围的肌筋。

（3）固筋区：腘窝浅、中、深层肌筋及其上下、左右角附着肌筋。

（4）小腿筋区：小腿前后及两侧的肌筋。

（5）踝关节区：踝关节周围的肌筋。

（6）掌跖趾筋区：掌部、跖部、趾骨各关节的肌筋。

（7）足底区：足掌底面的肌筋。

【传人】

黄永，男，副主任医师，副教授，广西中医院推拿科医生。擅长治疗颈椎病、位置性眩晕、偏头痛、岔气、胸腰椎后关节紊乱、急性腰扭伤、骶髂关节错位、四肢关节急慢性损伤等症。

【临床经验】

黄敬伟教授应用经筋疗法治疗口角歪斜验案一例：

徐某，女性，55岁，广东省信宜县农业机械厂职工家属。患者左侧面部神经麻痹1年，曾去针灸、推拿、康复科求治，但病情未见缓解。来诊时患者左眼裂增宽，左眼及左面部中度肿胀，皱眉不能，左额皱纹消失，鼓腮时两唇合拢欠佳，面向右侧歪斜，左肩颈部明显酸痛。经筋查灶：左睑板滞硬结、左皱眉肌及左侧颞肌呈肌张力亢进状态，左耳肌筋结触压疼痛显著；提上唇肌、颧肌、咬肌均呈结灶性筋结病态形征。应用理筋手法、针刺治疗、火罐治疗的三联疗法治疗，施治2次后，左眼及面部肿胀消除，口角歪斜明显纠正，连续施治1个疗程，诸症消除。

## 第五节　赖在文技法总结

【赖在文简介】

赖在文，男，1937年出生，中山医科大学附属第一医院教授。1964年毕业于中山医科大学医疗系，长期从事运动医学及康复医学的医疗、教学、科研等工作，同时兼任中国康复医学会颈椎病专业委员会副主任委员、中华医学会广东省分会常务理事。

【学术思想及贡献】

赖在文教授多年来善于汲取和总结各流派的经验，不断提出新的见解，并付诸实践，取得良效。其学术思想中最为突出的是上颈段颈椎病的诊治，即寰枢关节病变的诊治，具体论述如下：

（一）寰枢关节紊乱的临床表现

（1）头晕：在寰枢关节紊乱的患者中，头晕是最为常见的症状。过去多把注意力集中在下颈段的病变上，认为骨质增生是其主要病因，有些下颈段骨质的增生，特别是眩晕患者（含有向横突孔增生者），认为是增生压迫椎动脉而引起眩晕。但在实践中可以见到，有些患者上颈段疾患纠正之后，眩晕症状可迅速减轻或消失，说明影响椎动脉的血流因素，上颈段的病变为其中之一，并非完全是下颈段的增生。由此提示：引起头晕的主要原因可能是供血不足，寰枢关节的改变是影响供血的原因之一。

（2）头痛：这是仅次于头晕的另一主要症状，可单独发生，也可与头晕同时出现或交替出现。头痛常常表现为偏头痛、后头痛或头部发麻，严重者常伴呕吐。其机理与头晕基本相同。

（3）颈痛：颈部疼痛也是寰枢关节紊乱的另一常见症状，其发生率与头痛相仿。颈痛多见于枕下区的一侧，以第2颈椎棘突偏向的一侧较为常见，少数患者为棘突偏向的对侧疼痛或双侧痛，也有人是头颈部广泛性疼痛。颈痛患者常有颈项肌肉增厚、僵硬、压痛、活动受限等。

（4）感觉异常：部分寰枢关节紊乱的患者，可以出现一些异常的感觉，其实也就是某些神经受到一定的刺激，虽然还未表现出典型的神经症状，但可出现一些对此刺激应答的异常感觉。如患者常感觉后头部发紧、发胀、甚至发麻，某些症状与体位有明显关系，有的人常感觉咽喉如有物堵塞，也有人出现心慌或全身不可名状的不适感等。

（5）植物神经功能紊乱：植物神经受累，使其功能出现紊乱，表现多样化。较常见者如对心血管的影响，可出现心律异常及类心脏病的症状，常被称为“颈性冠心病”；也可引起血压异常，临床观察到寰枢关节疾患所引起的血压异常，以“低血压”者较为多见。

（6）其他表现：如睡眠欠佳、失眠、耳鸣、视力异常，青少年多表现为近视、声音嘶哑、胸闷、恶心、呕吐等。

### （二）寰枢关节紊乱的体征

（1）第2颈椎的棘突偏歪：触诊是检查寰枢关节紊乱的常用方法，常可查出第2颈椎棘突或轻或重地向一侧偏歪的体征。偏歪侧的棘突较为饱满，此为枢椎旋转使棘突发生位置移位所致。

（2）棘突旁压痛：第2颈椎棘突偏歪时，其棘突旁常有压痛，多为棘突偏向侧压痛，少数人是棘突偏向的对侧压痛，也有个别人是双侧均有压痛，故不能单纯以压痛来作为确定棘突偏向哪一侧的依据。压痛一般无放射，有的人棘突偏向侧的颈肌也有增粗、紧张、压痛。

（3）活动受限：常见头颈旋转或俯仰时疼痛，活动受限，多以棘突偏向侧为主，病程较长者可以仅表现为患侧活动度减少，但不一定有明显疼痛。

（4）头面部畸形：寰枢关节紊乱如发生于儿童、少年时期，其头颈常不自觉地向一侧倾斜，歪着头学习，随着时间的推移，患儿的头面部也会逐渐发生不对称的畸形，出现一侧面颊宽、另一侧面颊短窄的现象。若疾患发生于成年期，虽不再发生头面畸形，但头颈同样有向一侧歪斜的现象。

（三）X线检查

寰枢椎的X线检查，其前间隙之距离是：成人≤2mm，小孩≤3mm，且无“V”或“Λ”形改变；齿突的前倾角及后倒角（或寰枕角及枕枢角）在正常范围内；寰枢椎与整个颈椎的轴线保持一致，无倾斜扭转现象；开口位片中寰枢椎位于口腔中央，寰椎双侧的侧块等大对称，齿、侧间隙及寰、枢间隙左右对称，无过宽或过窄现象，寰枢椎外侧缘或其关节面的内侧缘左右对称，无偏移现象；齿突轴线到枢椎双外侧缘之距离相等，并与寰椎的中轴线重叠，二轴线无夹角或分离现象；寰枢关节面对称偶合，枢椎双侧上关节面的大小及倾斜度对称，双侧关节面延长线的相交点应落于齿突轴线的交点，若偏离中轴线则为关节面先天性不对称或枢椎有旋转现象；枢椎棘突居中，基本与齿突的轴线重叠，枢椎有旋转等变化时，其棘突常向一侧偏歪。

临床上结合上述症状、体征、放射线检查即可明确诊断出寰枢关节紊乱病情。应用针对性手法就可以达到手到病除的目的。赖在文教授善于使用手法旋转复位，治疗寰枢关节紊乱症。

【技法研究】

由于寰枢关节紊乱表现类型较多，各有其特殊性，故复位手法也不尽相同；现将赖在文教授一些较为常用、有效的手法介绍如下：

### （一）坐位旋转复位法

患者坐于矮凳上，身稍后仰，靠于椅背。术者立于其后，摸准其患椎棘突（以第 2 颈椎棘突右偏为例），以左手拇指轻轻扶按于其第 2 颈椎棘突的右侧缘，令患者低头至第 2 颈椎棘突稍向上将皮肤顶起，该处的皮肤被拉紧，患者头部的前弯就以此为度。保持此角度不变，将患者头稍向左摆，并将面旋向右。术者弯腰，用胸部轻轻压住患者头部，使其保持此角度，屈右前臂，用肘弯勾托于患者下颌，前臂及手部配合胸部将患者头颈部抱住，并稍向上提拉，带动患头在此角度向右旋转，至最大限度时，双手协同配合，右手带着患头继续向右稍作超限度旋转，左手拇指同时将第 2 颈椎棘突向左侧推顶。此时，该棘突有被动推动移位感，且常伴随听到“咔哒”的清脆响声；表明第 2 颈椎已完成被动复位。

### （二）坐位旋提复位法

操作与坐位旋转复位法基本相同，但其程序上有改变，即在旋转时不做上提，当转颈至最大限度时，保持旋紧不动，推顶枢椎棘突的拇指将棘突顶紧锁定后，再瞬间用力将头上提，此时即可听到关节活动的响声，表示寰枢关节已复位。寰枢关节的复位，上述 2 种方法可灵活选用，但对下颈段的复位，则以坐位旋转复位法较为适宜。

### （三）坐位提拉仰推复位法

患者端坐，术者站立于患者的侧后方，用靠后侧手的拇指扶按需复位的枢椎的棘突上，靠前方之手屈前臂，用肘弯部勾托住患者的下颌，用手、前臂及胸部将患者头部抱好固定，协同将头向上提拉，然后在向上牵拉情况下将头后仰并向后上方提拉，另一手拇指同时将枢椎棘突向前上方推，手下颈椎有被推动感，并常伴有“咔哒”响声。此法适用于前倾型及程度稍轻的前脱位类型寰枢关节疾患。

（四）仰卧牵抖复位法

患者取仰卧位，放松。术者坐于患者头部一端的床旁，双手抱夹患者双侧头面部，使患者头部不发生左、右旋转或左、右侧屈，保持中立位。双手的中、食指扶托于患者枢椎的棘突，轻轻活动其头颈部，并逐渐将头部托起，使头颈稍前屈，嘱患者放松。当患者完全处于放松无抵抗状态时，迅速将患者颈部向上抖起，当抖至最高处时，中、食二指向上顶托枢椎棘突，与此同时手腕后沉，使头向后仰，其力与顶托枢椎的力相反，其作用原理及主治病证类型与上述坐位提拉仰推复位法相同。

（五）仰卧侧摆复位法

此法的预备姿势与仰卧牵抖复位法基本相同，不同的是中、食指不是托起棘突，而是扶按于棘突偏向侧。以枢椎棘突偏向左侧为例：术者以左手的中、食指扶按于枢椎棘突的左侧，一边轻轻地活动患者的头颈部，逐渐牵拉其头颈部，并稍将头拉向右侧，使呈右侧屈，一边嘱患者放松。当感觉到患者已经完全放松时，突然将患颈向右摆动，在摆动至最大限度时，左手的中、食指顺势向右顶推枢椎的棘突。与此同时，双手协同将患者头部稍向左牵拉，使头向左侧屈，当推、拉两个相反方向之力同时作用于寰枢关节时，可使之复位。此手法主要用于侧倾型和侧向偏移型寰枢关节疾患。

【临床经验】

赖在文教授在临床中，用手法旋转复位治疗寰枢关节紊乱所导致的头晕头痛取得良好的效果。现介绍其验案一例：

高某，男，50岁，干部。

主诉：经常阵发性头晕1年余，加剧半年。

患者1年前不明原因开始有阵发性眩晕，常于开会、作报告、吃饭时突然发作，常伴有心慌、脸色苍白、出冷汗、恶心或呕吐。近半年来，上述症状加剧，发作频繁，以致不敢开会及作报告，不敢参加各种集体活动，疑心脏疾患所致，经各项检查，心脏未见特殊病变，经人介绍来诊。

检查：$C_2$ 棘突右偏，右旁压痛，其他体征无特殊。X线检查：寰枢椎后间隙增宽，齿侧间隙左宽右窄，$C_2$ 棘突右偏，生理弯曲稍变直。

诊断：颈性眩晕。

治疗：手法旋转复位，手法放松、热敷。1周后复查时述1周来间有短时头胀不适，片刻可自行缓解，眩晕未再发作。检查 $C_2$ 仍有轻度右偏，再次手法复位。经过3次复位后观察半年，未再出现症状，当时检查 $C_2$ 棘突尚有轻度右偏，但无不适，再次进行巩固性复位治疗；追踪5年，疗效巩固。

## 第六节　高清顺技法总结

### 【高清顺简介】

高清顺，男，1940年出生，主任医师。历任河南中医学院第一附属医院推拿科主任、中华中医药学会推拿分会常务委员、中国传统手法研究会副理事长、河南省中医药学会推拿专业委员会主任委员。

### 【学术思想及贡献】

高清顺从事临床工作40多年，他较全面地总结继承了中医学推拿之精华，吸取民间各家手法的优点，结合自己丰富的临床经验，融会贯通，反复实践，创立了自己别具一格的推拿手法。尤其在推拿治疗小儿疾病方面，成就斐然。

高氏在临床中提倡辨证论治、审证求因，主张在小儿疾病的诊断中以望、闻为主，问、切为辅，待明确诊断后方可选穴施治。他将小儿推拿概括为“一掌二熟三要”，“一掌”指掌握小儿无七情六欲之感，具有风、寒、暑、湿、伤食之证的生理特点；“二熟”指取穴熟练，手法熟练；“三要”指一要辨证细致、主次分明，二要根据病情、因人制宜，三要取穴精简、手法动静结合。

高氏擅长治疗小儿疾病和胃脘痛、胃下垂、腹泻、中风后遗症、失眠等疾病，尤其对小儿脑瘫、小儿肌性斜颈、小儿腹泻、小儿食积、小儿遗尿和小儿足内外翻等疾病的治疗，效果显著。

【技法研究】

高氏手法的特点有三：

（1）协调兼顾。以循经取穴和注重中医学的整体观念、标本兼治为原则。

（2）动静结合。所谓“推则行之”、“拿则止之”，也是包含动静结合的含义，在临证中做到“手随心转，法从手出”。

（3）手法多样，适应证广。高氏在手法上的特点是以指、掌等部位接触着力，以多种手法灵活巧妙配合，运用于各个治疗部位。

由于这些手法着力部位不断地变化，不仅能使手法与不同部位的病证相适应，而且所产生的刺激作用也各异，有助于提高疗效。现从揉腹、揉足三里、揉背俞穴、捏脊四步详述高氏独特的操作手法：

（1）揉腹：患儿仰卧。医者中指放于其神阙、天枢穴，食指放于中脘穴，力度以皮肤凹陷3～5mm为宜，顺时针方向揉腹5～6分钟。

（2）揉足三里：患儿双下肢微屈。医者以两拇指指腹放于患儿足三里穴，力度以皮肤凹陷2～3mm为宜，左手逆时针、右手顺时针方向旋揉2～3分钟。频率为每分钟80～100次。

（3）揉背俞穴：患儿俯卧。医者食指、中指、无名指并拢分别放于其脾俞、胃俞、三焦俞，力度以皮肤凹陷1～2mm为宜，点揉2～3分钟。先左侧，后右侧。

（4）捏脊：患儿俯卧。医者两拇指桡侧缘顶住患儿背部皮肤，其余四指放于拇指前方，十指同时用力提拿皮肤，沿两侧膀胱经，先从大杼穴开始、向下至下髎穴，重复揉捏6～9遍，再从下髎穴向上至大杼穴处重复揉捏3～6遍。根据年龄、体质强弱不同，调节用力大小，整个操作过程约15分钟，每日治疗1次，7次为1个疗程。

**【传人】**

（1）王君，主治医师，1995年毕业于河南中医学院针推系，在职研究生。擅长采用针灸、推拿相结合治疗腰椎间盘突出症、颈椎病、眩晕、骶髂关节炎、强直性脊柱炎、急性腰扭伤、落枕、关节炎；亦擅长以保健推拿手法治疗小儿腹泻、小儿斜颈、小儿斜视和妇女痛经、月经不调、妊娠呕吐等。

（2）高山，主治医师，毕业于河南中医学院针推系，在职研究生。擅长治疗腰椎间盘突出症、颈椎病、风湿性关节炎、强直性脊柱炎、腰肌劳损、肩周炎、增生性关节炎、胃脘痛、胃下垂、中风后遗症、面神经麻痹、眩晕、失眠、小儿脑瘫、小儿食积、小儿肌性斜颈、小儿马蹄足、臂丛神经损伤、遗尿、小儿麻痹后遗症等。

（3）张世卿，男，副主任医师，1994年毕业于河南中医学院。现工作于河南中医学院第一附属医院推拿科，擅长利用针灸、推拿、中药和穴位注射等综合疗法治疗腰椎间盘突出症、颈椎病、强直性脊柱炎、骶髂关节炎、中风后遗症、小儿腹泻、小儿脑瘫等疾病。

（4）范永军，男，副主任医师，1995年毕业于河南中医学院，现工作于河南中医学院第一附属医院推拿科。擅长采用推拿、椎管内介入、局部注射疗法治疗腰椎间盘突出症、腰椎小关节紊乱症、急慢性腰扭伤、坐骨神经痛、增生性膝关节炎，以及脊源性病因引起的颈性眩晕、失眠、头痛、心脏病、2型糖尿病等。

## 【临床经验】

1. 治疗小儿泄泻经验

根据引起泄泻的原因不同，分以下六型施治。

（1）伤食泄泻：腹胀不思乳食、或伴呕吐，泻下腐臭如败卵，含食物残渣，恶臭，泻前哭闹，泻后则缓，苔厚腻或微黄，脉滑。治以揉中脘、板门、龟尾，捏脊，运内八卦，揉脐摩腹。揉中脘、板门以健脾和胃，消食畅中；揉龟尾、捏脊可消食化滞；运内八卦以清胃腑之热而消食积。手法应先泻，待热去积消时再补脾胃。

（2）湿热泄泻：腹痛即泻，急迫暴注，色绿或黄或有少许黏液，热臭，日数十次，肛门灼热发红，小便黄，或伴有发热，舌质红，苔黄腻，脉滑数，指纹色紫。治以清补脾经、大肠经、小肠经，推下六腑。清补脾经，以清热利湿，健运中焦；清大肠、推六腑以清阳明之郁热积滞；清小肠以泌别清浊，渗利下焦之湿热。

（3）寒湿泄泻：大便稀薄，色淡如水，或呈蛋花样，肠鸣，或伴有发热，舌苔白润，脉浮或濡，指纹色红。治以推上三关，揉脐摩腹，揉外劳宫、龟尾，推上七节。推上三关、揉外劳宫可温阳散寒，揉脐摩腹以温中健脾化湿，推上七节、揉龟尾可温阳散寒而止泻，补大肠可涩肠止泻。

（4）脾虚泄泻：大便稀薄，时发时止，久泻不愈，大便日10余次或数十次，夹有乳块或食物残渣，食欲不振，舌质淡，苔薄白，脉沉无力。治以补脾经、大肠经，推上七节，揉龟尾、足三里，捏脊。补脾经、推上七节、揉足三里以健脾益气，捏、揉龟尾可温中健脾和胃，补大肠经以涩肠止泻。

（5）阳虚泄泻：久泻不止、甚或脱肛，大便水样，次数频多，完谷不化，四肢厥冷，精神萎靡，面色㿠白，舌淡、苔薄白，脉沉细无力。治以推上三关，补脾经、肾经、大肠经，推上七节，揉外劳宫、丹田，分阴阳。推上七节、揉丹田、补肾经可温肾固本兼顾脾土；推上三关、补脾经、揉外劳宫可温中散寒，健脾益气，升阳举陷；补大肠经可固肠止泻；分阴阳以平衡阴阳，调和气血，行滞消食。

（6）受惊泄泻：粪青如苔，腹痛多啼，睡中惊恐，指纹色青。治以补脾经、肾经，揉板门、小天心、百会。补脾经、揉板门可健脾益气，补肾经可滋水涵木以平肝，揉小天心、百会有升阳益气、定惊安神之效。

典型病例：

田某，1月前突发腹泻，日10余次，中西药物治疗未愈。腹泻反复发作，时作时止，现大便日1次，质稀薄，夹有未消化的乳块，精神不振，不思乳食，腹胀，舌质淡，苔薄白，肛周不红。

诊断：脾虚泄泻。

治宜健脾益气和胃，按前所述之脾胃虚弱型泄泻的处方治之。经2次治疗，大便日行2次，成形，精神转佳，腹胀消失，食欲增加，病告痊愈。

2. 治疗外感发热经验

小儿素体娇嫩，抗邪能力不足，冷热不知调节，易为风寒或风热之邪侵袭体表，致卫阳被郁而发热；加之小儿“阳常有余”，外感风邪则“易从阳化热”，导致高热难退。捏脊疗法通过对督脉和膀胱经的推拿，既可利用其物理刺激作用而发汗解表，又可疏理经络，调和营卫，平衡阴阳，恢复脏腑功能，达到扶正祛邪之效。治疗采用捏脊疗法，沿两侧膀胱经，先从大杼穴开始向下至下髎穴重复捏提9遍，再从下髎穴向上至大杼穴处重复捏提6遍，配合拿肩井6次。

典型病例：

患儿，男，5岁，2008年5月26日初诊。

主诉：咳嗽，流涕，发热2天。

现病史：2天前，患儿因受凉引起鼻塞流涕，咳嗽，测体温38.9℃，苔薄腻，食指络脉从风关透向气关，色鲜红。

诊断：小儿发热，证属外感风寒。

治宜清热解表，发散外邪。施以捏脊疗法，患儿大声啼哭。捏脊按摩治疗后休息20分钟，测体温37.2℃，嘱其母晚上睡觉前再捏脊1次。次日在门诊又治疗1次，热退身凉，测体温36.8℃，察食指络脉隐于风关，色淡红。

## 第七节 陈士杏技法总结

### 【陈士杏简介】

陈士杏，男，主任医师，教授。1965年毕业于上海中医学院附属推拿学校，同年分配至湖南中医学院第一附属医院工作。曾担任湖南中医学院第一附属医院推拿科主任、推拿教研室主任，并为中央领导及国外贵宾做医疗保健工作。兼任中华中医药学会推拿分会第二届委员、全国手足推拿专业委员会主任委员、湖南省推拿专业委员会主任委员。

### 【学术思想及贡献】

陈士杏教授历经几十年的临床实践，综合各家推拿手法，创立了吉祥保健推拿手法，此法具有特色鲜明、疗效可靠的优点。现将吉祥保健推拿手法操作程序及作用做如下简介：

（1）操作程序：先头面（仰卧位）→上肢前外侧→胸腹部→下肢前外侧；再颈肩（俯卧位）→背腰部→臀及下肢后缘，手法结束。全套保健操作时间为90分钟（或120分钟）。

（2）作用

1）头面部：该部保健推拿可促进脑部血液循环和血流量调节，从而改善大脑的营养供给，提高面部肌肤弹性，缓解大脑疲劳，消除紧张和焦虑，使人精神振奋，对防治头痛、头晕、失眠、耳鸣、面肌松弛等有较好的作用，操作时间为 15 分钟（或 20 分钟）。头面部手法操作要领，必须要柔中有刚。对皮肤干燥者，可用油性介质；湿性皮肤或出汗者，可考虑用滑石粉等。手法的力度要轻而不浮，重而不滞。

2）上肢部：该部保健推拿可舒筋通络、行气活血、滑利关节、改善上肢肌肉运动功能，对防治颈、肩、肘、腕等关节的疼痛、麻木、酸胀乏力、活动不利等症，均有较好作用，操作时间为 10 分钟。

3）胸腹部：该部保健推拿可起到调节上、中、下三焦及脏腑功能的作用，对咳嗽、气喘、心悸、胸胁胀满、胃痛、便秘、小便不利、月经不调等均有较好的调节功能。操作时间为 15 分钟，手法要求持久、柔和，才能有深透的功效。

4）下肢部（前缘）：该部保健推拿可以起到松弛下肢肌肉、缓解肢体疲劳、改善肢端血液循环、加速下肢静脉血液回流、提高下肢运动功能的作用，可防治髋、膝、踝关节扭挫伤和退行性病变、下肢肌肉萎缩、偏瘫和截瘫等病证，操作时间为 10 分钟（或 15 分钟）。

5）颈肩部：该部保健推拿可缓解颈肩部的疲劳，预防颈椎病的发生，并可治疗颈肩部各种劳损所引起的综合征，同时也可缓解后枕部疼痛，改善椎基底动脉供血和调节颈丛神经的功能。操作时间为 12 分钟（或 16 分钟）。颈肩部保健推拿可以明显减轻人体疲乏感。需要注意的是颈部为人体的生命中枢，开始的手法要轻柔，不宜过重；若要做颈部扳法，要慎重小心，千万勿使用猛力或暴力，以免发生意外。

6）背腰部：背腰部是推拿保健的主要部位，推拿不但对该部的风湿疼痛、肌肉劳损、麻木不仁等症有较好的康复作用，同时还可调节脏腑的功能。操作时间为18分钟（或20分钟）。背腰部是推拿保健的主要部位，由上而下推背为清或泻，多用于体实肥胖者；而捏脊法则由下而上施之，为温为补，多用于体虚年老者。

7）骶臀及下肢部（后缘）：骶臀及下肢部保健推拿对常见的坐骨神经痛，臀上皮神经损伤，髋、膝、踝关节损伤，下肢肌肉萎缩，关节屈伸不利等症，均有一定的康复作用。操作时间为10分钟（或15分钟）。在下肢和上肢保健推拿操作的过程中，对体胖壮实者，要采取由大关节向小关节，也就是由肩髋向肘膝方向的操作，是离心式操作；对体虚瘦弱者，则采取向心方向的手法操作。

**【技法研究】**

陈士杏主任对失眠症的推拿治疗方法及操作步骤如下：

（一）入睡困难

方法1：

治法：催眠。

手法处方：指揉百会穴，开天门穴，分推前额部，指摩眉心穴，指摩八卦穴，指揉三阴交穴。

操作：

（1）指揉百会穴。患者仰卧位，医者以单指揉其百会穴，力度宜小，动作缓慢，持续揉动100～300次。

（2）开天门穴。患者仰卧位，医者以单拇指或食、中指自其前发际推向眉心穴，持续进行15～30次，手法力度宜小，动作宜缓慢，每分钟5次左右。

（3）分推前额部。患者仰卧位，医者以两手拇指自其额中线分推至两侧太阳穴，持续进行15～30次，手法力度宜小，动作宜缓慢，每分钟5次左右。

（4）指摩眉心穴。患者仰卧位，医者以单指摩其眉心穴及其周围处，持续进行30～100次，手法力度宜逐渐减小，动作逐渐减慢。

（5）按摩八卦穴。患者仰卧位，医者以单指摩其一侧八卦穴，持续数十次，力度宜甚小，动作每分钟5次。一侧治毕，再治另一侧。

（6）指揉三阴交穴。患者仰卧位，医者以单指揉其一侧三阴交穴，力度宜小，动作缓慢，持续揉动50～100次。一侧治毕，再治另一侧。

方法2：

治法：益气血，助睡眠。

手法处方：捏脊，指揉血海、三阴交穴，指推前臂三阴经，指摩八卦穴。

操作：

（1）捏脊。患者俯卧位，医者以两手的拇、食、中指罗纹面自其龟尾穴始，向大椎穴作推进式的捏法，持续进行3～6遍。

（2）指揉血海、三阴交穴。患者仰卧位，医者以单指揉其血海及三阴交穴。每穴揉30～100次，手法力度适当，动作宜稍慢，每分钟50次左右。一侧揉完，再揉另一侧。

(3) 指揉前臂手三阴经。患者仰卧位，医者以单手食、中、无名指自其肘向腕或自腕向肘，持续推 10～30 次，手法力度宜小，动作宜缓慢，每分钟 5 次。一侧推完，再推另一侧。

(4) 指摩八卦穴。患者仰卧位，医者以单指摩其外八卦穴，持续摩动 10～30 次，手法力度宜小，动作宜缓慢，每分钟 5 次。一侧摩完，再摩另一侧。

### (二) 睡而易醒

治法：健脾壮肾，益心安神。

手法处方：推心俞、脾俞、肾俞穴，掌揉肾俞穴，推关元、大巨穴，指揉足三里、三阴交、内关、神门穴，拿肩井穴。

操作：

(1) 推心俞、脾俞、肾俞穴。患者仰卧位，医者以单手一指禅推法依次推其心俞、脾俞及肾俞穴，每穴持续数分钟，手法力度深透，动作稍慢，每分钟 60 次。一侧推完，再推另一侧。

(2) 掌揉肾俞穴。患者俯卧位，医者以单掌揉其肾俞穴，待局部有温热感后，再持续揉动数十次或 100 余次。一侧做完，再做另一侧。

(3) 推关元、大巨穴。患者仰卧位，医者以一指禅推法先后推关元和大巨穴（左右两穴），每穴持续数分钟，手法动作宜慢而柔和，每分钟 60 次。

(4) 指揉足三里、三阴交、内关、神门穴。患者仰卧位，医者以单指依次揉上述四穴，每穴持续数十次或 100

余次。手法动作宜缓慢，每分钟 50 次。一侧揉完，再揉另一侧。

（5）拿肩井穴。患者坐位，医者以两手分别拿肩部两侧肩井穴，持续 10 余次或 20 余次。切忌用大力猛拿。

辨证加减：

（1）心脾两虚：补益心脾，养血安神。加按天枢，振神阙，按足三里、三阴交穴，擦督脉。

（2）阴虚火旺：滋阴降火，养心安神。加推桥弓，指振眉心，掌振神庭，擦涌泉穴。

（3）肝郁化火：疏肝泻胆，宁心安神。加按揉风池、肝俞、胆俞、太冲、行间，振中脘，搓两肋。

（4）痰热内扰：化痰清热，和中安神。加按揉内关、丰隆、足三里、公孙、神门穴，掌振中脘、关元，横擦脾俞、胃俞等。

注意事项：

（1）一般认为良好的睡眠需要 3 个条件：安静的环境；居室较暗，无光线直接照射；舒适的卧具。

（2）参加适当的体力劳动。

（3）临睡前勿看电视和书报，勿饮茶和咖啡，勿饱食或饥饿，勿集中思想考虑问题。

（4）勿应用影响睡眠的药物。

**【传人】**

彭尧书，现在深圳麒麟山疗养院名中医工作馆任职。

【临床经验】

陈士杏治疗失眠验案一例：

李某，男，56岁，干部。

主诉：失眠1年余。

病史：患者1年前开始失眠，不易入眠，睡后易醒，醒后则难以再入睡，伴有多梦、心烦、易怒、健忘等症状。一直服用枣仁安神丸、安定片等中西药物维持睡眠。

治疗：按催眠法一，指揉百会穴，开天门穴，分推前额部，指摩眉心穴，按摩八卦穴，指揉三阴交穴。经推拿手法连续治疗7次，失眠症状明显好转，睡后不易醒，梦少。续治1周，症状消失，自然入睡，睡眠时间延长，每天睡眠时间达8小时，不再使用安眠药。

## 第八节 林应强技法总结

【林应强简介】

林应强，男，1943年5月出生，主任医师，教授，硕士研究生导师。历任广东省中医院推拿科主任、全国第三批名老中医学术继承人指导老师、中华中医药学会推拿专业委员会副主任委员、全国手足推拿按摩学会常务理事、广东省中医药学会推拿按摩专业委员会主任委员。

【学术思想及贡献】

林应强教授长期从事筋伤疾病的诊疗，经验丰富；擅长以正骨手法治疗颈肩腰腿痛，且手法独特。其学术思想如下：

### （一）筋病治筋，治病求本

林应强教授认为，经筋理论对手法治疗筋伤疾病有重要的指导作用，正如《素问·痿论》篇所说："宗筋主束骨而利机关也。"经筋的分布多结聚于关节和骨骼附近，经筋受损或经筋失养，则产生经筋循行所过之处的筋肉、关节疼痛或运动功能障碍等。依据经筋理论，脊柱相关性疾病，如常见的颈椎病、肩关节周围炎、腰椎间盘突出症或踝关节损伤等，均可依据经筋理论进行诊治，并能取得良好的临床疗效。

《素问·调经论》篇指出："病在筋，调之筋。"筋病在筋，一般属于经筋局部受损伤之后出现的相应症状，在治疗上可以治之以筋。若筋伤在它病，如由颈椎病、腰椎病等累及相关经筋而引起四肢的筋伤，这些引起四肢筋伤症状之颈椎病、腰椎病等即是病之"本"，通过对其治疗，亦可取得良效。林教授强调"治筋求本，抓住原发病是其诊治关键"。

### （二）爆发力手法的运用特点

《医宗金鉴》曰："法之所施，使患者不知其苦，方称为手法也。"力的使用应考虑方向、力度和部位，如林氏定位旋转扳法治疗颈椎病手法，其方向常常是朝对侧呈圆形、椭圆形、抛物线方向运作；提拉旋转斜扳法治疗腰椎间盘突出症手法，其方向常常是双手下压及扳动为主，使患者脊柱极度旋转等。就力度而言，根据患者年龄、体质、病变部位不同而有所区别。林应强教授认为，这种正骨手法与一般的按摩截然不同，按摩手法一般以均力轻柔地进行，而以“爆发力”为主的正骨手法，是在患处徒手施以“爆发力”，不需要任何器械和药物，即刻就使患者痛苦缓解。这种手法实质上是起到了整复脱位、解除粘连、纠正错位的作用。

## 【技法研究】

### （一）提拉旋转斜扳法治疗腰椎间盘突出症

患者侧卧于床上，健侧位于下，肩下垫一软枕，患侧下肢屈膝屈髋 90°以上，膝部略伸出床边，健侧下肢伸直。一助手将患者健侧上肢向上方拉提，使患者上身悬空，脊柱与床面的夹角约 35°，另一助手双手固定患者健侧肩部。术者双掌压住患者患侧臀部髂骨翼用力，使患者脊柱旋转 30°，当术者感到有明显阻力时的下压力约 20kg，术者以双肘关节微屈至 150°向下逐渐发力，有节奏地下压臀部，下压力以 75kg 为标准，力度控制在 45～120kg 范围均为有效和安全力度，下压及扳动以 7 次为限，使患者躯干部旋转角度逐渐加大，脊柱旋转角度最大不超过 45°，术中可听到脊柱在扳动时的“咔哒”声，表明手法成功。

林应强教授认为，提拉旋转斜扳法是根据腰部疾病的生理病理特点和腰椎的解剖和生物力学原理总结出来的治疗手法，其包含的力学原理主要有：操作前的准备姿势使腰椎侧向成角，操作时手法产生一种复杂的包括腰椎旋转和侧弯的三维运动，可减少手法作用力对胸椎的冲击，使患者躯干旋转力最大限度地作用于腰椎下部，减少手法对无关部位的影响，以最大限度地减轻腰椎间盘压力，解除突出物对神经根和硬膜囊的压迫，较快地缓解临床症状。

（二）定位旋转扳法治疗颈椎病

患者取端坐位，术者结合患者影像学检查结果用指触摸棘突两侧，以确定颈椎发病的节段，分为上段（$C_1$～$C_2$）、中段（$C_3$～$C_5$）、下段（$C_6$～$C_7$）。患者两手垂直放松，分角度前屈头部（上段0°，中段15°，下段30°），术者立于患者身后，以一手拇指触摸偏移横突或压痛点处固定之，肘窝部抵住患者下颌部向上牵引，同时让患者的头部分别作圆弧形、椭圆形、抛物线形旋转并控制好爆发力，此时常可听到"咔"的一声，或拇指下有滑动感，一般可纠正偏移的横突。

（三）颈椎整复手法治疗肩关节周围炎

临床上单纯的肩关节周围炎并不多见，多为合并颈椎病变为主的颈源性肩关节周围炎。林氏采用定位旋转复位手法结合肩关节被动扳动手法治疗此类肩关节周围炎，效果较佳。手法治疗肩关节周围炎从颈论治最大程度上体现了"治病求本"的精髓。颈源性肩关节周围炎是指由于颈椎病变使颈神经根受到刺激或压迫，导致肩关节周围软组织出现无菌性炎症，以肩关节疼痛和功能障碍为主要症状的一种疾病。起病前常有头、颈部外伤史或长期伏案工作史及颈肩部受风寒史。颈椎X线示颈曲改变、退行性改变及小关节错位等。治疗采用林氏定位旋转扳法为主，同时结合肩关节扳法，可取得良效。

（四）挤压疗法治疗内翻型踝关节扭伤

患者取健侧侧卧位，患肢伸直，健肢屈髋屈膝90°，患踝部内侧垫软枕；助手将患足与小腿固定成

90°位，术者双手叠掌，掌心按住患处用力下压，力度的轻重视患者耐受程度及踝关节损伤情况而定，当胫、腓、距骨的位置关系恢复时即停止，然后再检查患踝外侧韧带有无因损伤而扭转、紊乱等情况，如有则应理顺拨正；助手保持患侧小腿与足成90°，呈“8”字形将踝关节捆缚、包扎使小腿与足部成90°的正常解剖位。第三天检查，如踝关节诸骨对位良好，受伤的韧带解剖关系正常，则不再施行手法。

林应强教授认为，传统的治疗方法，对于轻、中度踝关节扭伤效果较好。但对于重度扭伤，或有韧带断裂、距骨倾斜半脱位及胫腓下关节分离的患者，在急性期施手法只能加重局部软组织损伤。挤压手法主要针对胫腓下关节分离和距骨的半脱位，特别是受伤后24小时以内者，挤压整复手法不仅能使踝关节诸骨恢复正常的解剖关系，同时还能清除韧带撕裂后毛细血管破坏向关节腔内渗出而形成的关节腔内积血，防止创伤性关节炎的发生。

【传人】

（1）吴山，男，生于1963年，主任医师。广东省中医药学会推拿按摩专业委员会副主任委员，全国第三批名老中医学术思想继承人，硕士研究生导师。擅长腰腿痛、颈椎病、肩周炎、落枕、骨质增生症等疾病的手法治疗。

（2）范志勇，男，生于1978年。暨南大学医学院研究生毕业，现任职于广东省中西医结合医院康复科。

## 【临床经验】

1. 林氏定位旋转扳法结合肩关节扳法治疗颈椎源性肩关节周围炎验案

姜某，女性，47岁，于2007年10月来院就诊。当时自诉反复左肩及手臂疼痛，外展不超过70°，活动功能差，在外院多次诊断为“肩周炎”，肩关节摄片示无异常，经过针灸推拿及封闭等多种治疗后无显著效果，遂来我院就诊。经检查后初步诊断为肩手痹痛症，但要排除是否有颈椎病变，经拍颈椎片示：$C_{3\sim7}$增生，$C_{3\sim6}$间隙变窄，同时还存在多个节段的小关节紊乱，所以考虑造成肩关节周围炎的原因在于颈椎病变，故诊断为“颈椎源性肩关节周围炎”。治疗先从颈椎病着手，用林氏定位旋转扳法结合肩关节扳法后，患者症状明显好转。此病存在多个小关节紊乱，因此一定要结合健脾补肾祛湿中药内服，以求达到关节、肌肉的内外环境协调，这也是筋骨整体观的体现。

2. 林氏挤压疗法治疗踝关节扭伤验案

汪某，男，25岁，2007年3月12日初诊。右踝扭伤5小时。患者下楼时不慎失足跌倒，随即出现右踝明显疼痛，右足不敢承力行走，跛行步态。检查：右踝部肿胀明显，皮下瘀血，外踝前下方、外踝后部压痛，踝关节活动受限，前抽屉试验（—），内翻应力试验（—）。X片示无骨折征。治疗予踝关节、胫腓下关节手法整复关节错缝，局部按、揉、弹拨以祛瘀止痛，然后以绷带行“8”字踝关节固定。经治疗后患者当即可站立行走，并且行走及蹲起时无明显疼痛。隔日复诊，检查诸关节对位良好，调整绷带固定，嘱患者绷带固定1周并配合适度的功能锻炼。1周后复查，踝关节活动正常，无肿胀压痛，行走步态正常。

## 第九节　郑志荣技法总结

### 【郑志荣简介】

郑志荣，男，1944年2月出生，主任医师。历任海南省中医院骨伤科主任医师、国际传统医学学会会员、中国传统医学学会会员，曾被授予“世界传统医药突出贡献名医”称号。现为中国子母运动功掌门人，专长骨伤科及子母运动推拿。

### 【学术思想及贡献】

郑志荣从医几十年，出版了《中国古典运动推拿》等专著，并发表论文50多篇。

郑氏传承中国古典运动推拿法，提出子母运动推拿法；其推拿手法及学术思想在国内独树一帜，子母运动推拿法具有以下特点：

#### （一）突出“连环双动”的作用

即患者的自动导引和医者的被动手法结合。这种结合的关键是默契和谐，合二而一，它的特点是：“子母相通，刚柔相济，动静结合，会其标本，动中复合，骨正筋柔，平衡阴阳，混元归一”。目前，古今推拿手法有300多种，分属于31个风格不同的流派，却大抵按照一定的手法规律，即基本方式还是归属于“被动手法”范畴。然而，子母运动推拿与众不同的是：患者“自动导引”与医者“被动手法”同时进行，如正骨法是患者“内应力”导引和医者“外援力”手法同步进行，在导引的“动态”中施行各种手法而产生效应。患者的“内应力”导引，是指患者有意识的“拉力”，借自体的“拉力”来协助医者施行的“外援力”，合乎“外援内应”之义。

子母运动推拿的优点是：

（1）在运动中施行，容易松解炎症粘连、关节僵硬。

（2）筋骨在“动态”中能够充分显露伤处的形体变异情况，使错开之骨缝、出槽之肌筋、脱位之关节及变态的形体充分暴露，为顺利复位创造有利条件，让医者手法之应力直达病所，借以筋骨还原正形。

（3）在运动中，容易发现局部病灶点、肌筋撕裂点和内脏反射体表的痛点，有助于诊断，同时在“动态”中检验周围神经、肌筋韧带是否损伤。

（4）由于患者有心理准备和主动配合，消除了患者对手法产生的心理障碍引起的肌筋挛缩，容易达到预期治疗效果。

### （二）突出“开源引流”作用

郑志荣认为：“无论康复或是正骨，气是动力，血是能源，气留血壅则生疾，治病则气血先行，气以生血，血以养气，气以筋为轨，筋得血而长，渊源启开”，骨折愈合乃靠气血之濡养，气血两虚必致骨折愈合迟缓，足见“气血先行”的临床意义。开源，即生血化阴，首先充分利用和发挥全身生血泉源的优势，通过敷布运动之功，解决缺血区域的源流问题；引流，即从阳化阴，或补或泻，皆以调气为先，取其生化动力，引流气血灌溉缺血区域，重视“去死血，生新血”作用。

（三）突出“开合正形”作用

开合，乃指两种不同的应力，即开力与合力综合作用于筋骨伤处，这种开合应力有纵横交错，或离而复合、或挤压捺正、或折顶归合、或气鼓提端等，达到开合相辅之力合为一体的作用。正形，指受损的筋骨经整复后，使之还原正形，不偏不倚，以示“得合”，与古人所谓“上骱正形术”意同。子母运动以“开腰门”或“开骨门”，或推、或拿、或按、或摩、或搓、或揉，使筋肿者消散，筋挛者舒展，筋僵硬者变柔软，筋断裂者变修复，治疗截证、痿证有佳效。常用两种形式“开合正形”：

（1）局部稳定（按压不动）和整体运动结合。

（2）局部运动（拨筋动骨）和整体稳定结合。

**【技法研究】**

子母运动推拿法由108个套路手法组成，今选取最为典型的一套手法加以介绍。

（1）操作：姜太公观天（跪位，后仰弹臀转腰运动式）操作如下：

1）准备阶段：患者跪地静坐，臀部坐在双小腿上，两足底朝天，双手垂放于膝关节上，头腰部保持在一条轴线上，全身放松，垂肩，松腹，暴露腰腿部以便做基础推拿。医生施行少阳经治法。足少阳经脉病变，主要为风寒湿邪阻滞经络而发为痹痛。风痛则游走，湿痛则重着，寒痛则痛剧。少阳经居髎穴、风市穴、环跳穴、膝阳关穴、阳陵泉穴、绝骨穴，为治下肢风寒湿筋骨痛的有效穴位。取以上穴位，用烧山火的点揉手法，分3次按压穴位，压揉范围要产生麻胀感，再突然抬手。通过点穴调气，以静引动。

2）子母运动：患者跪地，吸气，双手撑地，或双手按压膝部，或由助手按压膝部。患者慢慢地将上半身往后仰，头后仰观天，再弹臀顿动3次。条件允许时，一腿前跪，一腿后伸，呼气，上体恢复中轴位，左右转腰，以上动作重复几次。此姿势，宛如太公钓鱼，跪坐久了，仰头观天象的情景。

随着患者后仰与弹臀转腰过程，医生施行盘旋摩腹法、三指调气法、补肾壮水法、调经止痛法、舒筋缓痉法。

（2）功能：壮腰健肾、缓解痉挛、舒展筋肌、除僵活络、活血行气、调节任督。

（3）临床应用：肾虚腰痛、风寒湿痹、肢体麻木、脊柱侧弯、腰肌劳损。

（4）讨论：软组织损伤的腰痛，若前屈活动受限者，多采用前屈导引及手法；后伸活动受限制者，多选用后伸导引及手法；对于诸类腰痛，都可以在腹部施行手法。符合子母运动推拿康复“治腹即治腰，阴病乃治阳，治中贯上下，治远近贯中”的原则。

由于篇幅所限，不能逐一叙述子母运动推拿108法，如有意深入研习者，可参见《中国古典运动推拿》一书。

**【临床经验】**

郑志荣子母运动推拿——姜太公观天法临床验案一例：

王某，男，48岁，干部。

主诉：腰痛2天。

病史：患者于两天前上午在家搬箱子时，因用力不当，扭伤腰部，当时感觉腰痛明显，活动不灵，弯腰和伸腰时疼痛明显，咳嗽时腰部阵痛。未予治疗，次日腰痛急剧而就诊。

检查：腰部活动受限，腰肌痉挛，两侧骶棘肌僵硬，压痛明显，脊柱生理前凸消失，无侧弯，第3、4腰椎棘突间有压痛。

诊断：急性腰肌筋膜扭伤。

治法：活血行气、解痉止痛。

操作：准备——患者跪地静坐，臀部坐在双小腿上，两足底朝天，双手垂放于膝关节上，头腰部保持在一条轴线上，全身放松，垂肩，松腹。暴露腰部做推、拿、点、按等基础推拿。施术部位：肾俞、大肠俞、腰阳关、腰俞等穴位。

子母运动——患者跪地，吸气，双手撑地，或双手按压膝部，或由助手按压膝部。患者慢慢地将上半身往后仰，头后仰观天，再弹臀顿动3次。继而患者一腿前跪，一腿后伸。呼气，上体恢复中轴位，左右转腰，以上动作重复3次。

经治疗1次痛止，治疗2次痊愈。

## 第十节　徐光耀技法总结

### 【徐光耀简介】

徐光耀，男，1946 年出生，上海人，教授，主任医师。广西推拿医学的开拓者、学术带头人、推拿全科专家。曾任广西中医药学会推拿专业委员会主任委员、全国推拿医疗中心专家委员会委员。现为香港大学中医药学院客座教授。

### 【学术思想及贡献】

徐光耀教授在长期的临床、教学、科研工作中，以传统中医理论为指导，把“通则不痛”的理论与现代医学相结合，具体衍化为“松则通”、“顺则通”、“动则通”，临床手法应用多以“通法”为指导原则。

（一）松则通

推拿是解除肌肉痉挛的有效方法，不但可以直接松解肌肉，还能去除引起肌肉紧张的原因，既可治标、也可治本。从治标来看，推拿可以将紧张或痉挛的肌肉充分拉长，从而解除肌肉的紧张、痉挛，以达到消除疼痛的目的。从治本来看，《灵枢·经筋》有“以痛为腧”的记载，所以提出治疗软组织疾病应以消除压痛点为前提，通过消除压痛点，就消除了肌紧张的根源所在，即可恢复关节、肌肉的正常功能。总之，推拿手法可以使紧张、痉挛的筋肉放松，气血得以通畅，达到舒筋通络的效果，即松则通。

（二）顺则通

通过手指细心地触摸，发现不同组织、不同形式的错位逆乱，并及时归位纠正，使筋络顺接，气血运行顺利，通则不痛。《医宗金鉴·正骨心法要旨·手法总论》云："以手扪之，自悉其情。"总之，对骨缝开错、关节错位、韧带撕裂等要积极采取措施，拨乱反正，理顺筋络，使其各守其位，才能有利于缓解肌肉痉挛，恢复关节功能，使经络关节通顺，即顺则通。

（三）动则通

推拿疗法起源于古代的"按跻"、"导引"。"按跻"有矫正之意，"导引"即活动之谓。传统推拿手法十分重视主动和被动运动的配合，通过被动运动理筋正骨，活利关节，有助于粘连的解除、肌力的增长、血液及淋巴循环的改善，从而促进关节周围血肿、水肿的吸收消散，预防挛缩的发生；已经变性的软组织，还可以通过被动运动改善局部营养。同时还要注重患者自身合理的主动活动锻炼和简易的保健按摩，这也是促进肢体功能恢复的重要手段。总之，主动、被动运动与手法结合可以改善肌肉间的不协调，恢复力学平衡，通过"动"达到活血化瘀、祛瘀生新的效果，即动则通。

除了"通法"，徐光耀教授还提出了新的压痛点理论，丰富了传统的"阿是穴"理论；提出肩胛活动带理论，提高了肩周炎的疗效；独创的气功针刺和"滞针"法，提高了颈肩腰腿痛的针刺效果。

【技法研究】

徐光耀教授通过对肩关节活动节律和肩周炎病因病理的认识，根据患者肱骨外展与前屈的活动范围，分为三期辨证施法（或称分期施法）。

第一期：肱骨外展 30°以内。此期肩痛患者冻结相当严重，往往肩周肌肉或同侧背肌萎缩，肩峰突起，肩胛胸壁关节紧贴，以至肩肱关节功能几乎完全丧失。若其主动锻炼，反而疲劳，甚至引发胸锁关节痛。在长期无法作肩关节活动的情况下，腋前后的肌肉甚为挛缩，患者无论主动外展或被动外展，腋前后的肌肉牵拉阻力都很大。为此，治疗以活血养肌、松解筋骨为主。

（1）肩周揉筋法。以㨰法和掌揉法为主治疗肩前、肩侧、肩后肌肉，目的是活血柔筋，改善肩周营养状况。

（2）腋下拿筋法。用拿法配合掌揉治疗胸大肌、大圆肌、小圆肌、冈下肌及腋下皱褶，沿肌束走向自胸侧至臂侧各拿 10 余次，逐步缓解肩下方肌肉之僵硬状态，减少肱骨外展之阻力。

（3）肩胛内侧松动法。用掌揉法按揉肩胛骨上方的斜方肌、内侧的菱形肌，再沿肩胛骨内侧边缘用力掐压数遍，以松动紧闭的胸臂肩胛关节。

第二期：肱骨外展 70°以内。此期着眼于解决肩肱关节的粘连。扳法等被动活动手法是解决关节粘连较直接、有效之法，但考虑到肩肱连动使手法力量不能完全落于肩肱之间，特创设“肩肱关节分离法”和“翻撬肩胛缝法”。

（1）肩肱关节分离法。患者坐位，医生位于患者身后方，一手固定患侧肩胛下角，另一手自后穿过患者腋下并回腕攀于肩上方，利用肘部托抬患者上肢作扳动动作，用力由轻到重，幅度由小到大，循序渐进，注意患者忍受程度，操作中有时可闻及粘连解脱声。

（2）翻撬肩胛缝法。患者坐位，医生一手掌心向外，食指、中指、无名指及小指置于患者肩胛内下角，另一手按于患肩肩峰前方，嘱患者肩部放松后向肩后方用力推压，此时肩胛内侧下缘及下角离开胸壁而翘起，呈现一肩胛缝，四指乘势插入，并用力往外翻撬肩胛骨数次。用此法可有效松动肩胛胸壁关节，并有助于解除肩胛下肌的痉挛与粘连。

（3）按压肩胛骨内侧法。患者俯卧位，医生沿肩胛骨内侧及下角用力按压数次，利用肩胛骨与胸壁之间因不平整所存在的杠杆作用，纠正肩肱关节解剖位置异常。

第三期：肱骨外展 70°以上。接近肱骨 70°的外展，事实上已开始牵拉肩胛骨回旋，两者以 2∶1 的速度进行，超过 90°后，肩胛骨回旋急速加快，并在肩肱外旋下完成上举；据此推理，仅用扳法不能完全解决问题，应在扳法中增加旋肩动作。而肩肱连动使肩胛回旋提前，会造成肩胛骨内缘菱形肌与肩胛内上角肩胛提肌的牵拉力增加，日久发生劳损，在治疗中要同时顾及。

（1）揉肩旋肱法。患者坐位，医生站于其患肩前方，一足踩凳让患臂架于医生膝上。医生一手在患肩前方作揉法与按揉，另一手引导患臂于屈肘的姿势下作前后旋转，以解除关节囊前缘的粘连。此法可与扳法同时使用。

（2）肩关节腋下牵引法。患者坐凳，医生站其旁，一手插于患者腋下以肘托抬用力，另一手拉着患者前臂施力向下拔伸，以改善肩关节囊上缘之粘连。

（3）肩胛骨内缘分筋理筋法。根据菱形肌与肩胛提肌走向分布，在与肌纤维垂直方向拨动以解除肌间粘连，再顺肌纤维走向按捺平复。

（4）$C_{2\sim3}$旋扳松筋法。肩胛骨回旋提前牵拉肩胛提肌，不仅肩胛内上角有压痛点，并于该肌上方之附着点，即第2、3颈椎横突可找到压痛点。如果把部分颈源性肩周炎的$C_{4、5}$之压痛点作为原发压痛点，那么$C_{2、3}$横突之压痛点多为继发。临床可触及颈部一侧自枕骨下方至肩胛上角有纵形紧张之肌束，用旋扳法可有即时松筋之效。方法是让患者稍抬头，医生站于其身后，以一手之大拇指抵于$C_{2、3}$横突压痛点外，其余四指置于对侧颈部蓄势助力，另一手手掌托握住对侧下颌并向患侧慢慢旋颈，当有阻力感时，抵颈椎横突之大拇指同步作一加强之力，觉拇指下有颈椎骨滑动感或伴响声即可。

【传人】

（1）庞军，男，广西中医药管理局局长，主任医师，教授。历任广西中医学院学科建设办主任、广西中医药学会理事、广西国际手法医学协会常务理事、中华中医药学会推拿分会副主任委员。

（2）黄锦军，男，副主任医师，副教授，硕士研究生导师。历任广西中医学院第一附属医院推拿科主任、广西中医学院针推系推拿教研室主任、广西推拿专业委员会副主任委员、广西医学会物理医学与康复科学分会常务委员、世界手法医学联合会副主席。

### 【临床经验】

徐光耀教授运用“通法”推拿治疗小儿厌食症验案一例：

某女，2岁9个月。厌食多日，偏食，面黄少华，形体消瘦，兼汗多、喜饮，化验报告示缺铁、钙、锌。出生时体重6.8斤，现体重22斤，身高88cm，低于标准水平。此乃喂养不当，脾胃虚损，气阴两伤。

治则：健脾助运，兼补肺肾。

治疗：清大肠、补脾土、旋推肺经、直推肾经、摩腹、捏脊。

治疗4次，饮食量明显增加，又外感发热，于是先清热解表，改方清肺经、掐心经、推天柱骨、退六腑、清天河水，次日热退病愈，继以原方再治，胃口转佳，饮食显增，每晚临睡需加餐，饮牛奶半斤，脸色转红，形体始胖，治9次后，饭量大增，共治疗10次痊愈。

## 第十一节　蔡志利技法总结

### 【蔡志利简介】

蔡志利，男，1948年1月出生，主任医师，海南省中医院骨一科主任。兼任第二、三届全国推拿专业委员会委员。

## 【学术思想及贡献】

蔡志利主任长期从事中医骨伤的临床和科研工作，多次参加国际性、全国性及省内学术会议，发表学术论文30多篇，擅长治疗颈腰椎病、四肢骨折、骨关节疾病。蔡志利主任掌握和熟悉中医各种正骨流派技巧，在长期的工作中，把握了传统的中医推拿及手法复位技巧，并运用现代医学解剖和生物力学的理论，将中医推拿与正骨有机结合，融会贯通，并且与其他专家合作总结出了海南省中医院正骨十法（简称“海南正骨十法”）。该方法是对中医骨伤科手法闭合复位的全面系统的总结，对四肢骨骨干骨折、脱位、软组织损伤、骨病等有良好的疗效。“海南正骨十法”为：①手摸触认法；②拔伸牵引法；③旋转复位法；④旋转回绕复位法；⑤成角折顶法；⑥挤压端提复位法；⑦分骨挤压法；⑧屈伸复位法；⑨摇摆纵压法；⑩按摩理筋法。

临床上，“海南正骨十法”不是单独使用某一种方法进行治疗，而是多法兼施、联合运用。在临床每获良效。

## 【技法研究】

### （一）蔡氏治疗颈椎病技法

颈椎病是临床常见病、多发病，据统计占人群发病率的10%。目前进入现代化、电脑化工作的工种较多，这些屈颈低头强迫姿势的工作，使得颈椎病的发病率与日俱增。对颈椎病的治疗，目前分手术与非手术疗法。有关专家研究认为，颈椎病的手术疗效多不理想。英国某专家20

世纪 90 年代对 51 例颈椎病病人手术后的疗效进行研究，发现其中 22 例最后再次手术，术后脊髓软化症占 15%，弥漫性椎管狭窄占 28.6%，椎管减压手术失败占 17.1% 。故有关专家主张以非手术疗法为主，其中牵引、推拿为首选。

临床实践证实，蔡氏屈颈俯卧位推拿法符合力学和生理学原理，操作简便，疗效显著。

屈颈俯卧位推拿操作方法：患者取俯卧位，胸部垫两个枕头，头颈部屈曲体位下，医者坐于患者头部的床边进行操作。

（1）穴位点揉按：重点穴位为风池、风府、肩井、缺盆、天宗等穴位。

（2）分筋理筋法：医者用双拇指指腹对患者颈项肌、胸锁乳突肌、斜方肌、肩胛提肌进行推、拿、按、揉的分筋理筋手法。

（3）颈部斜扳（脊髓型不采用）：以患椎横突或棘突偏歪为支点，轻手法斜扳后，再以轻揉手法揉推颈项部肌肉。

（4）开窍醒脑法：用于椎动脉型及混合型颈椎病。患者改为仰卧位，医者用双拇指指腹在其头面部行推、抹、揉手法。

以上手法每天 1 次，每次 15～20 分钟。7 天为 1 个疗程。经 2～3 疗程治疗后，根据中华人民共和国卫生部制定发布的《中药新药治疗颈椎病的临床研究指导原则》和《中国康复医学诊疗规范》的标准进行疗效评估，总有效率为 98%。

### （二）蔡氏治疗肩关节周围炎技法

肩关节周围炎的病理学基础目前不明，可能与老年退行性变、长期劳损、病毒性炎症、免疫机制异常、内分泌紊乱以及与继发于颈椎病等因素有关。肩关节周围炎的特点是不自觉中逐渐发病，可自行恢复功能。但病程长短不一，采用快速推扳手法，配合自主功能锻炼，不但能促进肩关节功能早日恢复，还可以减轻疼痛、巩固疗效，同时也能达到预防目的。

蔡氏快速推扳推拿手法步骤：

（1）肩周痛点按揉。

（2）快速推扳法：分别在肩关节上举、内收、后伸时快速推扳。

（3）以肩臂部揉按、肩部牵抖、搓法结束。

患者自主功能锻炼：①抓墙上举；②甩手划圈；③左右托天；④拍肩捶腰。

此法按1997年中华人民共和国卫生部制定发布的《中药新药治疗肩关节周围炎的临床研究指导原则》和《中国康复医学诊疗规范》的疗效标准进行评估，临床痊愈率73%，显效率27%。

### （三）蔡氏治疗腰椎滑脱并腰椎管狭窄技法

腰椎滑脱并腰椎管狭窄，一般要求手术治疗为主，但蔡志利主任从20世纪80年代起采用手法推拿、自主练功等方法治疗，均取得满意的疗效，提高了患者的生活工作能力。蔡志利主任认为，通过推拿手法，可使腰骶部伸肌群的保护性紧张消除，增强脊柱深部屈肌群的肌力，提高肌肉和韧带抗剪切力的能力，为临床症状改善提供可靠的保证。

1. 治疗方法

每天1次，每次约25分钟。

（1）腰背肌松解法：患者俯卧位，腹部垫小枕（以纠正腰椎过伸弧度）。医者站于床边，双手掌重叠，置于脊柱两侧的腰骶棘肌部位，自上而下施用按、推、揉手法，约3分钟，接着用双手拇指在阿是穴、肾俞、大肠俞、气海俞、关元俞穴上行按揉、弹拨法约7分钟。然后再用双手拇指分别于两侧腰骶棘肌的第9胸椎旁开始、到腰骶部为止（胸腰背部膀胱经），横行推按至骶棘肌的肌腹中部，再向上用力推按，用力向外旋，最后回原处轻揉。反复进行3～4次，时间约5分钟。

（2）腰腿放松法：先用双拇指或掌根在臀部及下肢穴位上行点、按、弹拨、揉等法，常用部位及穴位（自上而下）：臀上皮神经处、梨状肌处、环跳、承扶、委中、风市、伏兔、气海、足三里、承山、昆仑、太溪。接着施㨰揉手法于腰背部至下肢后部，再施推、揉、拿手法以放松腰腿部，时间约5分钟。

（3）腰部斜扳法：适用于合并腰椎间盘突出或有下肢放射痛者。患者侧卧位，先扳患侧，后扳健侧，左右各扳1次。

（4）屈膝屈髋屈腰复位法：患者仰卧位，将双侧的膝髋关节屈曲。医者一手放在患者双膝部向腹部按压，另一手掌心托着腰骶部向前推按，使患者腰部呈屈曲位，反复操作3～4次，时间约3分钟。再令患者双手抱膝，腰骶部垫枕，保留本体位约5分钟，使复位得以稳定。

2. 练功方法

每天1～2次，每次约10～15分钟。

（1）患者仰卧位，双手抱膝，使双膝双髋屈曲，并向腹部按压使腰骶部前屈，反复4～5次，时间约5分钟。

（2）患者侧卧位，双手抱膝，使双膝双髋屈曲，腰部前屈，左右分别各反复2～3次，时间约5分钟。

（3）学动物爬行法：患者双肘及双膝着床，收腹收髋弓腰，在床上来回爬行约5分钟。

此法治疗后患者体征明显好转，总有效率91.9%。

## 【传人】

柯亚桥，海南省中医院骨伤科副主任医师。擅长治疗颈肩腰腿痛、腰椎间盘突出症等。

## 【临床经验】

1. 治疗腰椎滑脱并腰椎管狭窄临床验案

张某，男，51岁，反复腰腿疼痛伴有间歇性跛行2年。劳累后腰腿疼痛加重，站立、行走困难半月余。深圳某医院X线摄片及CT检查均诊断为$L_4$前滑脱并腰椎管狭窄，$L_{4\sim5}$椎间盘突出。建议手术治疗，患者不接受，于2006年3月来我院就诊。在门诊按照“屈膝屈髋屈腰复位法”治疗半个月后，腰腿疼痛消失，左下肢间歇性跛行大有改善。复查X线片显示：滑脱椎体前后位移减小为椎体矢径1/4，为Ⅱ级。CT未显示椎管狭窄，为临床治疗显效标准。

2. 治疗颈椎病临床验案

李某，女，45岁。

主诉：头晕、头痛、耳鸣1年余，左肩及左手麻木2个月。

病史：1年前患者经常头晕、耳鸣、烦躁易怒、失眠，曾出现因头颈突然后转而头晕跌倒1次，两个月前出现颈项及上背酸痛，随之左肩痛及左手拇、食、中指出现麻胀感。

检查：颈椎活动受限，头后仰、旋转时头晕及手指发麻加重，颈椎间孔挤压试验（+），左侧臂丛神经牵拉试验（+），$C_5$、$C_6$椎旁压痛，并向左上肢及左手放射。

治疗：点、揉、按风池、风府、肩井、天宗等穴，再用分筋理筋法、颈部斜扳法，最后再施以开窍醒脑法。每天1次，7天为1个疗程。经2个疗程的治疗，患者头痛、头晕的症状消失，肩与手指的麻木也明显缓解。

## 第十二节　严金林技法总结

### 【严金林简介】

严金林，男，1948年12月出生，湖北省黄石市人，主任医师（兼职教授），湖北省知名中医，黄石市十大名医。现任中华中医药学会推拿分会委员、湖北省中医药学会推拿专业委员会主任委员、黄石市针灸推拿专业委员会主任委员等职。

### 【学术思想及贡献】

严金林教授运用气功导引、推拿按摩、中药热敷熏洗等方法，治疗颈椎病、肩周炎、腰椎间盘突出症、类风湿性关节炎、中风后遗症、面瘫、小儿腹泻、小儿斜颈等疾病，具有独特疗效。他善于使用倒悬推拿疗法在人体的逆向体位下，施以推拿的各种手法而达到治疗疾病的目的 。

在长期临床实践的同时，严金林教授还注重临床经验的总结和理论知识的提高，曾多次主持召开全国推拿学术会议，并应邀赴全国各地讲学，发表了多篇有价值的学术论文，并撰写了 90 余万字的《推拿临证指南》一书，在全国推拿界影响很大。倒悬推拿疗法作为一种创新的推拿理论和方法，受到了国内外同仁的关注及赞誉，被列为国家中医药管理局继续教育项目。严金林设计的“中药恒温熏蒸床的研制及临床应用”于 2001 年 5 月通过湖北省科技厅成果鉴定，达到国内领先水平，并获得国家专利；“直腿抬高疗法治疗腰椎间盘突出症临床研究”是湖北省科技厅“十五”重点攻关课题，达到国内先进水平。“倒悬推拿疗法的生物力学及临床研究”已于 2006 年 5 月通过鉴定，达到了国际领先水平。

## 【技法研究】

严金林教授创立的倒悬推拿手法种类繁多，分类各异，常用的有 12 种。倒悬推拿手法的要点是：“位平法常规，位高抬肘微，根力不可少，施法因病归；倒悬足朝天，用力向两边，裆式要站稳，摇扳牵抖推。”现将倒悬体位下临床常用手法作如下介绍：

### （一）推法

用手指、或手掌、或拳面指间关节突起部、或肘部着力，在一定部位向下、向前缓缓用力推动的一种手法。推法在临床实践的运用中，为了充分发挥手法的效应，往往根据具体部位的不同而操作各异，一般分为：直推法、八字推法、分推法、一指禅推法。

（二）拿法

用拇指与其他手指指面着力，对称用力，拿取一定穴位或部位并作连续挤压捏动的一种手法。拿法在实践运用中，依据被拿的部位和穴位及手法的不同而分为：两指拿法、三指拿法、四指拿法、五指拿法。

（三）点按法

以手指或手掌着力于一定的穴位或部位上，逐渐用力向下深按留之的一种手法。按压穴位或部位要准确，要按而不动，逐渐深压，使气力深透，以有“得气感”为度。按法的刺激力度强弱，常以被按穴（部）位有“得气感”为客观标准。按法在应用中分为：指按法、掌按法、掌根按法、叠掌按法、鱼际按法等。

（四）摩法

以手掌掌面或食、中、无名三指指面着力，贴附于一定部位或穴位，作环形有节律抚摩的一种手法。操作时只在局部体表作抚摩而不带动皮下组织。摩法在应用中常使用介质，如药水、药膏，以提高手法的效应。

（五）揉法

以手掌或手指着力，吸定于一定穴位或部位，轻柔缓和地回旋揉动的一种手法。本法在手法中出现极早，应用最多，为常用的主要手法之一。揉法全身各个部位均可用之。临床上有大鱼际揉法（以大鱼际部着力）、小鱼际揉法（以小鱼际部着力）、掌根揉法（以掌根部着力）、掌揉法（以全掌着力）。

（六）㨰法

用小鱼际尺侧与手背近小指部分着力，吸定于穴位和部位，通过前臂的主动持续旋转摆动，带动腕关节作旋前屈腕与旋后伸腕的不断运动，使着力部持续往返滚动的一种手法。常规手法中要求“沉肩、垂肘”，但由于倒悬体位较高可微抬肘。根据着力部位差异或对手法功力大小的要求不同，或被操作部位的解剖结构特殊，手法也随之有所变动，一般分为：掌背㨰法、小鱼际㨰法、掌指关节㨰法。

（七）搓法

双手自然伸直，用食、中、无名、小指指腹作用于施术部位，进行快速、连续不断的搓揉往返动作。一般用于腰背部或胸腹部。本法轻快柔和，操作时要求搓动较快，移动缓慢，即“紧搓慢移”，多在手法操作的后期施用，在倒悬推拿疗法中主要用于内科及妇科疾病。

（八）牵抖法

患者俯卧位倒悬 90°～100°，双手抱头，医者在患者后面，双手扶住患者双肩，拉离床面 60°，进行前后或左右抖动，幅度由小到大，手法由轻到重。此法有明显解痉止痛之效，主要用于腰部疾患。

（九）振法

用手指指端或手掌着力，运动腰部，带动上体缓慢地旋转摇动，以意行丹田之气，经胸、上肢，达于手指或手掌，并使手指或手掌产生持续不断振颤的一种手法。指端或手掌轻附于穴位或部位上，不可施力下按。意念在指端或内劳宫穴，振颤频率一般在每分钟600～800次左右。

(十) 拍打法

用虚掌（亦有借用特制的拍子）着力，准确、轻快而有节律地拍打体表的一种手法。以肩关节带动腕关节做屈曲、背伸的活动，使掌平稳地拍打体表。常用于肩背部、脊柱部及四肢，一般作为治疗后放松的结束动作。

(十一) 整脊法

患者倒悬俯卧于治疗床上，肌肉放松，头部自然下垂，两上肢分开垂置于治疗床两侧。医者两臂交叉，先以一侧掌根按压于患者错位椎体棘突的外侧（即下一椎体横突上），另一手臂紧贴住该手臂，掌根按压于上一椎体棘突的对侧（即错位椎体自体的对侧横突）。嘱患者缓慢呼吸，医者的手掌逐渐将患者的胸椎横突向下按压，待其呼吸协调后，乘其呼气末期肌肉放松时，适时加大掌根按压横突的力量，并作一相对扭转动作（向棘突中线扭转），使活动节段的两椎骨间旋转而整复。该手法适用于胸、腰椎的脊柱关节紊乱。

(十二) 旋扳法

是指固定关节的远、近端或肢体的一定部位，做相反方向或同一方向的用力扳动的一种手法。要求固定肢体要稳定、牢靠，用力要协调一致，扳动要缓和平稳，准确恰当。切不可施以暴力硬扳，更不能超过正常的生理活动范围而蛮扳。扳法在运用中，因其扳动肢体的部位不同，其具体操作的方法也各不相同，分为：颈椎旋扳法、腰椎旋扳法。

## 【临床经验】

严金林教授运用倒悬牵引法治疗腰椎间盘突出症经验主要包括：

（1）倒悬牵引是一种自重力的牵引，在自重牵引下进行手法治疗，能尽可能伸展腰部肌肉，可使之出现反射性肌肉松弛，缓解疼痛。因此可松解神经根周围组织粘连，改变神经的感觉及运动功能。倒悬牵引加上旋扳使突出物在特定的空间发生不同程度的变位、变形，增加了神经根、硬膜囊的相对空间，从而达到治疗目的。倒悬旋扳法治疗腰椎间盘突出症应用较多，但也有它的适应证和禁忌证，如体质虚弱、高血压、心脏病、脑动脉硬化等患者则不宜应用本法治疗。在倒悬牵引过程中可充分采用摆动、旋转等手法施行综合治疗，加大牵引力度，临床上治疗效果较好。同时倒悬时应注意循序渐进，悬吊的时间先短后长，动作先简单后复杂，以避免发生损伤事故。

（2）纠正腰椎小关节的病理性倾斜。小关节对脊柱的稳定性起重要作用，腰椎间盘突出可继发小关节倾斜和不稳。倒悬牵引使腰椎从负重的状态下彻底放松，同时运用旋转扳法可纠正小关节的倾斜和不稳。

（3）增加侧隐窝的容积。腰椎间盘突出症上下椎间隙缩小，使黄韧带松弛凸向椎管内压迫神经根。长期的椎间隙缩小，不但使黄韧带松弛，而且小血管迂曲变形，弹力纤维退行性变，黄韧带变肥厚。倒悬自重牵引在逆向运动下，增加了上下椎间距，使黄韧带牵伸，改善了黄韧带的血液循环，增加了椎间隙及侧隐窝容积。

## 第十三节 骆仲遥技法总结

### 【骆仲遥简介】

骆仲遥，男，1953年出生，教授，研究员，中国骆氏腹诊推拿流派第四代传人。现任世界在线联盟中国骆氏腹诊推拿研究院院长、深圳市世盟针灸推拿研究所所长等职。

### 【学术思想及贡献】

骆仲遥教授师出名门，传承腹诊推拿法，运用腹诊法判断病之表里、寒热、虚实，并指导推拿临床。腹诊法是中医传统的诊察疾病的方法之一，骆氏将这一方法与推拿治疗密切地结合起来，根据腹诊辨证，选用不同的手法防治疾病。

腹诊推拿法以阴阳五行、脏象、经络理论为指导，强调整体治疗。在治疗原则上主张先治本，后治标，以治本为主，兼顾治标。腹诊方法主要是望诊和触诊，通过观察其腹部形态的变异与触知其腹壁的紧张度，以及是否有块状、条索状、网状包块等不同情况来提供必要的诊断依据，再按八纲辨证方法判断其表、里、寒、热、虚、实及其与全身的关系，从而确定诊断及相应的推拿治则。如拒按者为实，喜按者为虚；皮肤燥者为热，润者为寒；轻按而痛者病在表，重按而痛者病在里。若按部位来分，脐上部分一般多与肠胃疾患有关，主证常为食入不化、腹胀饱满、嗳气吐酸，甚则呃逆呕吐、少食倦怠，或为咳喘、胸胁苦满之候；脐下部分一般多与肝肾疾病有关，主证常为月经不调、痛经、赤白带下、崩漏，男子则为阳痿、早泄等，偶亦可出现气喘、头昏及心肾不交之候；腹部两侧多与肾病有关，主证常为腰背酸痛、腹胀，亦可出现部分妇科疾病之症状；小腹侧近股处多与下肢疾病有关，主证常为下肢瘫软或疼痛。此外尚需注意腹部的正常变异，因年龄、职业、性别、体质等不同而各有差别。腹诊法虽有其一定的局限性，但如能与其他诊断方法相结合，则对提高诊断正确率无疑是有帮助的。经过腹部推拿治疗后，这些变异的腹部形态得到改变，则患者的症状也随之改善。

## 【技法研究】

### （一）腹诊推拿疗法的常用手法

腹诊推拿疗法的常用手法包括：推法、拿法、按法、摩法、捏法、揉法、搓法、摇法、引法、重法等。骆氏对这些手法的作用解释为：推法可疏泄积滞，宣化壅滞；拿法泻热开窍，增益精神；按法可通气缓痛，行气补血；摩法可安神止痛，攻滞解郁；捏法可通经活血，开窍醒神；揉法可活血散结，软坚止痛；搓法可疏肝解郁，调和气血；摇法可疏通腠理，滑利关节；引法可通经活络，开利关节；重法可消肿除满，清利头目。

1. 推法

（1）直推法：指直推和掌直推。

（2）分推法：指分推、屈指分推和掌分推。

（3）挤推法：用两手拇指自外向内挤按肌肉后，再缓缓向下推动，临床常用于腹、颈、背、大腿及肩部。

(4) 刨推法：医生一手拇指及其余四指分开，由上向下刨推，或一手向上而另一手向下作一紧一松的推动，临床常用于胸背及四肢。

2. 拿法

(1) 固定拿法：以一手拿定患肢或双手握定肢体两端，再逐渐进行牵拉，临床常用于四肢部。

(2) 拿提法：用拇指或其余四指，或用双手分置于肌肉或肌腱处，用力向上拿提。

(3) 拿拨法：用拇指或四指拿定后，再将指端嵌入肌肉和肌腱缝中，向内或外侧拨动，临床常用于肩胛及四肢部。

(4) 拿扯法：用拇指、食指分置于肌肉两侧，借其肌肉之弹性，用力向外或向上方拿扯。

3. 按法

(1) 点按法：拇指或四指并拢一齐着力，作短时间反复按压。

(2) 长按法：用拇指或多指的末节掌侧压于选用部位作持久的按压，着力宜重。临床上本法多用于穴位处。

(3) 合按法：用两手拇指在某一部位的内、外侧一齐着力进行按压。常用于内、外侧相对应的穴位处。

(4) 屈指按法：拇指或食指、中指屈曲，用其近端指间关节突出部进行按压。

(5) 掌按法：用掌心或掌根部按压患处体表。

(6) 按揉法：用拇指端进行较短时间按压，然后再作旋转揉动。

4．摩法

分为直摩法、团摩法、梳摩法、横摩法、斜摩法、合摩法等，在此不作详述。仅列举2种特殊摩法如下：

（1）束带摩法：用两手四指对置于脊柱两旁，沿两侧肋间隙作束带样的摩动，常用于胸腹及背腰部。

（2）摩按法：以一手或两手手指先进行按压后，再迅速向下作直线摩动，常用于胸腹及腰背部。

5．揉法

（1）指揉法：用拇指的指腹作旋转揉动。

（2）掌揉法：分掌心揉和掌根揉。

（3）拳揉法：常用于肩背、腰臀部。

1）虚拳揉：握虚拳置于选用的部位，进行缓慢而轻柔的旋转揉动。

2）实拳揉：握实拳置于选用的部位，进行快速的旋转揉动。

（4）攘揉法：常用于颈、肩、腰、臀、大腿等处。

1）小鱼际揉：用手尺侧小鱼际着力按压，并左右攘揉。

2）大鱼际揉：用手桡侧大鱼际轻轻按压，并左右攘揉。

（5）合揉法：医者用拇、食指或双手掌心置于四肢所选穴位或躯干部位，作前、后揉动，常用于四肢与胸背部。

6．捏法

包括指合捏法、屈指钳捏法、指切掐法、单手捏法、双手捏法、掐揉法，具体操作不作详述。

7. 搓法

包括指搓法、手搓法、掌搓法、鱼际搓法、拳搓法，具体操作不作详述。

8. 摇法

用双手被动环转摇动关节及邻近部位，包括摇颈、肩、腕、肘、腰、髋、膝、指、趾等。

9. 引法

包括颈引法、肩引法、肘引法、腕引法、腰引法、髋引法、膝引法、踝引法、指趾引法等，具体操作从略。仅列举 4 种：

（1）腰引法：根据病情需要，有以下 4 种术式：

第一种是使患者侧卧，然后斜扳腰部。

第二种是使患者直坐，医者推按棘突，旋转引伸腰部。

第三种是使患者侧卧，医者推按棘突，旋转引伸腰部。

第四种是使患者侧卧，医者将其下肢向后上或向外扳拉，借以牵引腰部。施行腰引法时，应使用巧力，并与患者合作，以免造成新的损伤。

（2）髋引法：此法临床术式有 2 种：

第一种是使患者仰卧，并让患者双手尽力抱膝，同时向腹部方向收紧，以协助髋关节的屈伸活动。

第二种是使患者仰卧，医者以两手紧握其踝关节，用力向下方牵引髋关节。

前者以治疗髋关节损伤为主，后者对髋、腰疾病均有疗效。

（3）膝引法：患者仰卧，医者一手扶定其膝关节上方，另一手紧握其踝关节，作膝关节的屈伸活动。

（4）踝引法：医者一手拿住患足踝部，另一手拿住患足跖骨部分，作屈伸活动。病情较重者，可仅作踝关节垂直的屈伸活动。陈旧性损伤除作踝关节的屈伸外，还可作左右旋转的被动活动。

10. 重法

是按压手法中较重的一种手法，可用肘尖、膝部或足底部在患者肌肉肥厚处按压，借以弥补手力之不足。包括重压法、重搓法和重揉法。

### （二）腹诊推拿疗法的操作步骤

腹诊推拿疗法的操作步骤，首先是观察腹部进行诊断，再结合患者病情表现，根据八纲进行辨证论治，使用或温、或补、或清、或消、或和、或汗、或下、或吐的推拿手法作用于腹部，使腹部的异常情况向好的方面转变。临证施法一般无固定的操作程序和手法，在于医者灵活运用。如以头昏、头痛为主证，兼有食欲减退等证候，可先分推额前、揉足三里，经治疗头部症状减轻后改用摩上腹、拳揉背部为主，辅以前额分推法以除头部余邪。

## 【临床经验】

骆仲遥教授运用腹诊推拿疗法治愈了很多的疑难杂证，现列举验案如下：

（1）患者，女，未婚。上腹饱胀、不欲饮食1年多，纳少，神倦乏力，面黄消瘦。近7个月来周身关节疼痛，尤以双膝、踝关节为甚，气候变化时加剧，经行后期，量少，淋漓不断，10多天方净。

腹诊见全腹凹陷，上腹、少腹为甚，脐两旁、两胁下的肌肉较硬，尤以左少腹为甚，上腹近鸠尾处有横索状物可触之。此为中焦积滞，脾胃受损，气血两虚之征。胃中积滞不化，故上腹有横索状物，胃脘饱胀，不思饮食；食少则气血生化无源，气血两虚则神倦气短，经行量少；气虚卫外不固，水湿不化，致风寒湿邪入侵机体，停于筋骨肌肉，故关节疼痛。

治宜消积导滞，调补脾胃。以摩上腹法、摩脐旁法为主，辅以摩少腹法、推腹法。治疗后诸症消失。

（2）患者，男，53岁。自述1个半月前不慎跌倒，跌倒时左肩着地，当时仅感局部微痛，未予注意，仍常以凉水淋浴（当时正值盛暑），1个月后局部开始疼痛，并进行性加剧。刻下：左肩关节疼痛，程度甚为剧烈，影响入睡，活动受限，患侧肩、背、肘肌肉均较健侧萎缩，经某医院药物、理疗治疗10多天无效。

腹诊见左上、下腹部较软，脐两旁有条形硬块，此为气血凝阻经络之虚实兼夹证，系外伤损及筋骨，又以冷水淋浴，致寒湿之邪乘虚而入，留于肌肉，阻于经脉，致气血瘀阻、经络不通、不通则痛。同时，气血不通，则筋骨肌肉得不到气血的濡养，而致肢体肌肉萎缩。

治宜活血祛瘀，疏通经络。以摩侧腹法、推侧腹法为主，辅以摩季胁下法、摩上腹法。治疗后诸症渐减。

## 第十四节　王华兰技法总结

### 【王华兰简介】

王华兰，女，1955年6月出生，主任医师，教授，硕士研究生导师。历任河南中医学院第三附属医院推拿科主任、中华中医药学会推拿分会委员、河南省中医药学会推拿专业委员会副主任委员、郑州市中医药学会推拿专业委员会主任委员。

### 【学术思想及贡献】

王华兰教授从事推拿临床工作20多年，擅长运用推拿治疗各种常见病及疑难病，如慢性胃炎、萎缩性胃炎、高血压病、腰椎间盘突出症、颈椎病、肩关节周围炎、各种扭挫伤及医疗养生保健等，发表学术专著多部、论文多篇。

王华兰教授在推拿治疗伤科常见病及急症与养生保健方面有独到的治疗方法和经验。她认为急症的范围较广，所涉及的病种繁多。因此，从异病同治的角度出发，应认真研究推拿治疗急症的基本治疗手法及治疗的基本规律，这是推拿治疗急症辨证施治的重要内容。

在自我养生保健方面，王华兰教授认为，如果在家庭中长期地坚持相互保健推拿或自我推拿，可以使体内的毛细血管扩张，提高血液中肾上腺素的含量，增强人体的活力和抵抗力；也可以加速血液循环，减轻心脏负担，使各器官、组织更好地得到氧气和营养物质，改善人体的营养状况，防病抗衰，益寿延年。

**【技法研究】**

（1）松筋按揉法：患者俯卧位，医者立于床边，先用掌根在其腰部按揉3～5遍，再用五指推法顺膀胱经、督脉从上向下缓慢推动直到小腿部，治疗2遍。然后，点按肾俞、大肠俞、腰阳关、环跳、委中、承山、足三里、悬钟穴（双侧）1遍，起到放松肌肉、缓解痉挛、通气和血的作用。

（2）弹拨镇痛法：体位同上。医者在患者腰部痛点处先用㨰法治疗数遍，再用弹拨手法弹拨痛点3～5下，然后用手掌按于痛点处，用力前后按压，以活血舒筋、通经止痛、促进局部血液循环。

（3）臂揉手㨰法：体位同上。医者用上肢前臂部在患者腰或下肢揉按数遍，再用㨰法从腰部到下肢㨰动5遍，并配合拿法进行治疗，以加强活血止痛的作用。

（4）扳腰拔伸法：患者侧卧，患侧下肢伸直，另一侧下肢屈曲放在对侧小腿上部。医者一手按住臂部，另一手按住肩前部，待患者肌肉放松时，两手同时用力，作相反方向扳动，使腰旋转至最大限度，此时可听到腰部有“咔哒”的响声，再同法施于对侧。此法可松动椎间组织，分离粘连，对腰椎后关节轻度错位有辅助复位作用。然后患者取俯卧位，两手扒住床头，医者双手握住其踝部，用力向后进行牵拉。

（5）屈髋屈膝提腿法：患者仰卧，医者一手扶其膝部，另一手握住踝部，将患肢髋膝屈曲，使膝尽量靠近腹部，连续操作 3 遍。先操作一侧，再操作另一侧。然后把双下肢提起抬高、放下，连作数次。再用双手握住两踝部进行轻微抖动牵拉，以放松腰臀肌肉、筋脉，促进腰部运动功能的恢复。

（6）双手分推法：患者取仰卧位，医者用柔和的分推法从玉堂穴，经膻中、中脘、气海、石门等穴到关元穴处，分推 5 遍，以疏理气机、调畅气血。

（7）按揉法：患者体位同上。用中指或拇指点按期门、膻中、气海、天枢、中脘、关元、中极、合谷等穴，每穴 1 分钟。然后用掌根在小腹部以轻柔缓和的手法按揉 3 分钟。

（8）腰背部操作：患者俯卧位，医者用轻柔的按揉法在其背部及腰骶部治疗，自上向下操作 3 遍，起到放松肌肉、调畅经气的作用。再用拇指点按肝俞、脾俞、肾俞、胃俞、八髎穴，每穴点按 1 分钟。最后用擦法施于腰骶部，使患者有温热透达之感。

（9）下肢部操作：患者仰卧位，医者用㨰法和掌揉法对其双下肢进行治疗 3 分钟，然后拿揉下肢两侧的血海、三阴交穴，点按足三里穴，每穴治疗 2 分钟，用拍法结束下肢治疗。

（10）理顺夹脊：患者取俯卧位，医生用掌推法从上至下分别推背部督脉及两侧夹脊、足太阳膀胱经，推时应轻而不浮，重而不滞，达到疏经通络的目的。

（11）㨰法舒筋：患者体位同上。医者用㨰法作用于患者背部及腰骶两侧肌肉，要求做到广泛深透，以活血祛瘀、改善局部血液循环。

(12) 弹拨松筋：患者体位同上。医者用两手拇指重叠，左右弹拨骶棘肌或其他肌肉，弹拨时要做到广泛深透，达到活血祛瘀、改善局部血液循环的目的。

(13) 擦法：患者体位同上。在患者背部涂适量按摩乳，左右或上下施以擦法，擦时用力要深沉，达到热向深层组织深透的目的。

(14) 牵拉腰背肌：患者仰卧，屈髋屈膝，医生双手按压患者膝部，使患者极度屈髋屈膝，并左右旋转摇动。

(15) 理抚法：患者取坐位。医者先以双手小鱼际着力，自患者耳后乳突部向下沿颈部两侧推抚至大椎穴处，然后，改用大鱼际或掌根用力，向两肩部理抚，反复3～5遍。

(16) 揉拿法：患者体位同上。医者两手分别置于患者两肩井部，用力按揉肩上大筋（斜方肌）1分钟左右，待肌肉放松后，再双手合并一侧，同时在肩井部揉拿，每拿3次用力向上提1次，连续3遍，用同法再做另一侧。如患肢无酸麻沉重感，手法可适当增加力度。

(17) 抖臂法：患者体位同上。医者持患腕，双手持续抖动患肢数下，力透肘、肩关节，然后搓揉患肘结束。

(18) 牵引旋颈法：患者体位同上。医者立于患者背后，将患者的下颌部置于医者半屈曲的左侧肘关节部位，医者的右手托患者的枕部，左侧肘部和托枕部的右手相对用力向上牵引，同时将患者的头向左侧旋转，牵引的力量逐渐加大为10～20kg，持续约1分钟，旋转的角度亦逐渐增加至80°。医者双手交换位置，在另一侧同样操作。

（19）按摩斜角肌：患者体位同上。医者点按其风池、风府、颈椎横突压痛点和颈部肌肉压痛点。按肌肉经脉走行，分筋理筋，梳理紧张疼痛的颈部肌肉，点揉锁骨上窝紧张而硬韧的前斜角肌肌腹。

（20）按肩扳头法：患者坐位，两上肢反抱于背后。医者立于其后侧，左手按其右肩，右手置于其头顶，用力将颈部向右侧扳动，然后向左侧扳动，交替进行。

（21）颈牵引配合手法：患者坐位，先用枕颌布带牵引 15 分钟。然后医者自其督脉的风府至大椎逐节按揉其项韧带，沿颈椎棘突两旁自上而下按揉半棘肌、夹肌、颈棘肌。于斜方肌、肩胛提肌施行㨰法，按风池、肩外俞、天窗，而后一手托枕部、另一手托下颌部，将头平托拔伸并向左右轻摇头部 4～5 遍，最后用虚掌拍打肩井部结束。

（22）按揉牵引点穴法：患者坐位，医者先在其颈项两侧、两肩胛区或两上肢酸胀疼痛部位进行㨰法或拇指揉法 3～7 遍，以放松肌肉。而后医者一手屈肘，用肘关节夹住患者下颌部位，另一手托在枕骨下，向上牵引 2～3 分钟；再用双拇指沿颈椎夹脊自上而下按揉，然后用手指按压风池、天柱、天宗、缺盆穴。接着在颈部施以侧扳法，最后拿肩井结束治疗。

（23）仰卧牵引旋转复位法：患者平卧，背部稍垫高，头颈悬空。先在局部施以推拿、按摩、点揉等手法，使肌肉松弛。气血流通后，术者立于患者头侧，环抱其头部在中立位或使之稍向前倾的情况下，使患者头颈部向一侧柔和地旋转，最后一次可旋转至最大限度。一侧做完，再旋向另一侧。

【临床经验】

王华兰教授治疗颈椎间盘突出症一例：

马某，女，46 岁，山西省太原市人。

主诉：颈部不适 1 个月。

现病史：颈部疼痛，活动受限，伴左上肢麻木疼痛，劳累后加重，遂来我科就诊。

查体：颈椎肌肉压痛（+），肌肉张力增高，各个方向活动受限，臂丛神经牵拉试验（+），椎间孔挤压试验（+），麻木放射至手指。

辅助检查：MRI 示 $C_{5\sim6}$椎间盘突出。

诊断：颈椎间盘突出症。

治疗法则：以推、扳、压手法牵引、按摩，中频脉冲、针灸等综合治疗，3 周后症状大有好转，功能基本恢复正常，出院休息 3 周后可工作，随访未复发。

## 第十五节　罗凛技法总结

【罗凛简介】

罗凛，男，1958 年 10 月出生，主任医师，教授，硕士研究生导师，广东省第二中医院推拿科主任。兼任中华中医药学会推拿分会常委、中华中医药学会整脊分会常委、广东省推拿专业委员会副主任委员、《按摩与康复医学》杂志总编。

## 【学术思想及贡献】

罗凛教授从事骨伤科、内科、妇科推拿临床及科研多年，在临床诊疗中总结出一套行之有效的“动伸推拿”手法，深受广大患者欢迎。此方法是被动运动、伸展运动和抗阻运动训练的综合体，对肢体关节具有良好的滑利作用。动伸推拿的宗旨在于“动中找静，伸中制痛”，因此，此法可用于人体许多部位，如颈、肩、肘、指、胸、腰、膝、踝等部位都可进行动伸推拿，适用于颈椎病、落枕、肩关节周围疾病、项背部肌筋膜炎、慢性腰肌劳损、腰椎间盘突出、半月板损伤、踝关节扭伤等疾病的治疗。

动伸推拿在治疗过程中需要注意的事项如下：

（1）在运用动伸推拿时，应明确治疗目的，掌握患者生理、病理等基本情况。根据治疗对象的病程确定动伸的强度、助力支持力度等。

（2）在运用动伸推拿时，应根据患者的反应而进行训练。一般应在患者没有疼痛的范围内进行，动作应缓慢，活动幅度逐渐加大，严禁冲击或使用突然的暴力活动。

（3）在运用动伸推拿时，应根据被操作对象的肌肉关节功能水平的提高程度而相应加大动伸量（次数、时间、范围等）。

（4）在运用动伸推拿时，操作人员应始终注意患者的反应、安全情况，以免骨折、脱位、肌肉拉伤等意外情况发生。

（5）运用动伸推拿是疾病预防、治疗和康复的有效方法之一，但不是唯一的功能训练方法。患者在治疗结束后进行主动性动伸，是加强治疗效果的有效途径。

## 【技法研究】

动伸推拿是罗凛教授在长期的临床实践中总结出来的以“动中找静、伸中制痛”为主要特点的一套独具特色的推拿手法。所谓动中找静，是指在主动或被动活动的过程中，患者的病损点更为明显或移向浅表。此时医者运用点拨、揉按等手法于相应病损点，可有效地改善患处的粘连和血供，缓解筋结。伸中制痛，伸是指使患部的肌肉、韧带伸展，以及纤维、组织得以拉伸。这样，一方面可兴奋肌纤维，另一方面也可使深处的病损趋于浅表，在拉伸过程中，医者运用揉拨、点按，可有效刺激、兴奋肌纤维，恢复肌肉弹性和灵敏度，充分改善局部血液循环，促使局部炎性水肿吸收，松解患处筋结粘连。

现以颈肩综合征为例，将动伸手法具体操作方法介绍如下：

（1）患者坐位，医者站于其身后，一手扶患者头部，轻推，使患者颈部尽量前屈后仰；同时另一手拿捏患者颈部，仔细感觉、查找结节或条索状物，找到后则在头前屈后伸的同时，按揉使之松解。

（2）患者坐位，医者用辅助手按在偏患侧头顶部，将患者的头轻推向健侧，用另一肘尖在患侧颈肌行肘运法，松解颈部肌群。

（3）患者仰卧位，医者用一手扶住患侧耳部，将患者的头轻推向健侧，不断变换侧屈位，并同时用另一手食、中二指的指腹或掌根沿患侧胸锁乳突肌慢慢向下滑动，在滑动中遇结节或条索，按揉之，将其松解。再将拇指放在颈根部斜角肌上，沿肌肉慢慢滑动，深层按压肌肉组织。

（4）复合颈椎微调手法

1）坐位旋转颈椎复位法：患者取坐位，略低头，医者站于其侧后方，一手肘关节屈曲，将患者下颌部置于肘窝处，用上臂和前臂环抱夹紧患者头部，另一手用拇指按住偏歪棘突的后外侧缘。医者先将患者头部左右轻轻旋转，待放松后，夹颈的手将头部旋转至最大生理位，然后做一快速轻巧的小幅度旋转，扳动角度3°～5°，同时另一手的拇指向相反方向推偏歪的棘突。

2）仰卧位旋转颈椎复位法：患者仰卧，医者坐于其头侧，一手握住其下颌，另一手托住枕骨隆突，使颈椎略向前屈，左右轻旋，待放松后，将颈部旋转至最大生理位，做一快速有力的扳动，扳动角度3°～5°，然后再反向做同样动作。

3）俯卧位旋转颈椎复位法：患者俯卧，颈部伸出床沿，医者坐于患者头前，一手置于患者枕后，另一手托住患者下颌处。嘱患者放松，在颈部轻度前屈位下轻度左右旋转，待患者放松后，先将颈椎旋转至最大生理位，再突然做一轻巧有力的扳动，扳动角度3°～5°，然后再反向做同样动作，即可复位。

（5）松解手法：取适宜体位，施㨰、揉、抖、拿、捏等松解手法于患侧颈、肩、臂，时间约2分钟。

以上动伸推拿手法必须在了解颈椎的解剖、运动生理和病理基础上施行。在放松病损部位周围肌肉后，以较强的刺激手法施于病损点，可以提高病损处的肌肉兴奋性和局部组织灵活性，充分改善局部供血，促进局部无菌性炎症的吸收，改善局部的筋结粘连。此时再施以颈部关节微调手法，缓解肌肉痉挛，可解除其对小血管和神经的压迫，有利于椎间盘、韧带和关节囊等处组织水肿的减退，增加椎动脉的供血，使颈部疾患得到有效治疗。再通过适当的运动或颈部的锻炼，可增加颈部肌肉的力量，保持颈椎的稳定。运用动伸手法，打破了以往患者病损处总是被动接受治疗的模式，使医者的手法运用与患处的有效活动有机结合，形成良性互动，从而切实提高临床治疗效果。

## 【传人】

曾科学，广东省第二中医院推拿科医师。2003 年毕业于山东中医药大学针灸推拿本科专业，擅长以传统推拿手法治疗颈椎病、腰椎间盘突出症、肩周炎、膝关节骨性关节炎及与脊柱相关的内、妇、儿科疾病，现师从罗凛教授学习“动伸推拿”治疗法。

## 【临床经验】

罗凛教授动伸推拿法治疗验案一例：

王某，女，52 岁。2008 年 8 月 10 日初诊，偏头痛 3 年余，伴有恶心、视物模糊、睡眠差等。曾口服心脑康胶囊 4 粒/次，3 次/日，磷酸川芎嗪片 50mg/次，3 次/日，持续服药 1 年。服药期间内偶有头痛反复，之后 1 年多未复发过。近 2 月来，无明显诱因再次出现右侧偏头痛症状，时常夜间发生，跳痛不适，伴有精神疲倦、睡眠欠佳、纳食不香，大便可，小便偏多，舌淡苔白，脉弦细。

因服药治疗1年余，现为求非药物治疗，故来罗凛教授处求治。罗教授详细了解患者症状、体征及病史后，四诊合参，诊断为偏头痛，证属气滞血瘀型。治疗以推拿手法为主，施以行气、活血、止痛之法。

具体操作如下：

（1）患者俯卧位，医者坐于床头前，面对患者，嘱患者全身放松，调整呼吸，使之平稳。医者首先以双手拇指固定于其头顶，其余四指自然弯曲，以食指桡侧面置于患者两侧头部角孙穴附近行按、揉等手法约3分钟，以病侧为主（此为右侧）；后以四指屈曲行指推法，推后枕部（以病侧为主，辅以健侧）约1分钟；再以四指行扫散法施于患者右侧头部及后头部，反复约6次；之后，按揉两侧太阳穴，以病侧为主，健侧为辅，约1分钟；再后，弹拨枕骨粗隆处附着之筋腱使之松解，待充分放松枕骨粗隆处附着之筋腱后，行点按双侧风池穴，力量要柔和而深透，以患者感到酸胀为度，点按2～3次。最后以按、揉、推、搓等手法舒散放松头部筋膜。

（2）患者仰卧位，医者坐位不变，同样嘱患者放松。首先按揉其印堂穴，后以双手拇指按、揉、抹额部，从两眉头开始，从左右及上下两个方向进行施治，待按揉至太阳穴时可加大力量再次按揉两侧太阳穴，约3分钟；再以两拇指推、按头部，以右侧为主，约3分钟；亦可以食指桡侧面置于患者两侧头部角孙穴附近行按、揉等手法；最后行全头部扫散、按、揉、抹等放松手法结束治疗。

患者经过约30分钟的治疗，顿觉头部轻松，舒适无比。嘱患者平日要慎起居、避风寒、调情志，尤其情志的调节是非常重要的。最后嘱患者“亲其师者信其道”，对此非药物治疗要有信心，坚持治疗，隔日 1 次，治疗 3 次为 1 疗程。

2008 年 8 月 12 日，复诊。患者诉经上述治疗后夜间没有发生头痛，睡眠佳，精神渐好。因“效不更法”，继续予上述治疗方案治疗 1 次，增加针刺头部，以 25mm 毫针针刺右侧角孙、头维、太阳、百会，施以平补平泻法，每 5 分钟行针 1 次，留针 20 分钟。

2008 年 8 月 14 日，再诊。患者诉一切正常，感觉很好。继续上述治疗方案（推拿加针灸）。

此后患者又治疗 4 次，治疗过程顺利，反应良好，电话随访半年，病情未曾复发。

# 第五章　西南地区推拿名家技法介绍

## 第一节　黄万香技法总结

**【黄万香简介】**

黄万香（1890～1964），女，四川省金堂县河心乡人。20世纪20年代随峨眉山詹龙清真人学推拿。她除了把道家推拿的一招一式牢牢掌握外，还练就了推拿查病的绝技，堪称一代奇人。

**【学术思想及贡献】**

1958年，在党和政府的关怀下，黄万香医师和张怀素、李友兰医师一起创办了成都针灸推拿专科医院。生前授徒300多人，遍布全国。她的推拿手法适应证较广泛，如内科的高血压、冠心病、偏瘫、哮喘、顽固性头痛、急慢性胃肠炎、神经官能症；妇科的月经不调、痛经、带下；儿科的厌食、久泻、疝气、身体畸形；外科的痈疽、丹毒等。此外，其手法在减少皱纹、雀斑、减肥等方面也有较好的疗效。

黄万香医师治病一般采用全身推拿，即使是局部病变，也循经推拿到很远。她常说："一脉不和，周身不安"，整体推拿能全面刺激病理反应点，多渠道影响病变部位而提高治疗效果。

整体推拿是在推拿查病的基础上，有重点地进行推拿，推拿部位具体为压（或提）痛点、舒适点、又痛又舒适点、麻木点、胀点等。这些点或呈点状，或呈线状，或呈块状，可以分别出现在皮肤、腠理、肌肉、经脉、筋骨。除一部分患者能自己觉察外，主要是通过医生手部的触感体会出来。黄万香医师简明地归纳为一句话："痛点即重点。"所以虽是全身推拿，要点却是在通过触感寻找的全身多个病理反应点上。把局部的病理反应点与整体的病变联系起来，故称整体推拿。

黄万香医师注重推拿查病。推拿医师利用触诊查病有着更便利的条件，推拿查病是以手的触感为基础，触感是推拿的神气，手法只是推拿的外形。正如《医宗金鉴》所说："一旦临证，机触于外，巧生于内，手随心转，法从手出。"推拿查病可以从以下三方面进行：

（1）查病因：体内出现了寒、热、虚、实、痰、瘀等病变，皮肤、肌肉、经脉、脏腑就会在呈现不同的异常表现。如寒性收凝，病理反应点多呈紧缩感；热性弛张，病理反应点多呈绷胀感；虚证肌肤松软，或指下呈空豁感；实证肌肤肿硬；痰证皮下如垫棉花或有结块；瘀证肌肤滞涩等。找到了病因以后，才能分别施以散寒、清热、补虚、泻实的手法。若脏腑寒热虚实各不同，即可凭触感分别施治。

（2）查病位：应当首先分清是经脉自病，还是与经脉相关联的脏腑病。经脉有病，多表现为经脉自身及其相关的皮肤、腠理、肌肉或是筋骨的板结、肿块、酸软、疼痛或运动障碍等。脏腑病除脏腑见证外，脏腑所在部位及与脏腑相关的穴位或特殊反应点上多出现异常。通过查到的反应点，先看反应点所在的经脉和穴位，再结合四诊，一般能做出正确的诊断。如足三里肿硬，施以一定压力，患者必出现明显压痛。再查膝盖，若有肿胀，患者关节必痛，即可诊断为关节炎，这是经脉自病，连及附属的经筋甚至皮部发病。

（3）指导治疗：查到病理反应点以后，这些反应点的部位即是治疗的重点部位。首先要确定病理反应点的深浅和肿硬程度，为用力的深浅和大小提供依据。推拿治病一般是由浅入深，如果用力不辨大小，则虚证用大力易伤正，实证用小力难祛邪。如果用力不辨方向，则难以平调阴阳，寒证清热证更寒，热证散寒证更热，均会降低疗效，甚至加重病情。浅处病变缓解以后，才宜向深一层治疗。还有个用力时间的问题，若时间过短，达不到治疗效果；时间过长，又会损伤机体，其分寸也需通过触感来掌握；一般来说，病理反应点内的状况有一半得到缓解即可结束治疗。

黄氏推拿的核心是通过推拿的神气——“触感”，找到病变在身体上的病理反应点，既能确定病因的寒热虚实，又能确定病位的脏腑经络，使温清补泻的具体手法对证应用。同时通过触感确定手法应用的火候，即用力的重点部位及深浅、大小、方向、速度、时间。所以它既是寻找病理反应点的指南，又能增强刺激病理反应点时对病变部位的作用。因为病理反应点的面积一般较大，若能准确推拿在经脉上，作用就更强，所以应寻找多个病理反应点来共同作用于病变部位，形成对病变部位的围攻，以增强疗效。

黄氏推拿流派的特点除了上文所总结的整体推拿、循经推拿、推拿查病和以神御气以外，还有如下特点：①重视脾胃，不离脘腹；②以通为用，力度深重。

## 【技法研究】

### （一）黄氏推拿流派重点手法

黄氏推拿流派共运用了12种手法，它们是：摆动类的揉法；摩擦类的摩法、搓法和抹法；挤压类的点法、按法、拿法和拨法；振动类的抖法；叩击类的击法；运动关节类的拔伸和摇法。在所运用的手法中，以揉、拨为主，点、拿和按法为辅，并根据具体部位配合一些其他手法。该流派共用了5种复合手法，以“揉”法为核心组成的有4种手法，它们是点揉、拿揉、拨揉和按揉，其中拨揉法除头面以外的所有部位均有运用，为重点手法。

### （二）黄氏推拿流派手法与经络穴位的关系

黄氏推拿操作涉及十四正经的循行路线，在其操作过程中，其拨揉时间相对较久的部位共约34处，它们大约与手太阴经的云门、中府，手阳明经的颊车、地仓，足太阳经的睛明、攒竹、殷门、金门，足少阴经的照海、涌泉、太溪，手厥阴经的内关、内劳宫，手少阳经的外关、阳池，足少阳经的风池、肩井、日月、带脉、阳陵泉、悬钟，足厥阴经的期门，任脉的承浆、膻中、中脘、气海、关元，督脉的上星、百会、人中、印堂和大椎等穴位相对应。

黄氏推拿流派手法的技术特征是揉、拨二法多用、久用，或相互合用，或以揉法为核心组成其他复合手法。黄氏推拿流派创造性地将拨法和揉法融为一体，以揉法之柔制拨法之刚，以拨法之刚携揉法之柔，使整个手法柔中带刚，刚中有柔，刚柔相济。

**【传人】**

黄氏推拿流派源于何时，已无人知晓，现在相关资料以及流派传人都一致将峨眉山詹龙清真人奉为祖师，所以推测现在的黄氏推拿应以詹龙清为始。黄氏收徒甚多，先后传技于李云秋、刘崇贵、卜松容、刘崇德、雷淑玉、黄玉如、向寿芝、何素清、柳惠文、李先惠、张诚毅、熊淑清和董思柔等人。

（1）李云秋，女，四川省女子师范学校毕业，为黄氏大弟子，1956 年离开黄氏门诊部随女儿去北京。《成都文史资料选辑》15 期还记有其曾经周恩来总理特批为宋庆龄推拿的事迹。

（2）刘崇贵，黄氏次子，随其母学习，深得黄氏秘术，又善于吸收其他推拿流派经验，医技全面，临床上运用推拿疗法治病游刃而有余。黄氏去世后，他执掌该流派的旗帜，在西南地区影响很大，时有外地病员专程寻其诊疗。刘崇贵于 1976 年在诊室突发疾病而辞世于推拿床前，卒时未满 60 岁。

### 【临床经验】

黄万香治疗颈椎病验案一例：

李某，女，50岁，成都市干部。

主诉：颈部疼痛，活动不利，伴左上肢麻木3天。自诉3天前因劳累而感到颈部疼痛，不能转侧，疼痛放射至左上肢，曾外贴强筋壮骨膏无效。

查体：颈部肌肉紧张，第4～5颈椎棘突旁压痛明显，左上肢麻木。

诊断：颈椎病。

治法：舒筋活血，通络止痛，理筋整复。

取穴：百会、人中、印堂、大椎、外关、阳池、风池、肩井、日月、带脉、阳陵泉、悬钟、涌泉、阿是穴。

手法：以揉、拨为主，点、拿和按法为辅，并根据具体部位施用其他手法。

经1次治疗后患者颈部疼痛症状明显减轻，功能活动恢复，左上肢麻木感减轻。共治疗7次，每次30分钟左右，患者症状消失。

## 第二节　郑怀贤技法总结

### 【郑怀贤简介】

郑怀贤（1897～1981），又名郑德顺，男，河北省白洋淀安新县安新镇北辛街人，著名中医骨伤科专家、武术家、教授。历任中华全国体育总会常委、中国武术协会主席、中国体育科学学会理事、全国运动医学学会委员、中华医学会四川分会副理事长、成都运动医学学会主席、成都体育学院运动医学系主任、成都体育学院附属体育医院院长等职。郑老在武术界有很高的名望，在中医骨伤界也有极高的声誉，被后人尊称为“武医宗师”。

【学术思想及贡献】

郑怀贤教授所创郑氏伤科学术是博采诸家之长，结合多年临床经验而成。他归纳出郑氏正骨 12 法，即摸、捏、按、提、拉、顶、端、送、扳、摇、旋、挂；以及郑氏伤科按摩 13 法，即抚摩、揉、捏、揉捏、搓、摩擦、推压、摇晃、抖动、提弹、振动、叩击和按压；独创经穴按摩 8 法，即摩、推、按、拿、分、合、揉、掐。郑氏伤科经验穴位有 55 个。

郑怀贤教授治伤，重视功能，强调治筋。指出骨为主干，节为枢纽，筋肉为动，若骨折脱位不治筋，十之八九难愈；重视综合治疗，强调外治；重视医患结合，强调治“心神”；倡导医者练功力、手法，熟记解剖、方药等基本知识。其所创“一号新伤药”、“舒活酒”、“铁弹丸”、“三七散”、“抗骨质增生丸”、“一号活络膏”、“虎骨木瓜酒”等郑氏良方，为郑氏常用内外方药，以其独特功效，为千百万患者解除了痛苦。

郑氏诊伤，重视由表及里，由全身到局部的“望、问、摸、认”四诊合参法，尤以“声、色、形、态”和“摸、问”结合之诊检法为主。他常能望而知病之七八，摸之心明，即使筋肉丰厚处，亦能顺肌间隔处，“分肉摸骨”，而达“以手扪之，自悉其情”之妙。在诊检时查病与治疗结合（即诊检中有治疗，治疗中进一步诊断）为郑氏临床常用之法。骨折固定常用夹板或多层夹板，不用压垫，并自创可随意塑形的铁丝托板以固定肢体。郑氏用药，辨证精准，骨伤筋伤、新伤旧伤等疑难杂证，皆各有其主。伤筋诊治，郑氏造诣精深，尤对腰、膝部的各种伤筋，更有丰富的临床经验。

此外，郑怀贤教授还善于学习别人经验为己所用。20世纪60年代初，选派自己的学生数人赴天津医院骨科向方先之、尚天裕等学习中西医结合治疗骨折和关节脱位，学习小夹板制作和使用技术，并独创了铁丝托板，使成都体育学院运动医学系成为以中医为主、中西医结合的骨伤科和运动创伤医学的教学、临床和科研基地。

郑怀贤教授除临床诊疗外，还勤于著述。先后撰有《正骨学》、《伤科诊疗》、《中西医治疗骨伤科经验》、《伤科按摩术》、《运动创伤学》、《实用伤科中药与方剂》等著作，参与编写《中国医学百科全书·中医骨伤科学》、《中国医学百科全书·运动医学》等著作。

## 【技法研究】

### （一）郑氏伤科按摩手法

（1）抚摩：用单手操作，以手掌或指腹贴放在皮肤上，轻轻地作直线形、圆形或螺旋形的抚摩动作。操作时要求松肩，肘关节微屈，肘部维持伸直位，五指自然稍分，用全掌轻贴在患者的皮肤上。摩动时发力在肩，由肩而肘而手；手不离开皮肤，动作要灵活、轻缓、柔和。

（2）揉：用手掌、掌根或指腹贴于皮肤上，轻轻回旋地揉动，也可作与肌纤维纵轴相交的横向揉动，力量可轻、可重，频率可快、可慢，局部受力可深、可浅。揉动时的手指或手掌不移开皮肤。

（3）捏：手掌自然伸开，四指并拢，拇指外展，成钳形。拇指与四指捏住被按摩的肢体，不断地用力作对合动作。操作时移动或不移动均可，但拇指和四指用力要均衡地、间断地做对合动作，肌腱、韧带用指尖捏，肌肉用指腹捏。

（4）揉捏：手形基本与上法同，但将掌心和各指紧贴在皮肤上，五指和掌心齐用力，作不移动的揉捏，或直线向前、或螺旋形向前移动。揉捏到一定的距离时，手掌不离开皮肤迅速收回，如此反复进行。

（5）搓：两手掌自然伸开，五指并拢，对合着紧贴于皮肤上，相对用力，方向相反，来回搓动肌肉。搓必须用双手进行，搓动时要求沉肩、垂肘，两手合夹患者肢体，作上下前后往返的搓动。

（6）摩擦：手掌自然伸开，五指伸直并拢。全掌紧贴于皮肤上，作直线形或回旋形的摩擦。要求先摩动，然后再擦。

（7）推压：手掌自然伸开，四指并拢，拇指外展，手成钳形。以手的掌根与小鱼际侧紧贴于皮肤上，作直线向前的推压。在脊柱上，用两拇指作“八”字形，沿脊柱两侧推压。

（8）摇晃：一手握关节近端肢体，另一手握住关节远端肢体，作回旋转动或屈伸运动。对于腕关节，一手握患肢腕关节上部，另一手捏住患手四指，作旋转摇晃；对于肘关节，一手握患肢的腕部，另一手托住腕关节后部，然后使前臂旋后，同时屈肘，待屈至一定程度后，再伸肘；对于肩关节，一手握患肢肘部，使手臂伸直，另一手按住近侧肩头以固定，作肩臂的环绕旋转运动；对于髋关节，一手握髋关节上部，另一手按于膝关节上部，膝关节始终保持屈成锐角，作由内向外或由外向内的运动，使髋关节旋转；对于膝关节，一手握小腿下部，另一手支持着膝关节，作向内和向外的旋转、摇晃、屈伸运动；对于踝关节，一手握小腿下部，一手握足作旋转运动。

（9）抖动：抖腕，两手握患者腕关节上部，令患者的手下垂，轻轻地上下抖动；抖肘，一手握患者的手，另一手握其肘关节的上部，患者微微屈肘，缓和地作左右或上下方向的抖动；抖肩，一手按肩峰部加以固定，另一手握患肢的手，向下牵直，并轻轻地抖动肢体；抖腰，医生和患者相互背对背、肘挽肘，由医生背起患者，医生的臀部抵着患者的腰部，作左右摇动或上下抖动；抖髋，患者取仰卧或俯卧姿势，医生双手握着踝部，提起下肢抖动。

（10）提弹：用拇、食、中三指或拇指与其他四指，将肌肉或肌腱提起，然后，当放开时用手指一弹。

（11）振动：一手掌贴于皮肤上，另一手握空拳，有节奏地击打贴于皮肤上的手背。

（12）叩击：用手指指尖或空拳，叩击肌肉。

（13）按压：掌根或掌心紧紧地贴在肌肤上，以较大的力量向下按压，用单手或双手重叠操作。

上述手法有疏通经络、调和营卫、行气活血、平衡阴阳的作用。

（二）郑氏经穴按摩手法

（1）按：用拇指、食指或食指、中指并拢，按在经穴处或某一部位上，其余手指协同助力，在局部作来回直线形或圆形的按压。用一指禅作单侧穴位的按或二指作对称穴位的按均可。

（2）摩：用拇指指腹或手掌之尺侧（小鱼际），在躯体某部位或穴位上作轻缓地盘旋摩动。以拇指摩时，其余四指起支持作用，但不用力。根据患部的大小，可单用一拇指，也可用双手拇指。双手摩时，着力要均匀，动作要协调。

（3）推：用指腹或掌根在肢体经络上作直线形的推动，推动方向随部位而异，推四肢一般由下而上；推胸、腹部，可用单指或多指分开贴于体壁，由内向外作“八”字形的推动。

（4）拿：用拇指和食指或拇指和中指屈成弧形，扣按在对称的两个穴位上，以对合之力用力拿，类似针灸的透穴作用。

（5）分：用双手的拇指、食指或掌面，由一处向左右方向作直线形或“八”字形的左右分法。分法的起点多在穴位上。

（6）合：用两手拇指或食指指腹，从一条经络某段的两头或两个对称穴位上向中间合拢。此法恰与分法相反，合法的起点多在穴位上，止点亦往往在穴位上。

（7）揉：用手指指腹在治疗部位或穴位上作圆形或螺

旋形的揉动。

（8）掐：使拇指、食指或中指的末节呈屈曲状，以屈曲的指端在身体某部位或穴位处深深掐陷。

## 【传人】

孙和甫，男，四川省成都市人，历任成都运动创伤研究所副研究员、四川省针灸学会推拿专业委员会副主任委员、中国肩关节周围炎学术委员会副理事长。

## 【临床经验】

郑怀贤教授治疗肌肉拉伤验案一例：

陈某，男，23 岁，学生。一天前练习短跑的起跑动作时，因准备活动不充分，拉伤右大腿内侧肌肉。受伤当时无明显异常，约 3 个小时后开始疼痛，行动困难。经检查，右大腿内侧热而微红，腹股沟处有压痛，伤腿外展时，腹股沟外有牵掣性疼痛。诊断为右大腿缝匠肌、耻骨肌拉伤。采用按、摩、揉、合等法按摩 3 次后，疼痛减轻，伤肢活动范围增大。按摩 6 次后，症状完全消失，拉伤痊愈。3 个月后随访，能参加一切体育活动，无任何功能障碍。

## 第三节　骆竞洪技法总结

### 【骆竞洪简介】

骆竞洪，男，1923 年出生，湖南省武邑县人。早年随父骆俊昌学习中医，深研推拿、针灸之术，行医于汉中、重庆等地，深受群众欢迎。历任中华医学会重庆分会中西医学术交流委员会理事、四川省中医学会理事、四川省推拿专业委员会副主任委员、重庆市推拿医学研究会理事长、中华中医药学会推拿分会顾问等职。

### 【学术思想及贡献】

腹诊推拿疗法是以阴阳五行、脏象经络等中医理论为指导，以腹诊法为主要辨证手段，运用不同的推拿手法，以腹部为主要作用部位的一种推拿疗法。腹诊推拿疗法是骆竞洪的父亲骆俊昌通过努力钻研和反复实践，创立的一个推拿流派。骆竞洪在此基础上，结合推拿手法的作用特点，创立了治疗八法，即补法、温法、和法、消法、通法、汗法、吐法、下法。腹诊推拿疗法，因其同时具有第一医学（预防）、第二医学（治疗）和第三医学（康复）的作用，因而在临床上适应证非常广泛。

腹诊推拿流派的特点就是应用腹诊法，现将骆竞洪先生对腹诊法的应用介绍如下：

#### （一）腹诊法与其他诊疗方法的区别

（1）在腹诊推拿诊断中主要以“腹诊法”为主为先。

（2）腹诊推拿法中的腹诊，是医者用手按照一定的方法和压力去感触患者腹壁肌肉的紧张度，以查知气、血、食、水在人体分布的状况，从而提供必要的临证诊断资料。按八纲辨证，里、虚、寒证属于阴证；表、实、热证属于阳证。

（3）腹诊推拿疗法的推拿主要部位是在腹部。

## （二）腹诊方法

推拿腹诊在操作上与现代医学腹部检查方法相似，即患者仰卧床上，自然呼吸，全身肌肉放松，两下肢屈膝，两手置于股部外侧（必要时也可使患者侧卧，使腹部紧张之肌肉松弛，这样便于触知深部），医者位于患者之床侧（一般是右侧）。

诊法有四诊：

（1）望腹：望腹之外形，是丰隆或下陷（丰隆者为实，下陷者为虚），观察其胃肠蠕动或腹肌跳动以及皮肤之色泽。

（2）闻腹：用听觉来察知腹部的声音，如能加用现代医学听诊法则更好。

（3）问腹：询问患者平时是否有不舒服感觉，比如是否有自觉腹胀、气上冲、心下满闷、腹部悸动，有无胸肋或腹部痞满胀痛症状，这些不适感是活动时还是在静卧时明显，在进行腹诊时还要时时询问患者有无压痛，压痛有无放射感，喜按或拒按等。

（4）切腹：医者以一手或两手四指掌侧紧密接触在患者腹壁上，或按压或摩动。对肥胖或腹壁肌肉过于紧张的患者进行检查时，可用双手重叠按压法，即以左手置于右手手背之上用力按压或摩动，借以查知其腹部深处之变异情况。如遇过度紧张患者，可先以手轻轻在腹壁上抚摩数次，待紧张的腹壁肌肉松弛后再行腹壁按压检查。

（三）识别正常腹部与正常变异

（1）正常腹部：腹壁肌肉手感硬软适宜。

（2）正常变异：学习腹诊者应首先详细了解腹部正常的变异情况，熟练后则大致可知正常腹部何处紧张，何处松弛，何种情况应紧张，何种情况应松弛，这样才能避免将正常者误认为病态而造成诊断上的错误。

【技法研究】

骆竞洪先生在学术上积极探索，努力创新，在继承祖业和系统研究中西医有关理论的基础上，结合多年临床经验，摒除门户之见，博采众长，整理收集了国内 31 个不同推拿流派的源流、手法、特点、风格和学术指导思想，吸收其中的精华，创立了治疗八法，使腹诊推拿法的临床效果有了进一步的提高。

腹诊推拿法的治法有补、温、和、通、消、汗、吐、下八种。这八种治法，是以中医基本理论为根据，按照腹诊诊断和辨证论治的原则，结合骆竞洪父子两辈几十年临床经验而制定的。通过腹诊明确病因、病位、病性，然后确定相应的治疗原则，再采取一种或几种手法，或祛邪以扶正，或扶正以祛邪，或扶正与祛邪并用，以达到调整气血、平衡阴阳、疏通经络、泻实补虚、恢复身体健康的目的。

（一）补法

补法适用于倦怠乏力、气短懒言、头昏眼花、心悸心慌、肾虚失固、腰膝酸软、夜尿频数、泄泻纳差及内脏下垂等虚弱病证。使用补法时，推拿手法用力应缓，即“缓摩为补”，有时还须随患者的呼吸用力。常用的手法有大补气法、横摩腰骶法、束带摩法。

（二）温法

温法适用于寒证。寒证有表寒、里寒之分，腹诊推拿法之温法，主要适用于里寒证，凡胸腹腰膝冷痛、泄泻清稀、畏寒肢冷、小便清长等脾肾阳虚之证，以及外感病的寒邪直中三阴、热病过用寒凉、邪入三阴所致肢冷脉微、真阳欲脱之不省人事等证，均可使用温法。常用的手法有腹部团摩法、掌分腰法、肩胛下重推法等。

（三）和法

凡外感病邪入少阳，病在半表半里，表现为寒热往来、神情默默不欲饮食、恶心欲吐、善太息，以及肝脾不和之脘痞胸闷、胁胀胁痛、泛酸、打嗝等，均可使用和法和解少阳，调和肝脾。常用的手法有摩季胁下法和宽胸法。其次，和法亦可用于肝脾不和之月经失调的治疗。和法可以通过调和肝脾、和解少阳而达到恢复机体内部机能平衡的作用，从而增强了机体抵抗力，达到祛邪外出的目的。

（四）通法

通法适用于因风寒风湿之邪滞留经络或跌仆损伤气滞血瘀而致的肌肉关节肿胀疼痛、麻木不仁、活动不利之证。常用的手法有摩少腹法、腹部团摩法、局部团摩法等。通过这些手法，可达到消除壅滞、流通气血、疏畅经络的作用。

(五) 消法

凡因脏腑功能失调而致的气、血、痰、食等有形或无形之邪均可用消法。消除这些有形和无形之邪，可使人体的气、血、水正常流通和代谢。腹诊推拿法的消法包括了理气、降逆、消食、利湿等内容。

(六) 汗法

可解表化湿，主要用于外感夹湿之证。常以摩上腹法配合推肩井法、按风池法、额前分推法，使湿去表解。汗法能耗损人体津液及阳气，对体虚、产后的患者使用时应适可而止，或与点胁补气法配合应用，以扶正祛邪。

(七) 吐法

凡误食毒物或宿食、痰涎停留胃脘可以使用吐法。常用的手法是以两手拇指对置下脘处，由下向上逆推至鸠尾穴，使胃内容物经喉间吐出。使用吐法后，会损伤胃气及津液，故不到万不得已的情况下一般不使用吐法，对体虚、孕妇、中风昏迷和癫痫患者，不得使用吐法。对于食滞中脘的患者，一般也不使用吐法，尽可能用其他推拿法来治疗。

(八) 下法

下法适用于实邪内结所致的烦躁、癫狂、便结尿闭之证。根据内结实邪的性质（痰、火、食、瘀血等）、程度，分别采用不同的手法来达到治疗目的。如老年人，由于体虚津液不足所致之便秘，用腹部团摩法辅以腹部斜摩法、束腹法使其轻泻；若患者身体健康，则单纯使用腹部团摩法；如食积生热或热病深入下焦，则用腹部挤推法使其重泻，以通泻下焦、祛痰消积。

腹诊推拿八法在临床应用中，不是一病一法，而是随具体病情而配合使用。若内外俱病、表里俱急者，应汗、下俱用；正虚邪实，应攻补兼施；寒热错杂，则应详细分清寒多热多，而采取相应的治法；不可拘于一方一法，而应根据具体情况灵活应用。

【传人】

骆仲遥，系中国骆氏腹诊推拿术第四代传人，现任世界在线联盟中国骆氏腹诊推拿研究院院长、深圳市世盟针灸推拿研究所所长等职。

【临床经验】

骆竞洪腹诊推拿临床验案一例：

患者，男，28岁。13年前因冬季涉水渡河后，第2日即感左下肢疼痛较甚，足趾活动不便，经治疗一直未愈，每于春秋季节气候变化较大时疼痛更甚，近2～3年来逐渐累及左侧膝、髋关节，并有麻木感，左足背、足趾肿胀疼痛，感觉减退，活动不利，小腿肌肉萎缩，肌肤冰冷不温。20多天前，去农村参观时，步行了较远路程，症状进一步加剧，经热敷及理疗等治疗无明显疗效。

腹诊见脐两侧肌肉较硬，左少腹部可触及横条形条索状物，此为寒邪客于肝肾，血凝气滞，经脉不通，肌肉骨骼失于温煦濡养所致。寒邪客于肾经，肾阳温煦之气不能循经运行周身，故肌肤寒冷不温，腰膝关节疼痛。

治宜温补肝肾，疏通经络，活血祛瘀。以摩少腹法、小补气法为主，辅以摩脐旁法、按腹前法、推腹法。此法可补命门之火，壮阳光以制寒水，温通经络以行血气。

## 第四节 夏惠明技法总结

**【夏惠明简介】**

夏惠明，男，1945 年 10 月出生，主任医师，教授，云南省名中医，硕士研究生导师。历任云南省首批名老中医药专家师带徒指导老师、第四批全国老中医药专家学术经验继承工作指导老师、中华中医药学会推拿分会副主任委员、中华中医药学会推拿分会顾问、云南中医药学会推拿专业委员会主任委员。

**【学术思想及贡献】**

夏惠明教授从事中医推拿医疗、教学、科研工作 40 余年，手法宗一指禅推法、丁氏㨰法和内功推拿，倡导中西医结合，辨证结合辨病论治，对脊柱推拿、内科推拿深有研究，尤其擅长运用手法治疗腰椎间盘突出症、颈椎病、肩周炎等疾病及退变性疾病。现将夏惠明教授的学术思想总结如下：

（一）结合现代医学知识，发展中医推拿事业

夏惠明在从事推拿工作 40 余年的经验中得出结论，发展推拿不能固守传统的理论和方法体系，提出“结合现代医学知识，发展中医推拿事业”的观点。

### （二）辨证结合辨病论治

夏惠明认为，辨证一定要辨明病机，病机是疾病发生、发展、变化及转归的机理。正如《素问·至真要大论》所说："审查病机，无失气宜"、"谨守病机，各司其属"，辨明疾病的虚实、寒热、表里，"伤于筋"还是"伤于骨"，然后灵活采用"同病异治"、"异病同治"的方法，选择推拿八法（"温、通、补、泻、汗、和、散、清"法），或重"理筋"，或重"整骨"，辨证施术。

### （三）治病求本

夏惠明提倡"治病求本"，在具体应用时，除必须明确辨证外，必须明确"标本缓急"的概念。疾病的标本关系不是绝对的，在一定条件下，可以互相转化。因此，在临床中要认真观察，注意掌握标本转化的规律，以便不失时机地进行有效的治疗。

### （四）重视诊断的准确性

临床工作以"诊疗"为核心，以诊断为第一要务，没有明确的诊断，治疗无从下手。在临诊时，首先要进行详细的体格检查，而不能仅依赖检查报告。体格检查是医患之间最直接的交流，是临床的第一手资料，也是病情最为直观的外在征象。

## 【技法研究】

夏惠明推拿治疗腰椎间盘突出症的经验总结如下：

### （一）注重整体观念和辨证论治

夏惠明强调从整体出发，全面了解病情，结合现代医学的相关理论，进一步明确疾病的病因、病理，详细分析，再根据四诊八纲进行辨证施治，治疗时注意局部，兼顾全身，应证、应病、应部位施术，特别反对手法千篇一律，所选手法应具有较强的针对性和目的性，体现了中医学整体观念和辨证论治的原则。

### （二）手法强调柔和、深透

推拿治病，疗效与手法的熟练程度密切相关。夏惠明认为："柔和为基准，深透为目的"，柔和、深透是推拿治病的关键。手法的柔和不能简单地理解为柔软无力，而是手法动作节律协调和用力均匀缓和，是手法技巧和力量的完美结合，所谓"轻而不浮，重而不滞"即此理，最终达到深透的目的，即"柔中寓刚、刚柔相济"，才能直达病所。靠蛮力施术很容易造成医源性损伤。

### （三）突出腰椎间盘突出症治疗"三法"

夏惠明治疗腰椎间盘突出症手法简明实用，分为"松"、"动"、"通"三法，具体操作如下：

（1）松法：患者俯卧位，医者以丁氏㨰法施于腰及下肢部，配合下肢后伸、外展等被动运动，然后以手掌按揉腰部，以手指按揉腰部夹脊穴、阿是穴、膀胱经腧穴，手法要求柔和、深透，被动活动幅度宜小。

（2）动法：俯卧位行患肢后伸扳法，侧卧位施以斜扳法，本法要求扳动时稳、准、巧，忌粗暴用力。

（3）通法：患者坐位，医者顺其腰部华佗夹脊穴及膀胱经施以平推法，手法要求用力均匀、柔和，医者呼吸自然，不可屏气。

### （四）主张理筋与整复并重

推拿治疗腰椎间盘突出症方法很多，夏惠明将其归纳为理筋手法和整复手法。理筋手法有丁氏㨰法、按揉法、点法、弹拨法、拿法、平推法等；整复手法有斜扳法、后伸扳法、按压法、坐位定点旋转复位手法、强迫直腿抬高法等，针对目前临床上治疗该病重整复、轻理筋的误区，特别主张理筋与整复并重。

（五）分期分型论治

夏惠明临证时将腰椎间盘突出症分为急性发作期、缓解期、恢复期，分别采用不同的治疗方法。

（1）急性发作期以疏经通络、解痉止痛为法，以理筋手法为主，治疗时间不宜过长。

（2）缓解期以滑利关节、整复错缝为法，理筋与整复手法相结合，根据患者的不同情况，选用斜扳法、后伸扳法以纠正后关节紊乱，减轻突出物对神经根的刺激或压迫。可用拇指重叠推按法纠正脊柱侧弯。

（3）恢复期以补肾壮腰为法，以理筋手法为主，多用平推法，因其具有较好的温通作用。同时嘱患者加强腰背肌力量锻炼，防止复发。

夏惠明治疗腰椎间盘侧后方突出者除常规理筋手法外，常采用拇指重叠推按法，用力方向为对侧前下方。中央型者曾被认为是手法的禁忌证，但随着对该病认识的深入，认为只要临床上没有出现大小便功能障碍、马鞍区麻木，而只是双下肢疼痛麻木或双下肢交替出现疼痛麻木者，则可进行推拿治疗，手法以理筋手法为主，特别强调手法在腰部的施力方向为垂直用力。

（六）手法操作精细化、目的化

推拿手法是推拿治疗疾病的主要手段，疗效好坏与手法的熟练程度密切相关。手法之所以称为“法”，是因为手法是特定的技巧和规范化的动作，是能治病、防病、保健的医疗手段，故称为“法”。《医宗金鉴·正骨心法要旨》云：“法之所施，使患者不知其苦，方称为法也。”手法是通过力的作用达到治疗效果，其力学三要素是：力的大小、方向和作用点。

（1）力的大小：就是施术者用力的渗透程度，其可保证适宜的刺激强度（注意其强度与患者经络敏感程度有关）。

（2）力的方向：就是施力的方向，是平行、垂直、单向、往返，还是环旋，特别在运动关节手法中，施力的方向尤为重要。

（3）力的作用点：就是选择治疗部位点，大多数与痛点、腧穴有关，尤其在运动关节手法中，双手如何选择作用点，哪只手固定，哪只手运动，一定要明确。

力的三要素会影响患者对手法的感受，从而影响治疗效果。推拿医师手法的力量、着力的点、运动的方向、如何发力，必须能精确地控制，达到“精细化的程度”。另外，手法操作要“有的放矢”，手法的选择、配伍、时间及程序都要有明确的目的，力求达到《医宗金鉴·正骨心法要旨》所说“一旦临证，机触于外，巧生于内”的境界。

## 【传人】

（1）王春林，男，在云南省中医医院推拿科工作，主任医师，副教授。擅长治疗腰椎间盘突出症、颈椎病、骶髂关节半脱位、软组织损伤。

（2）杨云才，男，在云南省中医医院推拿科工作，副主任医师，副教授。擅长治疗腰椎间盘突出症、颈椎病、骶髂关节半脱位、软组织损伤。

## 【临床经验】

夏惠明教授推拿治疗腰椎间盘突出症并发梨状肌损伤验案一例：

李某，女，32岁，农民。

症见：腰部酸痛，右臀部牵涉右下肢疼痛，活动不利，不能久行久立，纳可，眠差，二便调，舌质淡，苔白，脉沉紧。

体检：腰椎活动明显受限，腰椎生理曲度变直，腰椎右凸侧弯。右侧梨状肌增粗、痉挛，压痛明显。右侧臀筋膜紧张、压痛。腰4～5、腰5骶1棘突右旁压痛，直腿抬高试验：左70°、右50°，加强试验：左（－）、右（＋），挺腹试验（＋），屈颈试验（－），“4”字试验：左（－）、右（＋），右侧外展挤压实验（＋），膝腱跟腱反射双侧对称，巴氏征（－）。

中医诊断：痹证（寒邪阻络型）。

西医诊断：①右侧梨状肌综合征；②腰椎间盘突出症。

处理：推拿治疗。

治则：实则泻之。温经散寒，通络止痛。

治法：主用“温”、“通”法。

取穴：环跳、承扶、风市、委中、承山、昆仑。

手法：滚法、弹拨法、按揉法、平推法。

操作：医者在患者患侧的腰骶部及下肢施行滚法，以加快患部的气血运行，缓解肌肉紧张痉挛状态。接着在患侧腰骶部及臀部梨状肌投影部位施以弹拨手法，松解粘连。然后再用按揉手法在患侧腰骶部及臀部梨状肌投影部位按揉镇痛。继而用平推法推患侧腰部及臀部梨状肌投影部位，最后用滚法放松，结束治疗。

经以上治疗，患者症状明显好转。经 10 次治疗后痊愈。

## 第五节　罗才贵技法总结

### 【罗才贵简介】

罗才贵，男，1949 年出生，四川省峨眉山市人，主任医师，教授，博士研究生导师。历任成都中医药大学副校长、成都中医药大学附属医院院长、中华医学会成都针灸学会理事长、成都针灸学会推拿专业委员会主任委员。享受政府特殊津贴。

### 【学术思想及贡献】

在临床实践中，罗才贵教授借鉴中医针灸理论，结合推拿手法，强调局部与整体、内治与外治兼顾。他的手法娴熟，技巧独特，擅长骨伤推拿，对腰椎间盘突出症、颈椎病、骨与关节损伤、软组织损伤等均有深入的研究。在脊柱疾病治疗中，他运用独创的“趾压踩腰法”治疗腰椎间盘突出症，疗效显著。他提出临床筋伤顽疾“寒瘀互结”的病机学说，形成“其患有节，节则有章，缓急轻重，法治相当”的现代骨伤推拿治疗学术思想。1983年，罗才贵教授被选派赴阿联酋医疗队工作两年，并担任酋长的医疗保健工作，受到好评；1994年由卫生部、外交部选派赴非洲某国担任总统的医疗保健工作。

在科研方面，罗才贵教授主持研制的腰痛灵栓、颈康灵胶囊等中成药制剂，在临床实践中取得较好的效果。并承担国家级和省级课题10余项，获四川省人民政府科技进步三等奖、成都市人民政府科技进步三等奖各1项。

在教学中，罗教授指导研究生20余名；并举办四川省首届推拿培训班，为各级医院培养技术骨干；他先后赴英国、德国、日本、新加坡、香港等国家和地区讲学；撰写了《中医临床骨伤病学》、《实用中医推拿学》、《推拿治疗学》等13部专著及教材，阐明了骨伤推拿及罗氏推拿法的特点和对疑难病证的独到见解。在国内外刊物上发表论文20余篇。

## 【技法研究】

### （一）趾压踩腰法治疗腰椎间盘突出症

罗才贵教授独创的“趾压踩腰法”是指医者应用自身的重力，单足或双足着力于腰部进行按揉、踩踏、弹跳等动作的一种复合踩法，其具体操作方法有以下3种：

#### 1. 一般踩跷法

操作时患者俯卧，在胸部和大腿部各垫2个枕头，使腰部腾空，医者双手扶好横杠以控制自身体重和踩踏时的力量，同时用脚踩踏患者腰部并做适当的弹跳动作，弹跳时足尖不要离开腰部。根据患者体质，踩踏力量和弹跳幅度相应不同，同时嘱咐患者随着弹跳的起落而配合呼吸，跳起时患者呼气，踩踏时患者吸气，切忌屏气，踩踏速度要均匀而有节奏。

2. 三步踩跷法

（1）腰部颤压法：医者先放松患者腰部的肌肉，然后以脚跟部着力于腰椎间盘突出处的棘突旁，随着膝关节的一屈一伸对腰部进行一弹一压的连续刺激。患者要配合医者的弹跳起落张口呼吸。

（2）大腿推赶法：医者将一只脚平压于患侧大腿后面，向下推赶至委中穴。

（3）小腿揉搓法：医者将脚掌横置于患侧腘窝部，进行前后快速搓动。同时点按患侧穴位。

3. 膝关节推法

操作时患者俯卧，医者在患者患侧，取同侧腰部肌肉紧张处或压痛点，一手按同侧背部，另一手按同侧腰骶部，一脚踏于垫脚凳上，另一膝关节抵于患处，双手用力，一脚腾空，另一膝关节仍抵于患处，施力点位于双手及抵于患处的膝关节，形成3个支点。根据患者体质、病情及耐受力，分配3个支点的用力。运用左右手的支点变化来调节膝关节用力的角度和方向，从而形成膝关节的弹拨、点按、推等手法，并嘱患者配合呼吸引导。

### （二）手法牵引加旋转斜扳法治疗椎动脉型颈椎病

罗才贵教授临床上除运用趾压踩腰法治疗腰椎间盘突出症外，还善于运用手法牵引加旋转斜扳法治疗椎动脉型颈椎病，其具体操作方法为：

（1）放松手法：患者侧卧，颈前屈，医者自患侧枕部向肩部先按揉、提拿操作各5～8遍；然后用拇指点揉、弹拨枕后、颈椎旁各压痛点和条索状的肌束各10次；点揉或拿风池、风府、肩外俞、天宗、肩井等穴，以出现明显酸胀感为度。同法处理健侧。

（2）手法牵引：患者仰卧位，头保持中立位，下颌内收。医者坐于床前，左手托患者颈部或枕部，右手扶其下颌，双手协调用力向上牵引，持续20～30秒，当手下有阻力感时，突然平稳加力，会有关节弹响声或感到椎间的松动感，可反复操作3～5次，此时患者多能感到颈部明显轻松。

（3）旋转斜扳法：嘱患者放松颈部，以右侧病变为例，医者左手托其枕部，拇指顶压寰枢椎小关节处，右手扶其下颌，将其头略后仰，侧转，缓慢摇动2～3下，将头被动旋转至手下有阻力感且拇指绷紧时，两手协调用力，行有限度的“闪动力”之斜扳法，多可听到关节“咔哒”声或拇指可触及复位关节弹跳感。同法调整对侧，用于整复颈上段椎关节失稳（尤其是寰枢椎关节失稳）。

治疗后嘱患者尽量少持续低头，多参加户外体育锻炼，并选择高度合适的枕头。

在治疗椎动脉型颈椎病方面，软组织放松和点穴手法可舒筋通络、行气活血，是关节活动手法前的必要准备。纵向手法牵引可解除肌肉痉挛，增大颈椎椎间隙和椎间孔，纠正颈椎关节错位、椎体滑移，恢复脊柱力学平衡；横向的旋转斜扳法直接调整患椎，迅速整复关节错位。针对该病的病理机制，治疗上诸法合用，“骨正则筋柔”，增强了颈椎的稳定性，既可解除椎动脉的刺激和压迫，又可降低交感神经的紧张性，从而改善椎动脉供血功能而达到治疗的目的。该手法操作简便，但应用时要严格把握适应证和禁忌证，注意掌握牵引、旋转扳法的力度、幅度和方向，避免发生医源性损伤。

【传人】

罗建，男，1972 年 6 月出生，副主任医师。1995 年 9 月毕业于成都中医学院针灸系，2001 年考入成都中医药大学针推学院攻读硕士及博士学位，师从于罗才贵教授，毕业后留成都中医药大学附属医院从事临床工作至今。现任成都针推学会推拿专业委员会主任委员，四川省针灸学会理事。

【临床经验】

罗才贵教授临床经验丰富，采用踩跷法治疗腰椎间盘突出症疗效显著。他认为踩跷法本身具有面积大、受力均匀之特点，能缓解肌肉痉挛，对神经系统有镇静作用，可促使组织胺样物质释放，从而扩张毛细血管，改善局部血液循环，增强肌肉的新陈代谢，利于局部炎性产物、水肿吸收，促进损伤组织的修复。踩跷时患者体位大多为俯卧位，不需患者变化体位，易于被患者接受。但踩跷法用力较大，临床上对于年老、体弱者或妇女应酌情应用，对于骨质疏松、高血压、心脏病或诊断不明的患者，应禁用本法。现介绍踩跷法治疗腰椎间盘突出症典型案例如下：

王某，男，52岁，成都市干部。

主诉：腰部疼痛2年，加重3个月。

病史：患者2年前摔倒致腰部肿痛，经打针治疗十几天后好转。3个月前腰部经常酸痛，劳累后加重，疼痛有时放射至臀部。

查体：下腰部肌群紧张，压痛广泛。

辅助检查：腰部正侧位X片示：骶椎隐性裂，有S型侧弯征象，$L_3$～$L_5$向左侧凸明显，间隙左右不等宽。

治疗：经罗才贵教授详细检查后，决定以踩跷矫正法结合牵引矫治。患者俯卧牵引，在胸部和大腿部各垫1个枕头，使腰部腾空。医者双手扶住预先设置好的横木，以控制自身体重和踩跷时的力量。脚发力点在脚跟部，接触点在错位椎体左侧横突。前5天每天做1次治疗，以轻矫法及轻力量牵引放松肌肉韧带为主。第6～10天，每天1次以渐重式脚法在中等强度牵引情况下对每个错位椎体做矫治。第10～25天，以每天做2次重矫法结合中等强度牵引矫治，第4腰椎做加强矫治。

结果：矫治10天后X线片显示：脊椎侧弯和间隙左右不等宽明显改善。矫治到25天后X线片显示：侧弯完全矫正，间隙等宽。

## 第六节　向开维技法总结

### 【向开维简介】

向开维，男，贵阳中医学院第一附属医院推拿科主任，主任医师，教授，硕士研究生导师。兼任中华中医药学会推拿分会委员。

## 【学术思想及贡献】

向开维教授在治疗腰椎间盘突出症方面经验颇丰，他认为腰椎间盘突出症属中医学腰痛、痹证范畴，按腰椎间盘突出症的病变部位和临床表现，主要责之于督脉、足太阳膀胱经脉及足太阳经筋、足少阳经筋病变。向开维教授治疗腰椎间盘突出症临床辨证如下：

### （一）腰椎间盘突出症的经脉辨证

（1）腰椎间盘突出症与督脉：督脉经气受损是导致腰椎间盘突出症的根本原因。一则从督脉循行来讲，腰椎间盘突出症的实质是椎间盘纤维环的退变、破裂和髓核的突出，其病变部位在脊柱，而在经络学说中督脉循行于背脊正中；二则从督脉病候来讲，据古代文献记载，督脉的病候如腰脊强痛、俯仰不利、肢体萎软、手足拘挛、麻木等，这与腰椎间盘突出症的主要症状腰痛及腰部活动受限是相一致的，因此，如果腰脊受损，则督脉经气不通，可导致本病的发生。

（2）腰椎间盘突出症与足太阳膀胱经：在督脉的两侧为足太阳膀胱经，督脉的经脉和经别又均通于足太阳膀胱经。督脉与膀胱经的经脉之气在背部是相通的，督脉总督诸阳经，其经脉之气的外延部分首先是足太阳膀胱经，故一旦督脉病变，最先累及膀胱经，所以，本病的发生也与足太阳膀胱经密切相关。腰椎间盘突出症的临床表现主要是腰背痛、腰部活动受限，并伴有放射性坐骨神经痛，主要沿坐骨神经分布区放射。这些疼痛、压痛、放射痛的部位正好与足太阳膀胱经的循行相吻合，且膀胱经的病候也与腰椎间盘突出症的临床表现极为相似。

从以上分析可看出，腰椎间盘突出症的病变主要属督脉、膀胱经的病变，此二经经脉闭阻不通，经气运行受阻，气血不畅，不通则痛，则可产生脊神经根受压或神经炎症的系列症状。

（3）腰椎间盘突出症的分经辨证：腰椎间盘突出症的病变除与督脉、足太阳膀胱经关系密切外，由于椎间盘突出的部位、方向及程度的不同，其临床表现亦较为复杂；中医临床辨证时，还要根据不同神经根在受突出椎间盘组织压迫下产生的特有症状和体征来辨别何经病变在本病中占主导地位，如 $L_{3\sim4}$ 椎间盘突出，主要表现在大腿前侧、小腿前内侧疼痛、麻木，可按足阳明经辨证；$L_{4\sim5}$ 椎间盘突出，表现为大腿和小腿外侧疼痛、麻木，可按足少阳经辨证；$L_5\sim S_1$ 椎间盘突出，主要是大腿、小腿后外侧疼痛、麻木，可按足太阳经论证。但椎间盘突出往往不是单一的突出，且其突出的程度与方向也有所不同，因此，下肢痛可为混合型疼痛。当椎间盘突出较大、压迫马尾神经时，可产生腰背痛及双下肢疼痛、麻木、无力、会阴区麻木、膀胱及直肠括约肌无力或麻痹，此为腰椎间盘突出症的重症。因督脉总督诸阳，统摄诸经（尤其是阳经的功能），因此督脉受损易导致广泛的下肢疼痛、麻木、萎软无力。

（二）腰椎间盘突出症的经筋辨证

经筋，是十二经脉连属于筋肉的体系，其具有联络四肢关节、约束骨骼、主司关节运动的功能。腰椎间盘突出症主要与足太阳经筋、足少阳经筋病变有关。足太阳、足少阳经筋经气不利，血运不畅，气血凝滞，可产生腰腿痛的症状，日久致气滞血瘀，导致腰背部肌肉粘连，形成肥厚、条索、结节等痛性反应物和关节屈伸运动受限。

**【技法研究】**

向开维对于退行性腰椎滑脱症（DS）的手法治疗方法十分独特，现介绍如下：

（一）放松手法

（1）患者仰卧，点按太冲、解溪、昆仑、阳陵泉等穴。

（2）患者俯卧，点按承山、委中、承扶、殷门、环跳等穴；腰背部采用㨰法、掌揉法和弹拨法。

（二）整复手法

1. $L_4$ 向前滑脱者

患者采取俯卧垫枕位，垫枕高 20cm，置于椎体滑脱的相应位置，其手法要点为：

（1）检查患者有无棘突偏歪，如有棘突偏歪，采取推臀晃腰法，纠正棘突的偏歪。

（2）医生站于患者右侧，以右手掌骨包住 $L_5$ 棘突，右手的手指朝向尾骨，左手五指扣于右手手背以固定右手，然后右手掌以斜向下 45°的方向做一顿挫冲压动作，间段发力 2～3 次。

手法体会：腹部垫枕可以改变腰椎的生理曲度，同时给 $L_4$ 椎体一个由下向上的力。$L_5$ 椎体受到的斜向下 45°

方向的顿挫力可分解为垂直向下的分力和水平方向的分力，垂直向下的分力可以使 $L_5$ 椎体发生瞬间的位移，水平方向的力可以起到牵拉竖脊肌、棘上韧带和棘间韧带的作用。所以，在垂直向下的分力和水平方向的分力及腹部垫枕向上的力综合作用下，可以使 $L_4$、$L_5$ 椎体发生瞬间的位移，使向前滑脱的 $L_4$ 得到整复。

2. $L_5$ 向前滑脱者

患者采取俯卧屈膝垫枕位，垫枕高 20cm，置于椎体滑脱相应位置，其手法要点为：

（1）检查患者有无棘突偏歪，如有棘突偏歪，采取推臀晃腰法，纠正棘突的偏歪。

（2）医生站于患者右侧，右手掌骨置于腰骶关节处，以左手握住患者左侧髂骨翼。医生左手向后、向前晃动左侧髂骨，同时右手掌做垂直向下的顿挫动作 2～3 次。

手法体会：腹部垫枕可以改变腰椎的生理曲度，同时给 $L_5$ 椎体一个由下向上的力。采取俯卧屈膝动作和垂直按压腰骶部可以纠正腰骶成角，牵拉竖脊肌、棘上韧带、棘间韧带以及前纵韧带，并在按压的过程中使腰骶关节、骶髂关节发生轻微的位移而复位。

### （三）注意事项

由于退行性腰椎滑脱症患者腰椎的稳定性较差，故每次治疗结束，叮嘱患者应戴围腰以护腰，减轻腰部的负重，做仰卧位屈膝屈髋锻炼。休息时不可以坐软沙发和睡软床。

### （四）研究讨论

长期的临床实践证明推拿手法治疗退行性腰椎滑脱症

有较好的临床效果，其原理是改善了腰肌高张力状态，恢复了腰椎稳定，改善了腰椎承重力线。临床上运用俯卧垫枕运动整复法治疗 $L_4$、$L_5$ Ⅰ度、Ⅱ度向前滑脱有较好的疗效。推拿界曾提出治疗向前滑脱的 DS 时，手法矫正的发力方向难以从滑脱前方实施，使得滑脱的椎体容易产生向后位移。而向开维主任认为，在整复过程中，腹部的垫枕（棉枕，高 20cm）能给向前滑脱的椎体一个由下向上的力，可以较好地解决这个问题。治疗过程中，强调“在运动中整复，动中求正”，因为，在运动中椎体各相应关节处于失稳的状态，施以手法可以牵拉相应的肌肉、韧带，并使关节发生瞬间小的位移，达到整复的目的。

在每次治疗结束后，要求患者戴围腰护腰及疗程结束后做仰卧位屈膝屈髋锻炼，可使脊柱的稳定性得到恢复，并通过锻炼腰背肌肉最终使脊柱的稳定性增强。一般患者接受手法治疗后，翻身、持重及步行等功能会明显地提高，然而影像学上腰椎生理弧度（弓顶距离）及滑脱程度未见明显改变。向开维主任认为，脊柱始终处于动态平衡的调节中，以适应身体的退变，通过手法整复，即使是椎体小的位移，也可以使脊柱相关的肌肉、韧带、关节之间建立新的相对的平衡，从而达到治疗目的。

## 【传人】

陈新国，男，贵阳中医学院附属第一医院推拿科副主任医师，擅长治疗肩周炎、颈椎病、腰三横突综合征等疾病。

【临床经验】

向开维主任治疗退行性腰椎滑脱症的临床验案一例：

王某，女，56 岁，退休工人。

主诉：3 天前，洗衣物时因地面湿滑而摔倒，腰痛即作，不敢仰俯。口服止痛药物，外贴膏药，疼痛有所缓解，但药效一过仍旧疼痛。

检查：腰部 $L_4$ 压痛，X 线片显示：$L_4$ Ⅱ度向前滑脱。

治疗：

（1）患者俯卧，施行放松手法，点按承山、委中、承扶、殷门、环跳等穴；腰背部采用㨰法、掌揉法和弹拨法。

（2）俯卧垫枕运动整复法。患者采取俯卧垫枕位，垫枕高 20cm，置于椎体滑脱相应位置。手法同上 $L_4$ 向前滑脱整复法。

经上述手法治疗 1 次，患者疼痛即止，腰部活动正常。嘱患者带围腰护腰，做仰卧位屈膝屈髋锻炼，使脊柱的稳定得到恢复，并通过锻炼腰背肌肉以增强脊柱的稳定性。

# 第六章　西北地区推拿名家技法介绍

## 第一节　韩樵技法总结

【韩樵简介】

韩樵，又名韩星桥（1909～2004），男，祖籍北京市，副主任医师。新疆维吾尔自治区中医推拿学科的开创者和学术带头人，历任新疆维吾尔自治区中医院推拿科主任、中华中医药学会新疆分会理事兼推拿组组长，并曾任教于新疆中医学院。

【学术思想及贡献】

韩樵先生是一指禅推拿流派的重要传人，师承于一指禅推拿名家钱砚堂、钱福卿及武术养生名家王芗斋，其一生致力于一指禅推拿的继承、研究和发展，对一指禅推拿流派的发展与创新有着巨大贡献，主要表现在以下几个方面：

（一）师古存真

韩樵先生认为，中医的发展关键在于其思想方法，如果能正确认识和把握中医以及中国传统文化的思想方法，则可使中医充满生机，历久常新。因此，韩樵先生一直提倡和坚持以中医及中国传统文化思想方法为路径来认识和研究一指禅推拿，提出认识研究一指禅推拿不能仅局限于个别手法和操作层面，而是要从整体和文化思想层面来看待。同时又进一步提出“明心见性”是禅学思想方法的核心，一指禅推拿心法则是一指禅推拿的思想方法核心，从而把对一指禅推拿的认识和研究提高到了文化思想的高度，为一指禅推拿的认识和研究指明了方向，奠定了基础。

（二）继承发展

韩樵先生继承了由钱砚堂、钱福卿、王芗斋三位先生共同研究倡导的一指禅推拿心法，并以此为基础，进一步建立了以心法为核心的一指禅推拿学术体系。其中以性、觉、证、禅定为主要内容构成一指禅推拿心学体系，以禅定、觉己（内观证己）、觉他（外观证他）、一指禅治法为主要内容构成一指禅推拿治疗学体系，以禅定、一指禅功法、一指禅手法为主要内容构成一指禅推拿手法学体系，将沿袭已久的传统一指禅推拿发展成为以心法为核心，理、法、方、术贯穿一体的学术新体系。

（三）求精创新

韩樵先生在传统一指禅推拿的发展建立过程中，既有挖掘整理，也有大胆创新，如将玄奥难懂的一指禅推拿心法以中国传统文化“本体论”思想概括为以本体觉证得自性的学问，清晰明确地阐述了一指禅推拿心法的主要内容和基本关系，使其成为有法可循的事物。以禅定和觉己为基础在自身复制病体感受的觉他（外观证他）法，则是挖掘和发展了中医濒于失传的诊断法；在推拿功法中，独创了以站桩、试力、发力、单操手为主要内容，与手法和临床紧密结合的专业性一指禅推拿功法，从而取代了沿袭已久、以强身健体为主的“易筋经”功法。

**【技法研究】**

（一）注重基本功训练

韩樵先生认为，手法与医者的心理、生理、人体运动原理、操作技巧、目的等密切相关，所以手法练习必须要进行系统的整体练习，只有这样才能培养出手法操作和运用的基本能力，才能在运用手法时做到得心应手、不出偏差。韩樵先生总结了多年的练习心得，建立了以禅定、一指禅功法、一指禅手法为主要内容的一指禅推拿手法体系。其在手法操作时身体整体调动，处处体现出心手合一、身手合一的整体状态。

（二）全身心投入，把握细节

一般性的操作容易掌握，但细节往往决定着疗效的优劣。因为在不同的病证、病位、不同条件下的量效关系等因素的影响下，即使是使用同一种手法，效果也会有所不同。为充分把握诸多因素的细微变化和手法操作质量，韩樵先生对手法操作提出如下要求：下手有感应、动手力流畅、身心在当下、医患应互动。所以其在手法治疗中，都是在禅定状态下进行，操作时与患者、病体互感互应，即使是微小的变化都能做到及时感应和调整。

（三）契合病情，法无定法

韩樵先生在手法应用中并不偏好和固守某一种手法，认为契合病情的手法才是好手法。只有这样，才能达到

"无一动不是法，无一法可为法"的境界。其手法往往难以准确划分和界定。如在使用摆动类手法揉、㨰、一指禅推法时，或使用不同类手法，如摆动类、挤压类、振颤类手法时，其可自由转换而毫无障碍。除此之外，随着对病情的理解和把握，也常常派生出诸多新的手法，如其独创的推挡振颤法等。

### （四）桴鼓相应，手法贵精

韩樵先生认为，不能盲目地使用手法，不能以方对病。有一病必有一法，如鼓应桴，手法贵精。他要求施术者做到：动手施术前必须在诊断上多下功夫，动手施术中必须多加感应和观察，施术后必须探明术后反应。如此方可使治疗手法针对性强，精练而高效。因此韩樵先生在治疗中往往使用看似简单的手法，却常常能获得意想不到的疗效。

## 【传人】

韩樵先生的主要传人有王群及其子女 9 人。其中较突出者为王群。

王群，女，1925 年出生，主治医师。师从一指禅推拿名家钱福卿、韩樵。新疆维吾尔自治区中医院推拿科创建人之一。曾任中华全国中医学会新疆分会理事兼推拿组副组长。

## 【临床经验】

韩樵先生不仅善治颈、肩、腰、腿等软组织、关节疾病，而且善治中风后遗症、肠胃病等脏腑疾病。

1. 治疗中风后遗症经验

韩樵先生认为，中风后遗症病灶在脑，为本病之标，脏腑失调为本病之本。根据中医急则治之标、缓则治之本的治疗原则，在治疗中风后遗症初期阶段，应以消除脑部病灶为主，调理脏腑为辅，兼及口面四肢。治疗脑必然联系到脑、髓、肾、膀胱经的关系，因为脑、髓相连肾所主之，脑髓藏于头和椎管中而膀胱经行于其上（旁），肾与膀胱相表里，膀胱经又分布着各脏腑的俞穴，可以调理脏腑。所以头部与膀胱经是治疗中风后遗症的重点部位。

主要操作步骤：

（1）患者坐位（以坐位为例，亦可卧位）。医者站立于患者前方，用一指禅推法推印堂、抹前额、按揉太阳穴、扫散头两侧、捏揉两耳、按揉耳门、按揉百会、一指禅推法推五经。

（2）患者坐位，医者站立于患者后方，掌根揉颈肌，按揉风府、风池，拿肩井。

（3）患者俯卧位，医者揉膀胱经、擦膀胱经，并辨证取穴，按揉膀胱经重点脏腑俞穴。

（4）患侧肢体施康复手法。

2. 推拿治疗胃扭转一例

聂某，男性，22岁。

主诉：上腹疼痛伴频繁呕吐，不能进食、进水两天。

诊断：经查确诊为胃扭转。

推拿治疗方法：

（1）治则：理气和胃，还纳复位。

（2）取穴：胃脘部、膻中、中脘、气海、关元、脾俞、胃俞、膈俞、内关、合谷、足三里、三阴交。

（3）手法：推挡振颤法（韩樵独创），推、按、揉、拿法。

（4）操作：

1）仰卧位：施推、摩法于膻中、中脘、气海、关元、天枢等穴，理气和胃。施推挡振颤法于胃脘部，还纳复位。

2）俯卧位：施揉按于脾俞、胃俞、膈俞穴，激发脾胃脏腑功能，恢复胃的正常体位。

3）仰卧位：施按、揉法于内关、合谷、足三里、三阴交穴，止腹痛呕吐。

患者于当日施治时胃扭转还纳，第 2 日进流食，7 日后出院。

## 第二节　李维洲技法总结

### 【李维洲简介】

李维洲，男，1956 年 3 月出生，副主任医师。1977 年毕业于兰州医学院医疗系，1983 年开始从事手法治疗软组织损伤的研究和临床诊治工作。现任甘肃省永靖县妇幼保健院院长。

### 【学术思想及贡献】

#### （一）对颈椎病的认识

李维洲在颈椎病的临床研究中发现以下几种情况：

（1）起病方式：有些人颈椎骨质增生和退行性改变严重，但并无临床症状，但当一次挥鞭性损伤，即俗话说脖子“闪”了一下，便突然发病。另一些人经常出现“落枕”，时间长了颈项疼痛，便呈斜颈外观，逐步牵扯到胳膊和手指麻痛，或出现其他症状。所以颈椎病起病不一定与骨质增生和退变是完全一致的。

（2）临床症状不一定与颈椎骨质增生和退变程度完全一致。有些患者X线片显示骨质严重增生，而神经受压症状并不明显；有的患者发病后，早期症状很严重，而X线片不一定有骨质变化。

（3）治疗效果的取得，并不完全取决于骨刺是否去除。多数患者经牵引、按摩、推拿等治疗后取得了良好的疗效。

以上现象，仅用以前传统的理论难以解释清楚，于是李维洲在1982年赴北京求教于空军总医院的冯天有教授，学习从脊柱内外平衡失调的观点去分析、研究这些临床现象，认识到损伤和退变是发生颈椎病的重要原因。退变是容易损伤的内在因素，而损伤往往又促使和加重退变。运用脊柱内外平衡的观点，把人看成对立统一的整体，不仅看到颈椎损伤、退变、畸形的一面，还要看到机体适应、修复、代偿的一面。运用脊柱内外平衡失调的这个基本观点，在临床上综合分析颈椎病患者不同个体的具体情况，抓住病变的主要矛盾，参照X线片表现，查明患椎部位，辨清患椎棘突偏歪方向，酌情用轻巧的脊柱旋转复位手法，拨正偏歪棘突，从而恢复颈椎正常的内外平衡关系，解除对神经根、脊髓、血管、交感神经的刺激或压迫，促使软组织损伤修复，使临床症状减轻或消失。

### （二）对腰椎间盘突出症临床反复发作的认识

李维洲认为，椎间盘突出症的病理变化应该包括：纤维环的破裂，髓核突出和患椎关节突关节的错缝（表现在患椎棘突的偏歪、复位时为纠正偏歪棘突而产生的患椎轻度的移位和伴随的响声）及椎间韧带的撕裂伤。目前临床上对腰椎间盘髓核突出可导致患椎关节突关节错缝未予重视，在治疗时，亦未能主动纠正患椎关节突关节的错缝。患者往往虽已临床治愈，但患椎关节突关节仍有错缝，遗留有轻重不等的腰部症状、体征，使本病由明显的临床表现转入间歇期，一旦遇到诱因刺激仍可复发。另外，椎间盘突出症患者经手法整复后，虽髓核还纳、关节突关节对位、纤维环的裂隙闭拢或改变了原突出髓核与神经根的关系，但纤维环的裂隙尚需间质滋养及松质骨或硬膜外的血管滋生而恢复血供，所以，手法整复后卧床休息是非常必要的。如果手法整复后未及时休息，突出的髓核虽已还纳，但纤维环裂隙持续存在，或纤维环修复后，患处仍很薄弱，这样，即使临床症状暂时缓解，一旦遇有适宜暴力便重新发作，因而，症状时轻时重便构成椎间盘突出症的特征。因此，为了预防椎间盘突出症的复发，必须强调手法复位时要纠正患椎关节突关节的错缝，以及复位后充分休息。

## 【技法研究】

### （一）颈椎病的手法治疗

李维洲治疗颈椎病所用的手法包括：颈椎定点旋转复

位法、分筋理筋法和点穴法。

1. 颈椎定点旋转复位法

患者坐矮凳子，取端坐位，两手垂下放松，前屈低头30°，头斜偏45°。医者立于患者后面，以一手拇指触摸偏移棘突或压痛点处固定之，另一手抵住患者下颌部，同时让患者的头部侧靠在医者的腹前上部，待患者的头再难以向后侧方旋转时，医者两手相对用力，向一侧旋转颈椎，并用力向上提拉，达到最大限度时，使用一短暂有限度、有控制的突发巧力，稍微增大旋转度，此时常可听到“咔”的一声，或拇指下有滑动感，然后检查偏移棘突是否平复。若仍未平复，可重复施治1次。然后用同样方法施于对侧，纠正偏歪的棘突。

2. 分筋理筋法

复位成功后用分、理、揉、擦为主的手法（此手法亦可用于复位之前），施于颈项部索条和筋结，以调整被施术之软组织，以达到消肿止痛、舒筋活络之目的。

3. 点穴法

（1）手法：根据具体情况局部可用重手法或轻手法，以点按、压揉为主。

（2）常用穴位：如风池、风府、肩井、大椎、天宗、落枕、合谷、曲池以及阿是穴和背部两侧的夹脊穴，时间约5分钟。点穴时间不宜过长，力度不宜过重，目的在于进一步松解颈肩部肌肉，以解除软组织痉挛。

完成全套治疗手法约需20分钟。嘱患者回家后低枕而眠，颈项活动度不宜过大。以上手法除颈椎旋转复位法外，其余手法每周可施治2～3次，10次为1疗程。如仍有不适者，可间隔1周后再施第2个疗程。

## （二）腰椎间盘突出症的手法治疗

李维洲治疗腰椎间盘突出症所用的手法主要是腰椎脊柱旋转复位法。

李维洲认为，复位是移位过程的反过程，要根据受伤机理、临床体征与分型，应用与受伤机理相反方向的力使患椎复位，即左旋型患者采用右旋手法、右旋型患者采用左旋手法进行复位。

### 1. 坐姿复位法

患者端坐于方凳上（无靠背），两脚分开与肩等宽。医生正坐于患者之后，以左旋型棘突向右偏歪为例，医生首先用双拇指触诊法查清偏歪的棘突，右手自患者右腋下伸向前，掌部压于颈后，拇指向下，余四指扶持左颈部（患者稍低头），同时嘱患者双脚踏地，臀部正坐不准移动。助手面对患者站立，两腿夹住患者左大腿，双手压住左大腿根部，维持患者正坐姿势。医生左手拇指扣住偏向右侧之棘突，然后右手拉患者颈部使身体前屈60°～70°（或略小），继续向右侧弯（尽量大于45°），在最大侧弯位，医生右上肢使患者躯干向后内侧旋转，同时左手拇指顺着向左上顶推棘突（根据棘突间隙不同，拇指可稍向上或向下），立即可觉察指下椎体轻微错动，往往伴随“咔哒”一声。之后，医生双手拇指从上至下将棘上韧带理顺，同时松动腰肌。最后，一手拇指从上至下顺次压一下棘突，检查偏歪棘突是否已拨正、上下棘间隙是否已等宽。

2. 俯卧位复位法

（1）急性期较大的髓核突出常使患者不能卧床，坐立不安，因为严重的疼痛使患者非常烦躁，遇到这样的病例，可取俯卧位或趁患者暂时安静之际，及时复位。

（2）患者俯卧位，两腿稍分开。医生双拇指触按腰部，摸清偏歪的棘突。以左旋型棘突向右偏歪者为例，医生站在患者的右侧，面对侧方，左臂从右大腿下面伸进，将右腿抱起过伸膝、髋，以患椎为支点旋转大腿。右手拇指借大腿摇转牵引之力，将向右侧的棘突拨正。之后，双手拇指从上至下将棘上韧带理顺，同时松动腰肌。最后，一手拇指从上至下顺次压一下棘突，检查偏歪棘突是否已拨正、上下棘间隙是否已等宽。

## 【临床经验】

李维洲应用软组织损伤治疗手法治疗颈椎病临床验案一例：

王某，男，43 岁，教师。

主诉：颈部疼痛 1 个月，近 3 天右手麻木疼痛，口服止痛药稍有缓解，但是停药即复发疼痛。

检查：颈部压痛，颈椎压迫试验阳性，$C_5$ 棘突偏歪、棘上韧带增厚，臂丛牵拉试验阳性。X 线片显示生理曲度消失。

诊断：颈椎病。

治疗：使用颈部软组织损伤治疗手法（即颈椎定点旋转复位法）治疗，复位后加理疗热敷。共治疗 5 次，患者痊愈。

## 第三节 刘智斌技法总结

### 【刘智斌简介】

刘智斌，男，1957年出生，陕西省乾县人，主任医师，教授，硕士研究生导师，陕西中医学院附属医院院长。历任中华中医药学会推拿分会委员、中华针灸学会委员、陕西中医学院学位委员会委员等职。

### 【学术思想及贡献】

刘智斌教授多年来潜心于针灸推拿专业的临床、教学、科研工作，主编出版了《实用推拿学》、《手技疗法治百病》等著作，参编出版了《中医方法全书》、《中医治法精华》、《推拿治疗学》、《推拿手法学》等著作。发表《推拿治疗青少年颈椎病30例小结及疗效探析》、《浅论手法补泻》、《“内经”推拿疗法探析》、《论推拿手法的刺激量》、《“肘后方”推拿疗法探析》、《“伤寒杂病论”针灸疗法探析》等20余篇学术论文。在临床实践中善于探索，对一些疑难病证有独特的疗法和良好的疗效，特别对颈椎病和腰椎病的非手术治疗，创立了一套独特的手法。

刘智斌认为，在推拿治疗时，不同刺激量的手法对治疗的效果是有直接影响的，而手法的刺激量不仅取决于手法的压力，还与手法的着力面、受力的方式以及操作时间的长短、医生手法的功力、所治疾病的性质、手法施术部位均有一定的关系。除了这些，手法刺激还应随患者年龄、性别、体质的不同而变化。另外，他还对推拿的手法补泻和推拿体位进行了研究。他认为手法的频率及多大力度的刺激为补，在临床上是没有量化标准的，所以在运用时，要结合个体的差异、病变部位和所取穴位的位置以及病情的轻重、缓急，仔细辨证，灵活运用。另外，在推拿治疗时采用与之相应的体位，会使手法产生的功力最大程度地深透于肌肤，从而提高疗效，缩短治疗时间。

## 【技法研究】

### （一）角度牵引法及颈椎病治疗辅助技法

1. 角度牵引法

患者坐位，要求其全身放松。牵引角度据临床症状并对照颈椎X线片确定牵引角度。病变在$C_{2\sim4}$，取后伸5°～20°；病变在$C_{4\sim5}$取0°；若病变在$C_{5\sim6}$、$C_{6\sim7}$时，如颈椎曲度变化不大应选择前屈10°～20°，若颈椎曲度稍直，应选择前屈5°～10°，若颈椎曲度消失，应选择前屈0°～5°，有颈椎反屈者当行垂直位牵引。牵引重量为5～15 kg。牵引30秒间歇10秒，共30分钟。牵引时，头部缓慢左右转动，10秒钟一个来回，旋转角度一般为30°～50°。

2. 治疗颈椎病辅助手法

（1）用一指禅推揉法、推拨法在颈项部治疗，以枕骨下、风池、天柱穴为重点。

（2）用点按法点按风池、天柱、痛点，以有明显的酸胀感为度。在点按的同时，配合颈后伸被动运动。

（3）用拿法拿风池、颈项，自上而下往返3～5遍。

（4）用扫散法在头部两侧治疗，拿五经各3～5遍。

（5）施颈椎斜扳法，左右各 1 次。

（6）再拿颈项 3～5 遍结束。

## （二）改良旋转复位法结合理筋手法治疗腰椎间盘突出症

1. 改良旋转复位法

患者端坐于无靠背的方木凳上，暴露腰部，双腿分开，屈膝约成直角，踏稳勿移动。医者马裆式站于患者之后，以 $L_4$ 棘突右偏为例：一助手站于患者左前方，用双腿夹住患者左膝，双手压患者左侧大腿处，以固定患者骨盆，保持下半身的稳定。医者左手拇指扶按 $L_4$ 棘突右缘（患者转身双手环抱搭在医者头颈部，勿用力），右手从患者左腋下穿过扶按左肩胛部，控制患者上身稍后仰，用力将患者斜向上拔伸牵引，嘱其张口呼气，放松时顺势旋转右扳左顶，听到“咔啪”弹响声并感左手拇指下有松动感，表示复位成功。

2. 理筋手法

（1）患者俯卧位，在腰骶部沿膀胱经循行线上反复按揉 3～5 分钟，肘部拨揉竖脊肌及压痛点。

（2）以肘部按揉患者大肠俞、环跳穴，每穴 3 分钟，再点揉肾俞、腰阳关、承扶、阳陵泉、承山等穴，点按双侧委中、昆仑穴时，嘱患者腰部左右平均扭摆数次。

（3）施腰部侧位斜扳法，先患侧、后健侧各 1 次。

（4）施卷腰法 3～5 次（急性期勿用）。

（5）施腰椎过伸法持续 1 分钟。

（6）伴坐骨神经痛或下肢酸麻胀痛者，循三阳经及痛点拿揉、弹拨、按压 5～6 次；伴下肢“吊筋感”者，行直腿抬高扳法（急性期勿用）。

### （三）推拿治疗胃脘胀满症

1. 基本操作方法

（1）患者仰卧位，医者坐于患者右侧，用拇指揉法（或用一指禅推法）在其腹部沿任脉往返治疗 5～8 遍，重点揉中脘、气海、天枢穴。再沿两侧肋下缘往返治疗 5～8 遍。

（2）用手掌摩法在患者胃脘部治疗 5～10 分钟，然后再用拇指或中指按揉中脘、气海、天枢穴，每穴 2 分钟，点按两侧天枢穴各 1 分钟。

（3）患者俯卧位，用拇指按揉法在患者 $T_{6\sim12}$ 棘突旁两侧背俞穴治疗，每穴 2 分钟。重点按揉肝俞、脾俞、胃俞、三焦俞。

（4）按揉患者手三里、内关、足三里穴各 1 分钟。

2. 辨证加减

（1）饮食伤胃：延长摩腹时间，加按揉神阙穴 2 分钟，按揉大肠俞、八髎穴各 1 分钟。

（2）肝气犯胃：用指揉法自天突向下至中脘穴治疗，重点揉膻中穴，时间约 2～3 分钟。用指揉法轻揉两侧章门、期门穴各 2 分钟。

（3）按揉肝俞、胆俞、膈俞各 2 分钟。

（4）斜擦两胁肋约 5 分钟。

## 【临床经验】

1. 推拿治疗小儿臀肌挛缩案例

某患儿，男，3 岁。患儿家长诉半年前发现小儿上楼梯时喜欢横步走，未注意，后来发现上楼梯一直横步，正步上楼梯非常困难，遂来就诊。查体见小儿站立位髋关节外展外旋，快步行走时明显，呈“外八字”，下肢内收屈曲困难，两侧大转子内侧在髋关节屈曲时可以摸到条索状纤维组织。臀大肌无萎缩。家长述其曾多次臀部肌肉注射。

诊断：臀肌挛缩。

治疗：患儿取俯卧位，沿臀大肌方向用㨰法治疗，配合髋关节后伸外展被动活动，然后按、揉、弹拨股骨大转子后方及条索状的臀大肌纤维组织。然后侧卧位，在大腿外侧沿阔筋膜张肌到髂胫束用㨰法、按揉法治疗。最后仰卧位，再弹拨挛缩之条索状臀大肌纤维组织，做髋关节内收、内旋、前屈被动活动。并嘱患儿家长每日配合做下肢内收屈髋被动活动，早晚各1次，每次做10～20次。经3个月的治疗后，患儿姿势和步态正常，症状消失。

2. 推拿治疗肩凝症案例

左某，男，42岁，农民。2005年8月10日来诊。左肩疼痛1月余，活动受限。自诉夏日大汗后对着电风扇吹了一夜，晨起即感左肩酸痛无力，抬不起来，中午有所缓解，未重视。近日病情渐重，左肩上举小于110°，外展小于80°，后伸小于5°。

诊断：肩凝症。

治疗：先用一指禅推法、拿法、弹拨法、牵摇、拔伸等法在患肩和上肢治疗，再让患者改变体位暴露肩部不同肌群，施以㨰法。3日后刮痧1次，痧呈紫黑色；配合肩部拔伸法，逐渐加大牵拉力度，闻及一声弹响，活动度明显改善。休息1天后，嘱患者自行摸高锻炼，坚持治疗半月后基本痊愈。

# 第七章　香港特别行政区、台湾省推拿名家技法介绍

## 第一节　朱增祥技法总结

【朱增祥简介】

朱增祥，男，香港注册中医骨伤科医生，民国时期“十大近代名医”朱南山后裔。于 1967 年中医师带徒班（大专班）毕业，分配到安徽桐城一家医院工作，后去香港发展。

【学术思想及贡献】

在《错缩谈》（又名《筋长一寸，寿延十年》）一书中，朱增祥对人体痛症的病因进行了全新的解释：长时间不变的姿势不仅导致筋腱萎缩，而且形成骨头错位，这种细小的筋缩和错位用 CT 等仪器看不见，却造成了各种莫名的疾病，而其中最常见的是头晕、胸闷、颈椎痛、腰痛、手腕痛等。

朱增祥医师经过多年的临床实践，创立了拉筋法，让患者在专家指导后自行拉筋治疗，效果显著。中医虽然没有专门针对筋缩的疗法，但各种拉筋的方法在习武、气

功、瑜珈锻炼中一直存在。道家有一种说法：筋长一寸，寿延十年。所以长寿者通常都有一副柔软的筋骨。拉筋过程中，一般医师认为当患者感觉到筋被拉紧疼痛时便要停止，以免拉伤筋肌。其实正是因为筋缩了，不易拉开，所以愈紧愈要拉，愈痛愈要拉，不然它就愈缩愈紧了，它被拉过痛点后就会松多了。但也不是不顾一切拼命拉，没病的人想避免筋缩可每天拉筋。平日坚持拉筋就是最好的保健法之一。

拉筋法的直接疗效是祛痛、排毒、增强肾功能，间接疗效则数不胜数，其原理在于：

首先，十二筋经的走向与十二经脉相同，故筋缩处经络也不通，不通则痛。拉筋过程中，胯部、大腿内侧、腘窝等处会有疼痛感，说明这些部位筋缩明显，则相应的经络也不畅。拉筋使筋变柔，令脊椎上的错位得以复位，于是“骨正筋柔，气血自流”，腰膝、四肢及全身各处的痛、麻、胀等症状也随之消除、减缓。

其次，拉筋可打通背部的督脉和膀胱经，这对健康具有重大意义。因为督脉是诸阳之会，元气的通道，此脉通则肾功能加强，而肾乃先天之本，精气源泉，人的精力都依赖于肾功能的旺盛，各种功法要打通任督二脉即是此意。膀胱经是人体最大的排毒系统，也是抵御风寒的重要屏障，膀胱经通畅，则风寒难以入侵，内毒随时排出，则肥胖、便秘、粉刺、色斑等症状自然消除。膀胱经又是脏腑的俞穴所在，即脊椎两旁膀胱经上每一个与脏腑同名的穴位，疏通膀胱经自然有利于内在的脏腑。按西医理论解释，连接大脑和脏腑的主要神经、血管都依附在脊椎及其两边的骨骼上。疏通脊椎上下，自然就排除了很多看不见的疾病隐患。

第三，拉筋可疏通大腿内侧的肝、脾、肾三条经。此三条经通畅则人的肾功能强壮，因此有的专家鼓励人练习劈叉，但这对普通人毕竟难度太大，还是拉筋最方便。这三条经的经气不畅也是生殖、泌尿系统疾病的原因，比如男性的阳痿、早泄、前列腺炎，女性的痛经、月经不调、色斑、子宫肌瘤、乳腺增生等，皆因此而生。所以男性要想增强肾功能，女性要想治愈各种妇科病，最简便的办法之一就是拉筋；此法在家庭和办公室皆可实施，不受天气、场地限制。

第四，拉筋法既是治疗，也是诊断。比如凡拉筋时膝痛而不直，则多有筋缩症，筋缩则首先说明肝经不畅，因为肝主筋，而肝经不畅脾胃也会有问题，因肝属木，脾属土，木克土。又如胯部、腘窝痛说明膀胱经堵塞，腰有问题。膀胱与肾互为表里，共同主水，凡膀胱不畅者肾经也不会通畅，浮肿、肥胖、尿频、糖尿病等皆与此相关。又比如躺下后后举的手臂不能贴到凳面，则表明有肩周炎；仰卧时上举的腿不能伸直，下落的腿悬在空中不能落地，表明筋缩严重，不仅有腰腿痛症，可能内脏也有诸多问题。人从生到死的过程，就是个由软变硬的过程。婴儿气血最畅，故最柔，人长大后气血逐渐不畅，身体也因此逐渐变硬，人死则彻底成为僵尸。

拉筋法与压腿、瑜珈、牵引、舞蹈的区别：

（1）其最大区别是，拉筋简单、有效，即学即会，对绝大多数腰、背、腿痛症患者，可当场见效，可谓立竿见影。

（2）适用面、普及面广，男女老少皆宜，在家里、办公室皆可练习，防病、治病、健身皆有效。

（3）牵引、跳舞、压腿、瑜珈均偏于动态，容易失控受伤，而拉筋偏于静态，拉筋时间和强度可自己掌握，无论仰躺还是站立式拉筋都不会转动腰部和关节，所以不易拉伤，安全指数较高。

（4）拉筋法从颈椎到腰背、膝后、脚跟、髋关节及大腿内侧的筋全部拉开，对全身病灶和不通的经络有扫荡作用，而其他运动多只拉开局部的筋。

## 【技法研究】

朱增祥医师创立的拉筋法别具特色，具体介绍如下：

### （一）卧位拉筋法

（1）将两张安全稳妥、平坦的椅子摆放于近墙边或门框处。

（2）坐在靠墙或门框的椅子上，臀部尽量移至椅边。

（3）躺下仰卧，右脚伸直倚在墙柱或门框上，左脚屈膝落地，尽量触及地面，双手平放在椅上，做10分钟。其间左脚亦可作踏单车姿势摆动，有利于放松髋部的关节。

（4）移动椅子，依上述方法，左、右脚转换，再做10分钟。

一般拉完一条腿下来走几步，会发现身体一边重一边轻，如此对比即可找到拉筋的效果。如果拉筋连几分钟都很难坚持，则说明身上的病较严重，拉起来也会很痛，但多拉几次其病痛就会好转。每天拉 20 分钟，有病治病，无病则延年益寿。

（二）立位拉筋法

（1）站立在门框下，双手上举扶两边门框，尽量伸展开双臂。

（2）一脚在前，站弓步，另一脚在后，腿尽量伸直。

（3）身体正好在与门框平行，头直立，双目向前平视。

（4）以此姿势站立 3 分钟，再换另一条腿站弓步，也站立 3 分钟。

此法可拉肩胛部、肩周围、背部及其相应部分的筋腱、韧带。大家可以按此法自己在家治疗肩颈痛、肩周炎、背痛等症。

（三）拉筋法的禁忌和注意事项

（1）凡有高血压、心脏病、骨质疏松症、长期体弱的患者等最好要循序渐进，不可一开始就太过用力和时间太久。因为有筋缩的人在拉筋时一定会痛，疼痛会使心跳加快、血压升高；有骨质疏松的患者慎防骨折、骨裂；体弱者也可能因疼痛而晕厥，所以要避免不必要的伤害。凡老人、患者都不宜操之过急，可放一小枕头将头稍稍抬高，以避免脑部充血。先从 3 分钟开始，以后逐渐加至 5 分钟，只要长期坚持，就会见效。

（2）如在拉筋时发现患者手脚发麻、冰凉、脸色变青、出冷汗，西医称之为过度呼吸综合征。处理办法是，用纸袋或者塑料袋罩住口鼻，形成封闭系统，约 5 分钟后症状会消失，恢复正常。

【传人】

谭永康，拜朱增祥门下学习多年，后取得香港浸会大学中医学士学位，并获得注册中医师资格，现于永康堂骨伤痛症诊所执业。

【临床经验】

朱增祥医师临床验案一例：

谢先生，香港邮差，53岁。工作时需每天单肩斜背40多磅的东西跑5～6个小时。1994年因患腰椎间盘突出症手术治疗，术后改为内勤，坐办公室。仍好运动，喜爬山、长跑。去年冬天一次长跑时，右腿向后倒了一下，当时未见异样，当晚睡觉时觉得疼痛明显，从脚底到大腿疼痛难忍。到医院检查，未见明显异常，医生诊断：腿部神经痛。来诊所时，一瘸一拐行走，向下弯腰困难，双手离地15英寸时，就再也不能弯腰，并且不能下蹲。朱增祥医师应用拉筋法为其治疗。先卧位拉筋15分钟，然后再施行俯卧位推扳法。然后再施行仰卧位横向拉筋。经1次治疗后，患者疼痛大减，双手能触地，并且能够坐下来。坚持治疗数次痊愈。

## 第二节　蔡世玮技法总结

【蔡世玮简历】

蔡世玮，男，1961年出生于台湾省云林县。2005年取得中医学博士学位，注册执业中医医师，国际自然疗法专业医师、讲师、教授，高雄市传统整复职业工会理事，云林县针灸学会顾问、名誉理事长，台湾传统整复发展协会经络诊疗实务讲师，公立台北护理学院指导老师。

**【学术思想及贡献】**

20世纪末，国际医学界对介于健康和疾病之间的第三状态提出了“亚健康”（Sub－Health，SH）的新概念，据研究人员介绍，大量的人群分析表明，处在健康状态者仅占15%，处在疾病状态者占5%，而处在亚健康状态者高达80%。

用整体医学的观点来衡量当今的医学研究不难发现，整个研究较偏重于终端“病”的分析，而忽视了上游源头“健康”的研究，其结果是事倍功半，收效不大。为此，医学研究的重点必须进行调整，要以健康作为重点，由过去以疾病医学为主的医学（简称疾病医学）向着以健康医学为主的医学（简称健康医学）过渡。

蔡世玮博士认为，医学研究要以健康作为重点，健康医学研究和疾病医学研究的主要不同点，就在于健康医学研究的重点是要找出影响健康的功能因子，并设法使机体不协调、不均衡的因素恢复动态的平衡。

因此，如何让亚健康人群迈向健康之路，是蔡世玮博士一直以来的临床实务与教学目标。他以传统中医学基础理论及整体观为学术指导原则，以针灸、经络、腧穴学及中医推拿学的理论学说为主干，以生物全息理论为基础，以人为本，以病为师，进行人体整体整复推拿、婴幼

（小）儿保健推拿、全耳穴区保健调理按摩、中医正骨、整脊手法等，开设整体整复养生推拿保健技术课程，倡导安全、无侵入性、不用内服药物、纯自然的整复推拿方法，达到预防疾病、养生保健的目的。

【技法研究】

蔡世玮博士擅长整体经络腧穴整复推拿保健，全耳穴区按摩（压）保健调理，婴幼儿、小儿保健推拿，经络松筋养生术，中医正骨、整脊手法。

（1）蔡世玮博士认为，人体自觉疼痛的患处多属筋伤，大约占疼痛病例的75％～80％，把筋揉松了，很多病就好了，但不宜在骨头处及疼痛处推揉（易致发炎红肿）。所有酸痛的痛点开关，大多位于骨旁之筋，找到开关后，推拿力道不宜太重，但也不能太轻（效果不好），最好是由轻而重，让伤者感觉在推拿时有点疼痛，但又可以耐受。若经推揉处理后症状并无明显改善，则是本身组织受损，应充分休息，以便身体组织进行自我修复。在临床上，通常损伤性疾病以推揉为主，热敷为辅；若内科、伤科同时兼病严重者，则推揉、热敷并重；若因寒引起者，则以热敷为主。

手足新伤、肿痛最好先拍X光片，无骨质病变者再进行推拿。

蔡世玮博士综合各家手法之长，对于头、颈、肩、背、胸、肋、腰、臀、四肢肌肉关节等疼痛，能快速有效缓解及解除。擅长以肘、手掌、拇指、食指、豆状骨、拳头等进行推、压、揉、点穴，配合各种整脊或中医正骨手法，使机体快速恢复健康。

（2）耳穴保健可分为10种按摩手法，操作时要求一气呵成，连贯按摩。每天至少做1次，每次大约5～10分钟，即可达到良好的保健效果。蔡世玮博士在实施本法时，整个手法涵盖了对全身器官及组织的代表穴位的按摩，只要按照方法做，连贯完成全耳保健按摩，就相当于给人体五脏六腑、四肢百骸做了保健。时常应用，能起到扶正祛邪、增强体质、延年益寿的作用。

（3）蔡世玮博士认为，所有的养生保健、健康及心灵照护都应从婴幼儿开始，务使每个婴幼儿在幼年时期都能身、心、灵健康。

健全婴幼儿身、心、灵，最好、最简单的方法就是“抚触”。自胚胎期开始，发展最快的感觉就是“触觉”，它是孩子与外界沟通的最佳媒介。因此“触觉”是各种感觉之基础，在亲子关系中扮演重要的角色。在孩子最需要的时刻提供按摩推拿，孩子的接受度较高，可安抚情绪，提高免疫力，促进血液循环系统、消化系统与排泄系统的正常运作，也能促进肌肉协调，有利于孩子的动作发展。

**【临床经验】**

1. 休克昏迷之急救案例

李某，女，62岁。有心脏病史，某日参加佛教团体举办之法会仪式，会场人数众多，很拥挤，空气稀薄，法会进行至一半，李某忽然脸色泛白，口唇呈深咖啡色，上气不接下气，手脚冰冷，一阵眩晕后昏迷过去。

考虑因局部含氧量不足，造成休克。

处置：

（1）嘱众人不宜搬动昏迷者之身躯，应先保持现状，并维持昏迷者之呼吸道通畅，避免窒息。

（2）迅速用点穴手法，在人中、涌泉、极泉及十宣穴等穴位上作点、掐、切等强刺激手法约3～5分钟。

（3）点穴过程约1分钟左右，李某逐渐苏醒，嘱旁人拿一杯温开水令其服下，并扶至空气清新处，静躺休息。

（4）最后再按压内关及足三里穴各72次。

2. 急性腰扭伤案例

陈某，男，45岁。爬工作梯刷油漆，完工后下工作梯时不慎闪腰，当场疼痛难忍。

处置：

（1）点按痛侧之对侧腰腿点及后溪穴各2～3分钟。

（2）点按痛侧之委中穴1分钟。

（3）患部贴上清凉外用药布。

（4）嘱陈某1周内应尽量休息，不宜再劳动弯腰取物或提重物，应静躺床上休息为要。

3. 踝关节扭伤案例

林某，男，18岁，学生。在学校上体育课，跑步前热身运动不足，造成右踝关节扭伤，右脚疼痛不敢着地。

处置：

（1）使患处抬高，并冰敷、固定、制动。

（2）初发期72小时内，宜2～6小时冰敷1次。

（3）初期勿直接推揉患部，若有脱位，则急用手法使之复位。

（4）外敷伤科外用圣药如意金黄散以消肿止痛。亦可用老生姜连皮打成汁，和高筋面粉调成姜膏外敷患处，功效神奇。

4. 落枕案例

洪某，男，36岁。体健，无外伤史，常熬夜，失眠，某日早上起床后，颈部无法向右侧倾斜，转向右侧时疼痛异常。

处置：

（1）点按左手落枕穴及后溪穴36～72次。

（2）施以颈部推拿手法，以正扳法使痉挛之斜角肌舒缓，让颈部得以正常活动。

（3）经手法处理后，当场见效。治疗后贴上外用凉贴布巩固效果。

# 参考文献

［1］李安域，张庆甫，朱利朝．小儿推拿术的临床应用［J］．上海中医药杂志，1959，（3）：27—30.

［2］诸方受．诊治354例骨折患者的初步分析［J］．江苏中医，1960，（6）：18—21.

［3］张汉臣．小儿推拿学概要［M］．北京：人民卫生出版社，1962.

［4］张汉臣，于伟卿，吕运明．中医推拿补脾穴对正常人体胃液分泌量影响的初步观察［J］．青岛医学院学报，1962，5（1）：1—4.

［5］张汉臣，于伟卿，吕运明．中医推拿补脾穴和逆运内八卦对正常人体胃运动影响的初步观察［J］．青岛医学院学报，1962，5（1）：5—8.

［6］张汉臣，于伟卿，吕运明，田常英．中医推拿正常人体补脾穴对蛋白质和淀粉消化能力影响的初步观察［J］．青岛医学院学报，1962，6（2）：43—45.

［7］王纪松，王百川．推拿专科王松山先生的学术经验［J］．上海中医药杂志，1962，（8）：28—30.

［8］王雅儒．脏腑图点穴法［M］．石家庄：河北人民出版社．1962.

［9］杨希贤．按摩治疗腰椎间盘突出症临床观察［J］．

福建中医药杂志，1964，(1)：15—18.

[10] 施和生，诸方受，邵铭熙．治疗腰椎间盘突出症116例介绍 [J]．江苏中医，1966，(6)：13—16.

[11] 栾长业．按摩疗法治疗22例小儿蛔虫性肠梗阻 [J]．赤脚医生杂志，1974，(4)：37—38.

[12] 张克俭，张盟侠．点穴推拿治疗肾下垂临床疗效观察 [J]．江苏医药，1977，(2)：18—20.

[13] 栾长业．“龟尾”穴拔火罐治疗婴幼儿腹泻 [J]．赤脚医生杂志，1977，(5)：24—25.

[14] 冯天有．中西医结合治疗软组织损伤 [M]．北京：人民卫生出版社，1977.

[15] 贺绍文．按摩配合针刺治疗梨状肌损伤性坐骨神经痛 [J]．江西中医药，1980，(3)：69.

[16] 徐光耀．试论“通则不痛”在正骨推拿中的运用 [J]．广西中医药，1980，(4)：16—18.

[17] 毕永升，程本增．孙重三老师临床经验介绍 [J]．山东中医学院学报，1981，(4)：54—55.

[18] 戴俭国．外伤胸胁痛的推拿疗法 [J]．山东中医学院学报，1981，(2)：64.

[19] 曲敬喜．推拿治疗小儿桡骨头半脱位145例总结 [J]．山东中医杂志，1982，(5)：279—280.

[20] 杜文俊．推拿治疗婴幼儿腹泻的临床体会 [J]．吉林中医药，1982，(3)：36—38.

[21] 俞大方．耻骨联合分离症的推拿治疗 [J]．上海中医药杂志，1982，(6)：27.

[22] 戴俭国．颈椎病的推拿治疗 [J]．中医杂志，1983，(8)：52.

[23] 李启文，李启明．推拿老中医李锡九的少林内功锻炼方法 [J]．上海中医药杂志，1983，(10)：31—33.

[24] 李启文，李启明．推拿老中医李锡九的少林内功锻炼方法（续）[J]. 上海中医药杂志，1983，(11)：31—33.

[25] 戴俭国．家传伤科推拿手法介绍 [J]．安徽中医学院学报，1983，(4)：34.

[26] 张世坦．黄乐山骨科临床经验选 [M]．北京：北京出版社，1983.

[27] 宿洪昌．婴幼儿推拿治验 [J]．浙江中医学院学报，1984，8 (2)：55.

[28] 林慧珍．按摩与抓痧 [M]．福州：福建科学技术出版社，1984.

[29] 俞大方．推拿学 [M]．上海：上海科学技术出版社，1985.

[30] 宿洪昌．浅谈婴幼儿推拿 [J]．北京中医，1985，(2)：24—26.

[31] 朱金山，周华龙．浅论推拿手法的三个特点 [J]．按摩与导引，1985，(4)：4—6.

[32] 朱振安．丁氏㨰法推拿流派学术思想初探 [J]．山东中医杂志，1985，(6)：33—35.

[33] 梅犁．名家王纪松临床运用“一指禅”推拿十六种手法介绍 [J]．辽宁中医杂志，1985，(8)：35—36.

[34] 俞大方，曹仁发，吴金榜．中医推拿学 [M]．

北京：人民卫生出版社，1985.

[35] 朱金山，周华龙．浅论推拿手法的三个联系 [J]．按摩与导引，1985，(5)：3—5.

[36] 朱金山，周华龙．介绍几种常见病的推拿方法 [J]．中国农村医学，1985，(6)：29—30.

[37] 葛长海，李鸿江，葛凤麟．捏筋拍打疗法 [M]．北京：北京科学技术出版社，1986.

[38] 李墨林，陶甫．李墨林按摩疗法 [M]．北京：人民卫生出版社．1986.

[39] 张克俭，张盟强，张美娟．推拿治疗腰椎间盘突出症经验介绍 [J]．江苏中医，1986，(11)：29—30.

[40] 殷明，毕永升．山东小儿推拿之三大流派 [J]．山东中医学院学报，1986，10 (3)：52—54.

[41] 梅犁．推拿名家王纪松治疗眩晕的经验 [J]．天津中医，1986，(4)：21—22.

[42] 朱金山，周华龙．试论“三通法”在推拿中的运用 [J]．按摩与导引，1986，(4)：9—12.

[43] 梁永汉，林敏．浅谈栾长业推拿学派及其影响 [J]．按摩与导引，1986，(4)：51—52.

[44] 栾长业．推拿治疗蛔虫性肠梗阻 78 例 [J]．山东中医杂志，1986，(5)：11—12.

[45] 周华龙．推拿名医朱金山学术思想简介 [J]．按摩与导引，1986，(6)：39—41.

[46] 魏征，龙层花，李维礼等．脊柱病因治疗学 [M]. 香港：商务印书馆（香港）有限公司，1987.

[47] 骆竞洪，骆仲遥，李鸿江．中华推拿医学志——手法源流 [M]．重庆：科学技术文献出版社重庆分社，1987.

[48] 朱鼎成．朱春霆与中医推拿 [J]．上海中医药杂志，1987，(2)：29—31.

[49] 梅犁．一指禅推拿医家王纪松辨证运用手法的经验 [J]．上海中医药杂志，1987，(4)：18.

[50] 梅犁．一指禅推拿名家王纪松老师学术思想初探 [J]．按摩与导引，1987，(6)：3—6.

[51] 王纪松口述，梅犁整理．一指禅推拿先驱——李鉴臣嗣后历代弟子脉系 [J]．按摩与导引，1988，(1)：12—15.

[52] 梅犁．一指禅推拿名家王纪松治疗内伤头痛的经验 [J]．按摩与导引，1988，(2)：23—25.

[53] 宣蛰人．软组织外科学 [J]．颈腰痛杂志，1988，9 (3)：1—5.

[54] 高清顺，王龙杰，余方川．推拿治疗婴幼儿泄泻 [J]．中医研究，1988，1 (3)：42.

[55] 肖文贵．马万龙“少林内功”推拿治疗虚劳杂病的经验 [J]．上海中医药杂志，1988，(6)：25—26.

[56] 沈国权．丁季峰与㨰法推拿 [J]．上海中医药杂志．1989，(1)：28—29.

[57] 徐光耀．推拿治疗肩凝症 [J]．中国中医骨伤科杂志，1989，5 (1)：25—29.

[58] 田常英．简介小儿推拿名医张汉臣 [J]．按摩

与导引，1989，26（3）：48.

［59］王军．颈椎病的推拿辨证施治［J］．按摩与导引，1989，27（4）：21—22.

［60］王国才，邹勋．振法之运动生物学研究［J］．山东中医学院学报，1989，13（3）：50—54.

［61］费季翔．实用推拿手法图解［M］．上海：上海翻译出版公司，1990.

［62］骆竞洪，骆仲逵，骆仲遥等．实用推拿治病百法［M］．北京：人民体育出版社，1990.

［63］马善权．邵铭熙老师推拿手法初探［J］．江苏中医，1990，（1）：26—27.

［64］方力．推拿、气功专家——毕永升［J］．山东中医杂志，1990，9（4）：42.

［65］刘智斌．推拿治疗小儿臀肌挛缩［J］．陕西中医函授，1990，（2）：44—46.

［66］周华龙．朱金山老中医论推拿六法［J］．江苏中医，1990，（9）：28.

［67］田常英．小儿推拿名医张汉臣常用的望诊法［J］．按摩与导引，1990，32（3）：32—36.

［68］丁继华．现代中医骨伤科流派菁华［M］．北京：中国医药科技出版社，1990.

［69］施杞．中国中医骨伤科百家方技精华［M］．北京：中国中医药出版社，1990.

［70］周述炎．黄万香按摩学术思想初探［J］．按摩与导引，1991（1）：38—40.

[71] 贺振中，李建仲．通督疗法：王氏推拿法初探［J］．按摩与导引，1991，(4)：7.

[72] 范娅莉．小儿推拿十三大手法考［J］．中医药学报，1991，(1)：18－23.

[73] 张克强，郭滨．少林内功推拿疗法介绍［J］．按摩与导引，1991，(6)：24－27.

[74] 范庆浩，卜昆山．李德修推拿经验浅探［J］．按摩与导引，1991，(6)：33－34.

[75] 袁靖．袁氏按导学［M］．北京：人民卫生出版社，1991.

[76] 路志彦，王之虹，韩永和．如何提高推拿治病效果［J］．吉林中医药，1992，(4)：28－29.

[77] 王道全．关于小儿推拿补泻［J］．江苏中医，1992，(5)：26－27.

[78] 刘智斌．推拿治疗胃脘胀满症［J］．陕西中医函授，1992，(5)：19－20.

[79] 刘庆计．临床应用李墨林按摩手法的体会［J］．按摩与导引，1992，(6)：9.

[80] 曹仁发，钱霖，周信文等．推拿功法与治病［M］．上海：上海科学技术文献出版社，1992.

[81] 费季祥．推拿压脊法治疗项背疼痛274例［J］．安徽中医学院学报，1993，12（增刊)：45.

[82] 王华兰，高清顺．家庭保健推拿必读［M］．郑州：河南科学技术出版社，1993.

[83] 戴俭国．手法治疗踝部扭伤50例疗效观察［J］．

中医正骨，1993，5（2）：26.

［84］王中衡、贺振中等．通督按摩法［M］．太原：山西科学技术出版社，1994.

［85］栾长业，李尚训，栾大海．栾氏推拿法［M］．北京：人民卫生出版社，1994.

［86］姚常立．一指禅推拿名家朱春霆［J］．杏苑中医文献杂志，1994，（1）：24－25.

［87］孙道夫．岛城儿科名医赵鉴秋［J］．山东中医杂志，1994，13（3）：135.

［88］徐光耀．小儿厌食症60例推拿治疗体会［J］．按摩与导引，1994，（5）：25－27.

［89］王道全．点穴推拿急症应用举隅［J］．吉林中医药，1994，（6）：32.

［90］王道全．点穴推拿治疗急症［J］．中国中医急症，1994，3（4）：178.

［91］张戈．柳氏对黄派经穴按摩的探索与发展［J］．四川中医，1994，（8）：52—54.

［92］曹锡珍．曹锡珍经穴按摩疗法［M］．北京：人民体育出版社．1995.

［93］王道全．指揉天宗手三里穴治疗急性落枕100例［J］．内蒙古中医药，1995，（1）：36.

［94］张荣荪，常宗云．齐鲁推拿名医——张汉臣［J］．按摩与导引，1995，62（3）：26.

［95］顾宏平．妙手回春一指禅——一代推拿名医朱春霆［J］．中医文献杂志，1995，（3）：30－32.

［96］王道全．推拿止痛有良效［J］．浙江中医杂志，1995，(8)：378.

［97］刘智斌．浅谈推拿体位［J］．陕西中医学院学报，1995，18（4）：14—15.

［98］金义成．实用推拿图谱［M］．上海：上海中医药大学出版社．1995.

［99］张仕年，邵铭熙．浅谈四指推拿［J］．江苏中医，1995，16（12）：28—29.

［100］李业甫．特殊推拿疗法［M］．北京：人民体育出版社．1995.

［101］费季祥．三种牵引推拿法治疗腰椎间盘突出症临床疗效对比观察［J］．中国康复，1996，11（1）：24.

［102］黄敬伟．经筋疗法［M］．北京：中国中医药出版社，1996.

［103］郑志荣，郑德光．中国古典运动推拿［M］．上海：上海科学普及出版社，1996.

［104］陈省三，范炳华，詹红生等．实用推拿手册［M］．杭州：浙江科学技术出版社，1996.

［105］名家与新秀［J］．按摩与导引，1996，(3)：47.

［106］姚炳珍．运用李墨林按摩手法防治头痛症100例效果观察［J］．解放军预防医学杂志，1996，14（4）：280—281.

［107］王焕国，曲敬喜，高连军．手法整复治疗损伤性膝关节内侧半月板移位嵌顿7例报告［J］．按摩与导

引，1996，(5)：26—27.

[108] 顾宏平．一指禅推拿源流考略 [J]．江苏中医，1996，17 (6)：28—29.

[109] 曹仁发 [J]．按摩与导引，1996，(2)：48.

[110] 周德明．应用李锡九推拿方法治疗腰椎滑脱症27例 [J]．中医文献杂志，1996，(2)：40—41.

[111] 王焕国，高连军，曲敬喜．刘氏推拿治疗肩关节粘连症的被动运动手法介绍 [J]．按摩与导引，1997，(5)：33—34.

[112] 贺绍文，汪建民，胡金家．柔术按摩配合针刺治疗急性腰扭伤 [J]．江西中医学院学报，1997，9 (3)：17—18.

[113] 王道全，周建国，任玉琴．论小儿推拿补泻六则 [J]．光明中医，1997，12 (6)：1—2.

[114] 郑怀贤．郑怀贤医著集萃 [M]．成都：四川大学出版社．1998.

[115] 臧福科．百病防治按摩术 [M]．北京：人民卫生出版社，1999.

[116] 杨清山，李荣华，张秀瑞．杨清山按摩经验集 [M]．太原：山西科学技术出版社，1999.

[117] 王军，王明举，刘艳．脊柱错位的整治手法 [J]. 针灸临床杂志，1999，15 (2)：16—17

[118] 王焕国，曲敬喜．推拿手法的简与繁 [J]．按摩与导引，1999，15 (5)：53—54.

[119] 张仕年．名家人物 [J]．按摩与导引，1999，

15 (5): 55.

[120] 张仕年. 邵铭熙主任学术思想 [J]. 按摩与导引, 2000, 17 (3): 6.

[121] 张盟强, 张盟任, 张美娟等. 张氏气功推拿手法简介 [J]. 按摩与导引, 2000, 16 (4): 62—63.

[122] 王军, 李同军, 马晓红. 推拿学 [M]. 哈尔滨: 黑龙江人民出版社, 2000.

[123] 刘智斌. 推拿治疗青少年颈椎病 30 例小结及探析 [J]. 陕西中医学院学报, 2000, 23 (6): 33—34.

[124] 詹红生, 应航, 詹强等. 仰卧拔伸整复手法治疗颈椎病 257 例临床总结 [J]. 中国医药学报, 2000, 15 (3): 45—47.

[125] 李鸿江. 推拿按摩治疗常见病 [M]. 北京: 人民卫生出版社, 2001.

[126] 崔立津、袁烽等. 袁氏按导六方定位扳颈法治疗 988 例颈椎病临床观察 [J]. 中华中医药学会外治分会第四次学术会议会刊, 2001: 6.

[127] 曾纯进, 孙珺, 向开维. 向开维主任医师治疗退行性腰椎滑脱症经验 [J]. 贵阳中医学院学报, 2001, 32 (4): 8—9.

[128] 蔡志利. 快速推扳法为主治疗肩周炎 [J]. 现代康复, 2001, 5 (5): 123.

[129] 蔡志利. 屈颈俯卧位推拿治疗颈椎病的体会 [J]. 现代康复, 2001, 5 (8): 114.

[130] 贺绍文, 戴柏勇, 刘小敏. 柔术按摩治疗颈椎

病手法实践与机理［J］．江西中医学院学报，2001，13（2）：53.

［131］褚海林．陈省三老师治疗腰椎间盘突出症的临床经验［J］．按摩与导引，2001，17（4）：49－50.

［132］赖在文．实用疗伤手法［M］．广州：广东科学技术出版社，2001.

［133］刘智斌．浅论推拿手法补泻［J］．陕西中医学院学报，2001，24（6）：10－11.

［134］徐光耀．重症肩周炎推拿治疗思路［J］．广西中医学院学报，2001，4（4）：50－52.

［135］周信文．内功推拿［J］．按摩与导引．2001，17（4）：18－19.

［136］解良柱，卓娜，杨军显．宣氏手法治疗软组织损伤389例［J］．北京军区医药，2001，13（6）：416.

［137］严金林．血罐疗法在治疗急性腰腿痛中的应用［J］．时珍国医国药，2001，12（11）：985.

［138］王军．“三位一体”法治疗椎动脉型颈椎病85例报告［J］．针灸临床杂志，2002，18（6）：41－42.

［139］潘家芬．杨希贤学术思想初探［J］．福建中医药，2002，33（2）：16.

［140］荆晓日，谭汇濂．应用李氏推拿技法治疗婴幼儿腹泻临床体会［J］．中国乡村医药杂志，2002，9（4）：25.

［141］梁永瑛，崔瑾，向开维．腰椎间盘突出症的经络辨证［J］．辽宁中医杂志，2002，29（3）：168－169.

[142] 王春林，杨云才，夏惠明．夏惠明推拿治疗腰椎间盘突出症经验总结 [J]．云南中医药杂志，2002，23 (6)：5.

[143] 刘智斌．论推拿手法的刺激量 [J]．陕西中医学院学报，2002，25 (3)：32—33.

[144] 王道全，于娟，师彬等．推拿治疗退行性腰椎滑脱症 30 例 [J]．山东中医杂志，2002，21 (8)：478—479.

[145] 张盟强，张盟任，董洪涛等．张氏整脊 64 秘法 [J]．按摩与导引，2002，18 (6)：13—23.

[146] 段丽虹．头雁高翔 [J]．中国医院管理，2003，23 (3)：59.

[147] 李维洲．软组织损伤手法治疗 [M]．兰州：甘肃科学技术出版社，2003.

[148] 宣蛰人．我对人体软组织疼痛的探索 [J]．中国疼痛医学杂志．2003，9 (1)：2.

[149] 周华龙，周伟，曹庆湘．推拿镇痛法的临床应用与研究 [J]．按摩与导引，2003，19 (6)：6.

[150] 王军．侧扳拔伸牵引弹拨点按手法治疗椎动脉颈椎病 35 例 [J]．中医药学刊，2003，21 (6)：880—881.

[151] 金义成．海派儿科推拿图谱 [M]．上海：上海中医药大学出版社．2003.

[152] 季有波，王之虹．拍击疗法治疗腰椎间盘突出症 40 例临床观察 [J]．长春中医学院学报，2004，20 (2)：26—27.

[153] 赵卫，彭进．刘开运老教授推拿学术经验简介[J]．按摩与导引，2004，20（6）：4—5.

[154] 殷明，孟宪军．齐鲁小儿推拿流派特色浅析[J]．中医药学刊，2004，22（7）：1192—1193.

[155] 朱鼎成，陈斌．一指禅推拿力透溪谷——朱春霆学术思想浅识[J]．按摩与导引，2004，20（5）：55—59.

[156] 孙武权，严隽陶，孙国荣等．严隽陶推拿治疗肩关节周围炎经验[J]．按摩与导引，2004，20（6）：2—3.

[157] 罗才贵．手法牵引加旋转斜扳法治疗椎动脉型颈椎病[J]．中医正骨，2004，16（2）：52.

[158] 涂豫建，杜自明、郑怀贤．伤科手法运用体会[J]．中医正骨，2004，16（3）：52.

[159] 刘智斌简介[J]．现代中医药，2005（1）：40—42.

[160] 王之虹．《中国推拿大成》的学术价值研究[J]．长春中医学院学报，2005，21（1）：7—8.

[161] 王进，崔晓鲁，周长春．王道全教授推拿治疗退行性腰椎滑脱症经验介绍[J]．云南中医药杂志，2005，26（2）：19—20.

[162] 王强，曾庆云，王国才．手法整复胸椎小关节紊乱症的临床观察[J]．中国康复医学杂志，2005，20（9）：708.

[163] 孙国荣．严隽陶教授推拿治疗面神经炎的经验

[J]．按摩与导引，2005，21（4）：4—5.

[164] 孙国荣．严隽陶老师推拿治疗脑梗塞后偏瘫的经验 [J]．按摩与导引，2005，21（6）：24—25.

[165] 孙武权，严隽陶，陈志伟等．严隽陶教授对推拿功法研究的贡献 [J]．按摩与导引，2005，21（12）：2—3.

[166] 季远．推拿名家王国才的手法特点 [J]．福建中医药，2005，36（6）：12—13.

[167] 李华东，季远．推拿名家王国才教授学术思想介绍 [J]．福建中医药，2006，37（1）：21—22.

[168] 徐恒泽，赵京生．名医针刺经验用典 [M]．北京：科学技术文献出版社，2006.

[169] 王绍辉，李静．推拿专家——王道全 [J]．山东中医杂志，2006，25（6）：422.

[170] 李华东，季远，毛树文等．王国才颈椎推拿手法介绍 [J]．中国骨伤，2006，19（8）：474.

[171] 卢仁山，彭尧书，陈士杏．吉祥保健推拿 [A]．中华中医药学会推拿分会第九届推拿学术年会暨浙江省中医药学会推拿分会继续教育项目论文汇编 [C]．2006：205—208.

[172] 田端亮，王道全，沈瑾瑾．益脑合擦推拿手法治疗椎动脉型颈椎病 27 例 [A]．中华中医药学会推拿分会第九届推拿学术年会暨浙江省中医药学会推拿分会继续教育项目论文汇编 [C]，2006：234—235.

[173] 钱裕麟．介绍王松山、钱福卿、沈希圣三位一

指禅推拿前辈［A］．中华中医药学会推拿分会第九届推拿学术年会暨浙江省中医药学会推拿分会继续教育项目论文汇编［C］，2006：303—306.

［174］钱裕麟．中医一指禅推拿传承正源［A］．中华中医药学会推拿分会第九届推拿学术年会暨浙江省中医药学会推拿分会继续教育项目论文汇编［C］，2006：307—309.

［175］周伟．周华龙学术思想简介［A］．中华中医药学会推拿分会第九届推拿学术年会暨浙江省中医药学会推拿分会继续教育项目论文汇编［C］，2006：313—317.

［176］高清顺，张世卿，高山等．高氏揉捏法治疗小儿伤食泻的多中心临床研究［A］．中华中医药学会推拿分会第九届推拿学术年会暨浙江省中医药学会推拿分会继续教育项目论文汇编［C］，2006.

［177］李华东．王国才整脊手法特色介绍［J］．山东中医杂志，2006，25（9）：634—625.

［178］周华龙，周伟，曹庆湘．平衡推拿法治疗儿童肌性斜颈［J］．按摩与导引，2006，22（10）：36.

［179］吴山．林应强教授诊治脊柱病经验介绍［J］．新中医，2006，38（4）：19—20.

［180］胡军飞．范炳华运动推拿手法介绍［J］．浙江中医杂志，2006，41（5）：294—295.

［181］王鹏，范炳华．范炳华教授治疗颈性眩晕经验集粹［J］．中医药学刊，2006，24（9）：1618—1619.

［182］梁明章．海南中医院正骨十法［J］．海南中

医，2006，17（9）：151－152.

［183］严金林，周虹，黄廷荣等．倒悬推拿疗法/中医名家学术经验集（二）［M］．北京：中医古籍出版社．2006.

［184］郑胜明，陈鹏，范炳华．杠杆扳法治疗肩周炎30例疗效观察［J］．浙江中医杂志，2007，42（8）：450－451.

［185］冯卫星，李耀龙．刘智斌教授推拿治疗肩周炎经验［J］．山西中医学院学报，2007，（1）：6.

［186］孙均重，田端亮，范圣华．三步推拿法在腰椎间盘突出症中的应用体会［J］．江西中医药，2007，（3）：60.

［187］葛湄菲，王延倧，程红云．小儿推拿名家李德修［J］．中医文献杂志，2007，（4）：57－58.

［188］桂志雄，严金林，严斌等．倒悬旋转手法时腰椎各结构的应力分布［J］．时珍国医国药，2007，18（4）：785－787.

［189］周运峰．三步推拿法治疗心脾两虚型不寐［J］．按摩与导引，2007，23（8）：15－16.

［190］孙均重，田端亮，范圣华．三步推拿法治疗腰椎间盘突出症的体会［J］．中国中医骨伤科杂志，2007，15（6）：57－58.

［191］贾胜勇，庞军，黄锦军．徐光耀老中医推拿治疗软组织损伤性疼痛的学术思想［J］．广西中医药，2007，30（1）：40－42.

［192］连宝领．构筑一指禅推拿文化，传承一指禅推拿精神［J］．按摩与导引，2007，23（8）：2—5.

［193］张宏，孙武权，龚利．严隽陶治疗老年骨骼肌减少症的临床经验［J］．按摩与导引，2007，23（9）：1—2.

［194］刘洪波，沈国权．沈国权与脊柱微调手法［J］．按摩与导引．2007，23（9）：3—4.

［195］陈红根，金宏柱．腰椎后扳拔伸法结合手法、针刺治疗腰椎间盘突出症临床观察［J］．河北中医，2007，29（10）：926—927.

［196］黎祖琼．刘开运老中医五经推拿经验介绍［J］．新中医，2007，39（11）：10—11.

［197］周华龙，周伟．周华龙“平衡推拿八法”在临床康复的应用［A］．中国针灸学会针灸康复学首届学术会议、福建省针灸学会康复医学第三次学术会议论文集［C］，2008：135—137.

［198］邓瑜．刘氏小儿推拿疗法“推五经”运用要领［J］．中医外治杂志，2008，17（2）：52—53.

［199］封丽华，贾进辉．李墨林推拿治疗肩周炎临床经验［J］．陕西中医 2008，29（5）：583—584.

［200］廖品东，刘元华，孙洋等．黄氏按摩流派研究进展补遗［J］．按摩与导引，2008，24（4）：4—7.

［201］彭科志，向开维．浅谈推拿手法柔和性在保健推拿中的作用［J］．按摩与导引，2008，24（11）：14—15.

［202］吴兵．立体定位斜扳法治疗不同节段腰椎间盘

突出症的临床研究［D］．广州：广州中医药大学，2008.

［203］林东强．定位旋转斜扳法治疗颈型颈椎病的临床研究［D］．广州：广州中医药大学，2008.

［204］钱俊辉、王浩中等．扳法治疗椎动脉型颈椎病31例［J］．湖南中医杂志，2008，24（4）：45.

［205］彭尧书，钱旭，陈士杏等．麒麟安神推拿治疗失眠症手法规范．中国康复医学会疗养康复专业委员会2008年学术会议论文汇编，2008：174—176.

［206］周华龙，周伟．平衡推拿法为主治疗脊髓型颈椎病［J］．中国民间疗法，2008，16（4）：16—17.

［207］贾胜勇，庞军，黄锦军．徐光耀“通法”推拿学术思想及其临床应用［J］．广西中医药，2008，31（2）：32—33.

［208］王薇．运用宣氏软组织痛点按压法治疗原发性痛经20例［J］．浙江中医杂志，2008，43（5）：274—275.

［209］．王念宏，孙武权，樊远志．严隽陶康复推拿在全膝关节置换术后早期的应用［J］．时珍国医国药，2008，19（2）：494—495.

［210］崔立津，袁烽，周国运．一指禅推拿探源疏按［J］．按摩与导引，2008，24（10）：10—13.

［211］王军，高利权，丁玉鑫等．推拿手法学互动教学五步法的研究与实践［J］．黑龙江教育学院学报，2008，132（11）：51—52.

［212］罗有明、罗金殿．双桥老太罗有明［M］．北京：人民卫生出版社，2008.

[213] 王军，刘艳，谭曾德等．中国现代推拿病谱的文献计量学研究 [J]．中医药学报，2009，2 (1)：60.

[214] 汤中华．栾氏对中国小儿推拿学科的贡献 [A]．全国中医小儿推拿学术沙龙会议论文汇编 [C]，2009：76—77.

[215] 王平．叶希贤临证精华——颈肩腰腿痛特效手法治疗图解 [M]．北京：人民军医出版社，2009.

[216] 王福根．脊柱关节整复手法治疗软组织损伤 [M]．郑州：河南科学技术出版社，2009.

[217] 赵卫．刘开运教授小儿推拿常用穴位主治作用的归类 [J]．针灸临床杂志，2009，25 (6)：45.

[218] 刘智斌，王卫刚．角度牵引治疗神经根型颈椎病 30 例 [J]．陕西中医，2009，30 (9)：1202—1203.

[219] 刘智斌，杨利学，牛晓梅等．旋转角度牵引治疗神经根型颈椎病 60 例 [J]．陕西中医学院学报，2009，32 (2)：27—29.

[220] 顾一煌，任建宁，李忠仁．疏经通督法推拿治疗神经根型颈椎病的临床疗效观察 [J]．南京中医药大学学报，2009，25 (6)：415—417.

[221] 吴山，田强，郭汝松．林应强教授治疗踝关节扭伤经验 [J]．四川中医，2009，27 (9)：8—9.

[222] 罗才贵．踩跷法治疗腰椎间盘突出症临床应用概况 [J]．中医药学报，2009，37 (2)：49.

[223] 张宏，孙武权，龚利等．严隽陶老中医的推拿学术贡献 [J]．按摩与康复医学，2010，1 (1)：3—5.

［224］张仕年，张宏如．金宏柱教授疏经通督推拿治疗脊柱相关疾病经验［J］．南京中医药大学学报，2010，26（1）：72—73.

［225］李先晓．李德修小儿推拿秘籍［M］．北京：人民卫生出版社，2010.

［226］于建．邵铭熙推拿临床经验［J］．当代医学，2010，16（15）：145—146.

［227］周伟，周华龙．脊柱平衡推拿法的临床运用［J］．中医杂志，2010，51（增刊）：221.

［228］毛树文，季远．王国才特色胸腰椎整脊手法浅述［J］．光明中医，2010，25（7）：1138—1139.

［229］楼绍来．化作春泥更护花——记推拿学派一指禅传承人曹仁发主任医师［J］．科学养生，2010，（7）：30.

［230］黄华业．金宏柱教授以“松、顺、动”原则治疗中风后遗症［J］．中国实用医药，2010，5（23）：245—246.

［231］赵志勇，邱智兴，夏惠明．夏惠明教授的推拿临床辨治学术思想［J］．云南中医药杂志，2010，31（2）：1—3.

［232］范志勇，赖淑华，吴山等．林应强教授辨治筋伤病的学术思想［J］．中华中医药杂志，2010，25（6）：863—866.